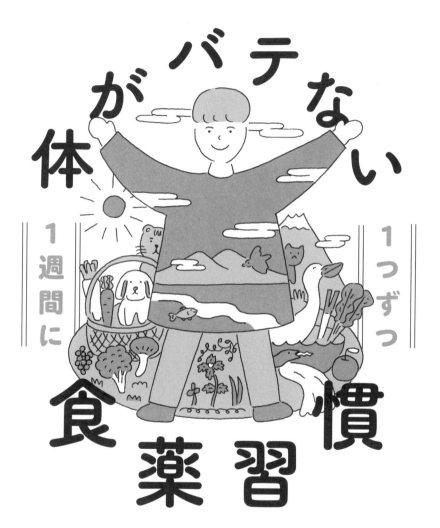

体がバテない

1週間に1つずつ

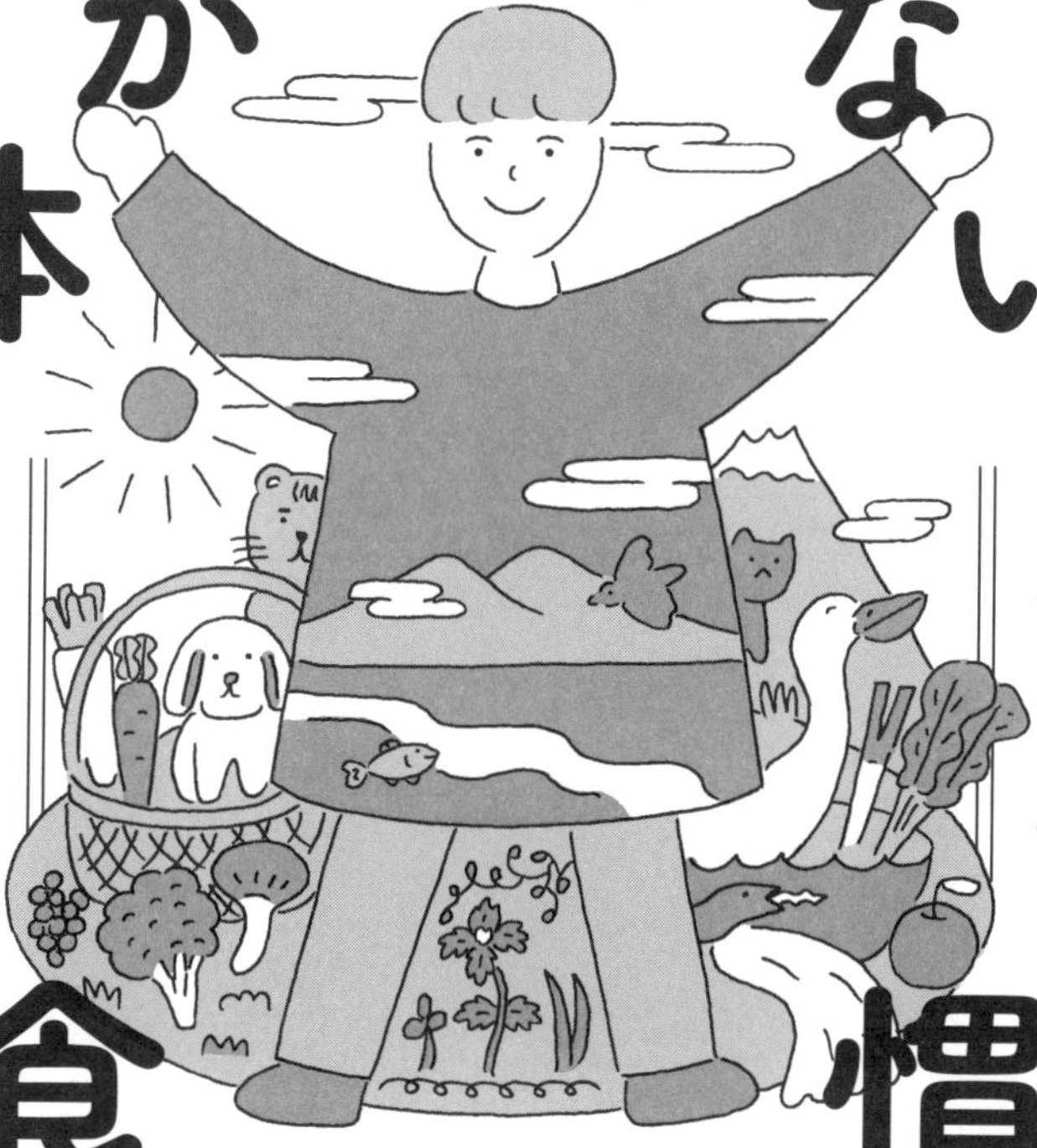

食薬習慣

大久保愛

国際中医美容師
漢方カウンセラー

Discover

はじめに

みなさん、お元気ですか？

「元気です！」と笑顔で答えていただけるとすごくうれしいのですが、この本を手にとってくださったということは、体がだるかったり、コリや頭痛があったり、どこかに不調を抱えている状態なのではありませんか？

そもそも、「元気」とは、どんな状態だと思いますか？

「元気」＝「病気がない状態」ではなく、

「元気」＝「病気も不調もない状態」です。

そう考えると、元気ではない日が意外と多いかもしれません。

例えば、こんな不調はありませんか？

□肩こりや頭痛がある
□むくみやすい
□目が疲れている
□体臭や口臭がきつく感じるときがある

□耳鳴りがする
□ニキビ・吹き出物ができやすい
□足がつる
□お腹が張る、便秘気味
□トイレが近い
□腰痛がある

そして次のように、気候や季節ごとに感じる体の不調はないでしょうか？

□季節の変わり目に風邪を引く
□低気圧が訪れると頭痛がする
□寒いときには、膀胱炎や腰痛になる
□秋には抜け毛が増える
□暑い季節には、足がつりやすい

このように病院に行くほどでもないけれどつらい症状が起こると、その都度翻弄されてしまい、体バテ症状は増えていく一方です。自分の体がどんなことに弱く、どんなタイミングで体調を崩すのか、ある程度把握しておくことはとても大切です。

自己紹介が遅れましたが、私は年間2000人以上の不調に悩む方々の相談に応えてきた漢方カウンセラーです。「心の疲れ」に焦点をあてた前著『1週間に1つずつ　心がバテない食薬習慣』は、文字通り心がバテてしまったり、軽いうつ症状に悩んだりしている多くの人に役立ててもらえました。もちろん、心と体はつながっているので、前著を実践するだけでも体のケアは可能ですが、体の不調が起きるメカニズムを解き明かし、改善する「食薬」を、本書では提案します。

漢方では、体と心を元気に動かすために必要な要素は「気・血・水」の3つであると考えます。「心バテ」では「血」を補うことをメインで紹介しましたが、**「体バテ」**では、**「気」を補うことをメイン**に、詳しくお伝えしていきます。

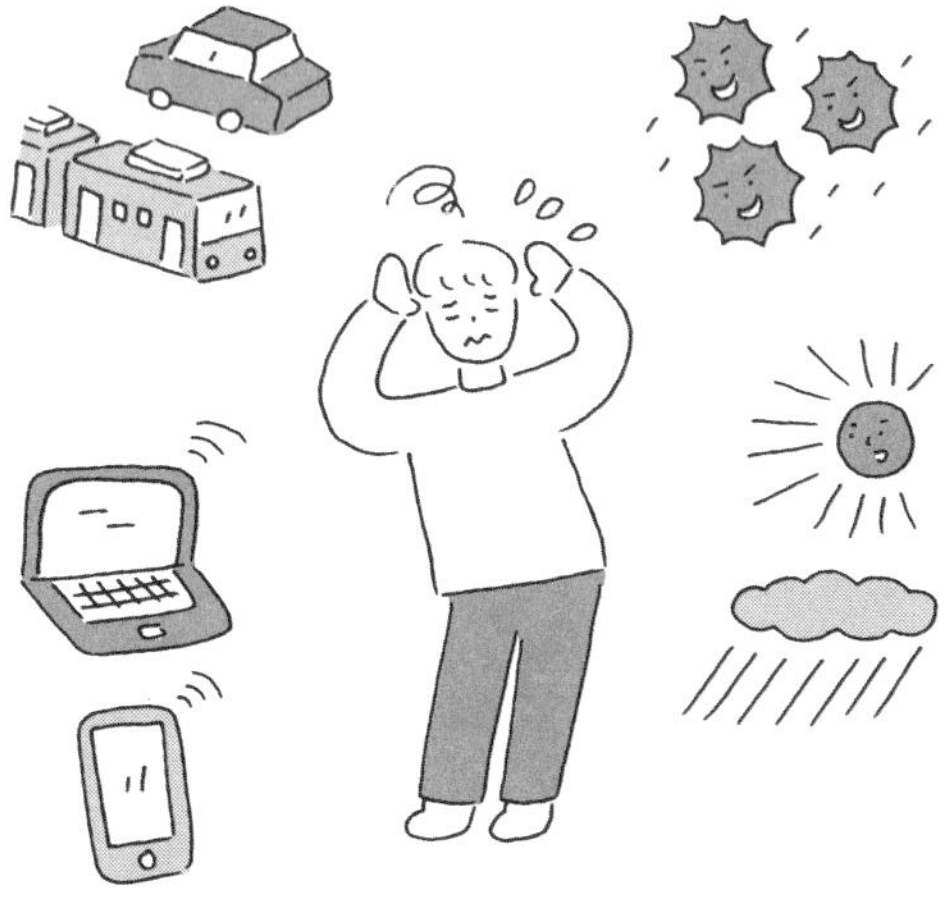

体をバテさせる原因は、生きていると星の数ほどあります。文明が発展し、情報量が増えたり、空いた時間をすぐに埋め尽くすコンテンツがあふれていたりと、目から入る

刺激が強くなっています。移動手段が便利になり運動量が減る一方で、食事のバリエーションは増えるなど、ここ数十年で一気に人類の生活スタイルは変化しました。さらに、大気の汚染が進んだり、新しいウイルスが出現したり、異常気象の頻度が増えたりもしています。このような変化があれど、人として備わった体の仕組みは、古来ほとんど変わりませんから、気の赴くままに生活しているだけで、体に負荷がかかり、頻繁に不調を感じることになります。

けれども、そんな体バテを防ぐために、自分の意志でできることがあります。それが、生活習慣の改善です。基本中の基本ですが、元気にすごすためには、「食事・睡眠・運動」の習慣を整えることが欠かせません。

ただ、「運動」と「睡眠」は、習慣を変えるのが大変かもしれません。「運動」を急に始めるのはハードルが高いでしょう。「睡眠」については、寝る時間の確保は意識できるかもしれませんが、その質を自分でコントロールするのは難しいものです。

しかし、**「食事」は、そのときどきで、何を食べるのか必ず選択します。今よりも体にいいものを意識して選ぶことは比較的簡単にできるはずです。**「食事」は1日3回を毎日繰り返すので、着実にその実績は積み重なり、即効性はないものの、1年後、2年後と未来の体を強くすることができますよね。そう、「食事」から体バテを改善させていくことが、一番簡単な方法です。

また、体と心が共に元気なことは、健康であることの条件です。もし、気持ちだけでバテた体を動かしていたり、体は動くけれど心がバテていたりすると、いつの日かしんどくなり、行動することも考えることもできなくなって、苦痛な毎日がただ続くだけの人生になるかもしれません。そうならないためにも、体と心は自分でコントロールできるようにしておきたいですよね。

生活の質を保ったまま、人生を最期までまっとうするためには、自分の体と常に正直に向き合う必要があります。そのためには、少しずつでも体や食事のことについて、知識を増やしていきましょう。

この本では、漢方の考え方（自然が人に与える影響）、栄養学、腸活の理論をもとに、毎月、毎週、その日にすぐできる食事のとりいれ方を紹介しています。今日の日付けに書いてあることを実践するだけで、体と食事の知識が身につきます。

読むだけでは知識は定着しにくいですが、行動すれば、それは自分の血や肉、毎日の体調といった目に見える結果として蓄積されるはずです。

本書を、台所の脇にいつも置いておき、「今日は何を食べようかな」と思ったときに、辞書のように見返しながら使っていただけるとうれしいです。

毎日の食事は、自分だけでなく、家族全員の健康を支えます。明日も、来年も、10年後も、あなたと大切な人たちが、笑顔で、元気いっぱいにやりたいことをやれる未来は、「今日の食事」がつくりだすのです。

さっそく今日のページを開き、食薬習慣を始めましょう！

もくじ

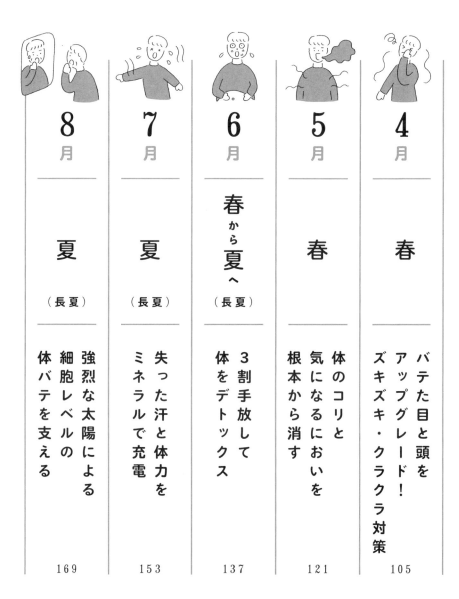

この本の使いかた

1

今月のページを開いてみましょう。その月全体の気候傾向をはじめ、その月特有の体バテ症状と食薬方針を紹介します。

2

今日の日付を含む週のページを開いて、気候によって変動する体の症状を知り、今の自分の状態を振り返ってみましょう。「今週の食べるとよい食材」をチェックして、「今週のスープ」、「今週のハーブ＆スパイス」をとりいれながら実践してください。

3

次の週はまた違う食薬プログラムが始まります。前の週に始めた食薬プログラムでつづけられそうなものがあったら、引きつづきその週もとりいれてみてください。より効果がアップして、健康な体になりますよ！

4

食事だけではなく、簡単な運動や美容ケア、漢方薬、アロマオイルなどにもチャレンジしてみましょう。体が元気になるのを後押ししてくれます。

5

「なぜこの食材を食べると体にいいのか？」「どうして体がバテてしまうのか？」などという疑問をより深めていただくために、時間があるときにはＰ13からの序章も読んでみてください。

序章　なぜ、体はバテるの？

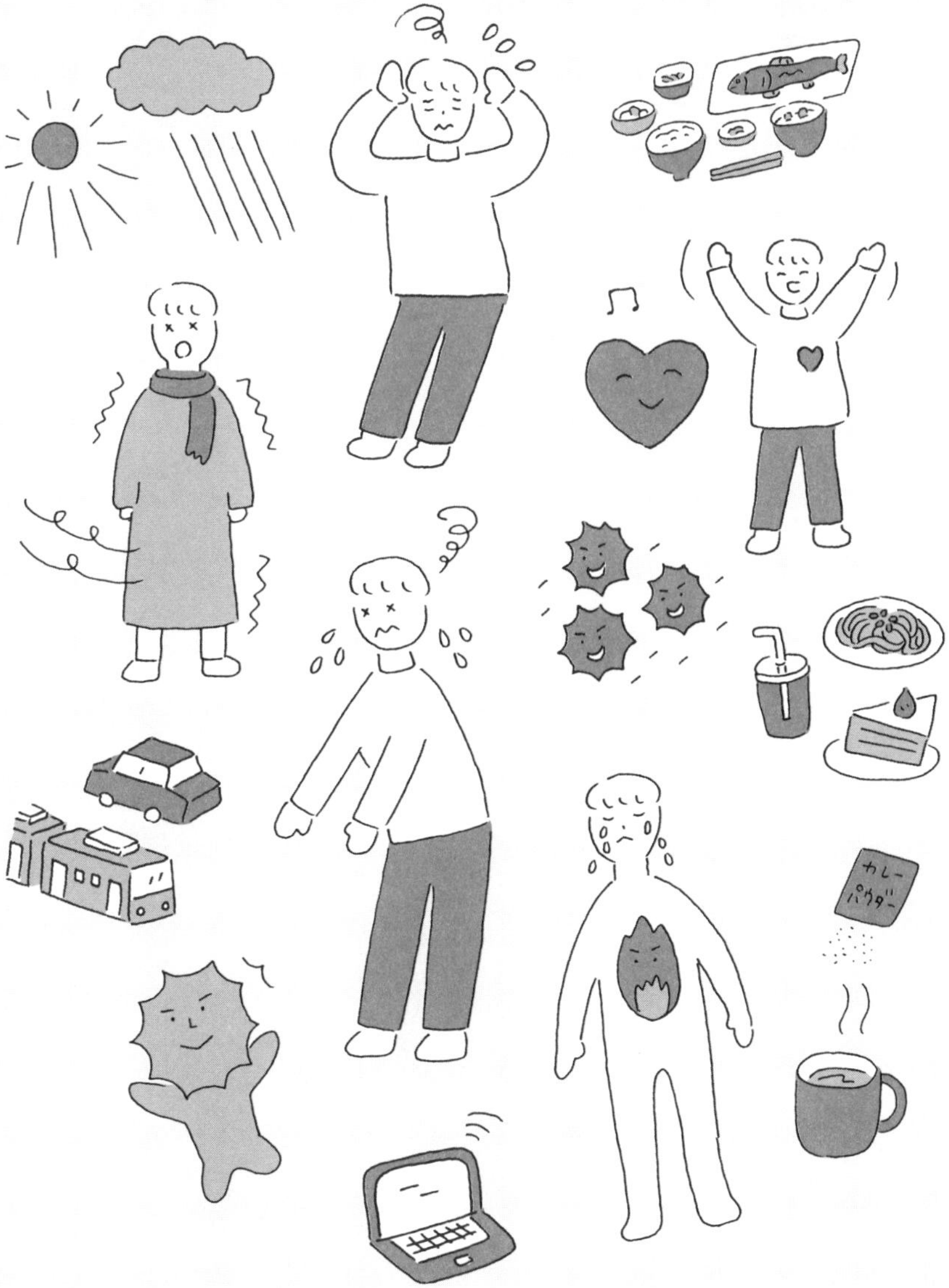

体がバテる4つの理由

私たちの体は、なぜ不調を感じるのでしょうか。

病院に行くと「老化だから仕方ないですね」「ストレスで自律神経が乱れたんでしょう」などと言われることも多いかもしれません。そのたびに、なんだかわからないけれど「仕方のないことだ」と納得して、努力してもよくならないとあきらめていませんか？

でも、ちょっと待ってください。

体がバテるのは、次にあげる４つのことが原因かもしれません。

- ◆理由① 体を機能させるミトコンドリアの「栄養」が不足している
- ◆理由② 体に無駄なものがたまって排泄できず、「炎症」を起こしている
- ◆理由③ 血液やリンパの「めぐり」が悪く、冷えている
- ◆理由④ 自然の変化に影響されている

体がバテる理由

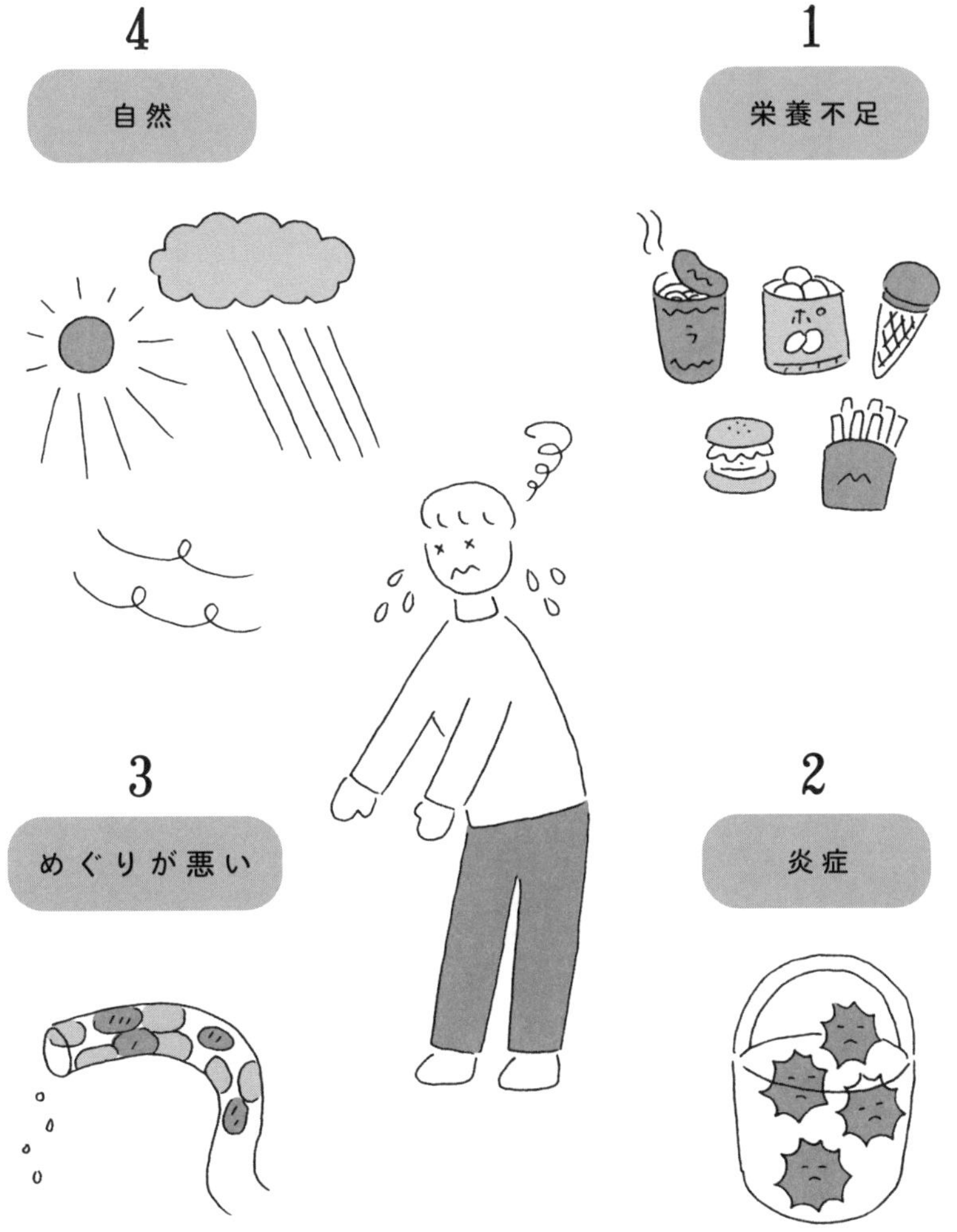

体バテ解決のカギは「ミトコンドリア」

体がバテてしまっているときのことを思い出してみましょう。強い疲労感や冷えを感じたり、くり返し風邪をひくなど、免疫力の低下を実感したりしてはいませんか？

この疲労感、免疫力の低下、血行不良による冷えの3つは、体バテの代表的な症状ですが、漢方でいう「気」の働きが下がっていることを意味します。「気」とは、元気の源であり、体を守ったり、動かしたりする力をいいます。そして、**これらはすべて体のエネルギーをつくっている「ミトコンドリア」という器官の機能低下が原因**になっています。

体バテの理由①を見て、「栄養不足？」と不思議に思った人もいるでしょう。「太り気味でダイエットするほどだから栄養は足りているよ」とか、「毎日3食とっておやつまで食べているから大丈夫」と思うかもしれません。

いえいえ、その栄養とは少し違うのです。

私たちの体は、食事が消化されて栄養が血中に入り、全身へめぐります。およそ37兆個の細胞の隅々にまで栄養が運ばれ、細胞内にある「ミトコンドリア」という器官でエネルギーに変換されることで体が動く仕組みになっています。

1つ1つの細胞には、数百から数千個の「ミトコンドリア」が存在し、全体重の10%を占めています。栄養が足りないと、全身の「ミトコンドリア」が機能しないので、エネルギー不足で体バテ状態になってしまうのです。

この**「ミトコンドリア」に必要な栄養素というのが、タンパク質、鉄、マグネシウム、ビタミンB群**などです。体が太っていても、毎日3食とっていても、これらの栄養素を十分にとりいれる食事をしていなければ、体は栄養不足に陥ってしまいます。

また、「ミトコンドリア」を活性化させるためには、空腹感を覚える状態であることも大切です。「体にいいものを食べているから大丈夫」と、いつもお腹いっぱいになるまでごはんを食べている人は要注意です。

こうした理由で「ミトコンドリア」の元気がなくなると、細胞が正常に機能せずにエネルギー不足になり、体が冷えて免疫力の低下にまでつながります。ミトコンドリアの機能が低下している体の部分によって症状は異なりますが、肝臓であれば解毒の働きが低下し、卵子なら不妊症、腸なら免疫力が落ちるなど、さまざまな不調を感じさせます。

そして、「ミトコンドリア」はエネルギーをつくると同時に強い酸化力をもつ「活性酸素」もつくりだします。もともと、この活性酸素を除去する働きを体はもっているので、健康体であればそれほど気にする問題ではありません。

しかし、**ミトコンドリアの機能が低下している場合には、活性酸素が大量に発生してしまいます。**

活性酸素が増えすぎると体内に炎症が起こります。血管で炎症がおこれば動脈硬化になり、肝臓で起これば肝炎になるというように全身に症状が出て、生活習慣病やアレルギー、がんなどの病気も引き起こしてしまうのです。

次に、「体バテの理由②　体に無駄なものがたまって排泄できず、「炎症」を起こしている」ことについて説明していきましょう。

体にとって無駄なものとは、有害になる物質のことを指します。

パン、麺などの小麦製品、お菓子や甘い飲み物などの甘味料や砂糖が多く含まれる食品やアルコール飲料、長期間の抗生剤やステロイド剤の使用、重金属の蓄積などがあると、腸内環境が乱れて真菌の一種であるカンジダ菌が増殖することがあります。そして、カンジダ菌が出す毒素は、またしてもミトコンドリアの機能を低下させます。

それと同時に、栄養を吸収し、不要なものを排泄するためにある腸内のフィルター機能が壊れてしまうことがあります。これを「リーキーガット症候群」といい、栄養の吸収率が低下します。さらに、本来吸収されるべきではない未消化物や重金属や毒素などの体に有害な物質も吸収されてしまいます。

腸から吸収された有害物質は肝臓で解毒されますが、処理しきれない場合には血管を通って全身をめぐり、体のあらゆるところに蓄積していくことになります。**全身に散らばった有害物質は、やがて病気のもとになる炎症を起こす原因となります。**

さらに、血流が悪く低体温になり深部体温が37度を下回ると、ミトコンドリアの機能が低下します。これが「体バテ理由③　血液やリンパの「めぐり」が悪く、冷えている」です。

血行不良により酸素や栄養素がミトコンドリアまで円滑に届かないことや、リンパのめぐりが悪いことで、老廃物が体内にたまったままになってしまうことも問題です。先ほどお伝えしたように、血行不良と冷えは、ミトコンドリアの機能の低下につながってしまうからです。

つまり一言でいうと、体がバテている原因はミトコンドリアの働きが低下しているためです。元気になるためには、次の3つが必要になってきます。

◆**ミトコンドリアを活性化させるための原料となる栄養をとる**
◆**ミトコンドリアが活性化しやすい環境をつくる**
◆**ミトコンドリアの働きを邪魔するものが発生しないように対策をとる**

さらに、季節の変化によって体にかかる影響が加わることも忘れないようにしましょう。

ミトコンドリアが弱る理由と不調の関係

❶栄養不足と活性酸素

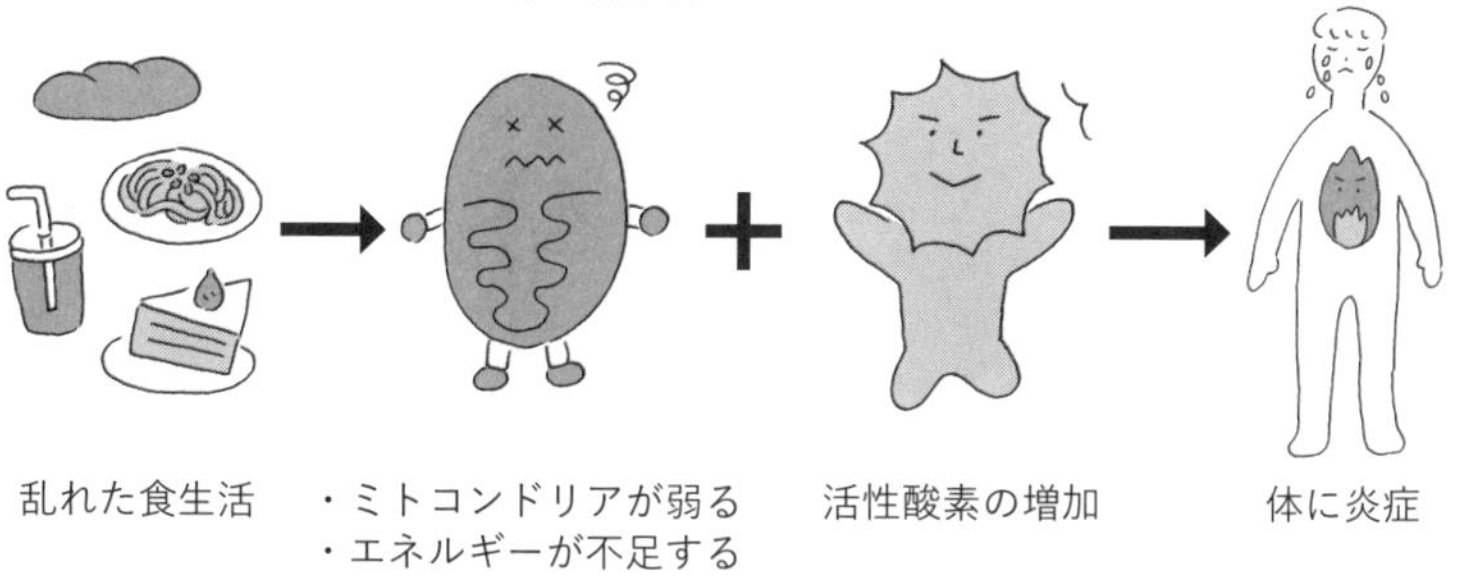

❷無駄なものがたまる

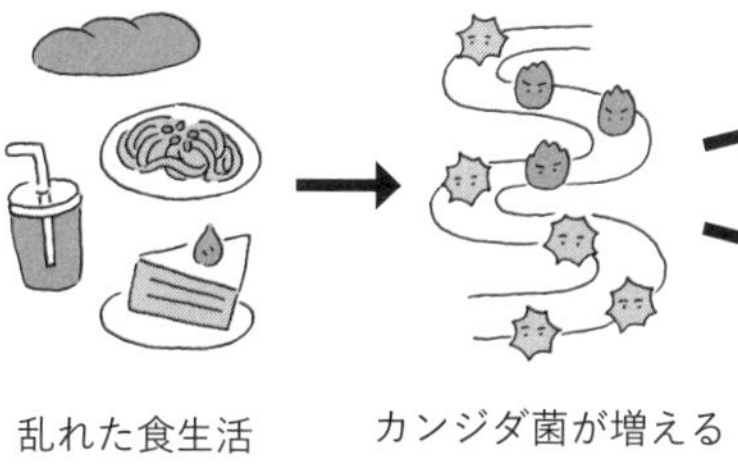

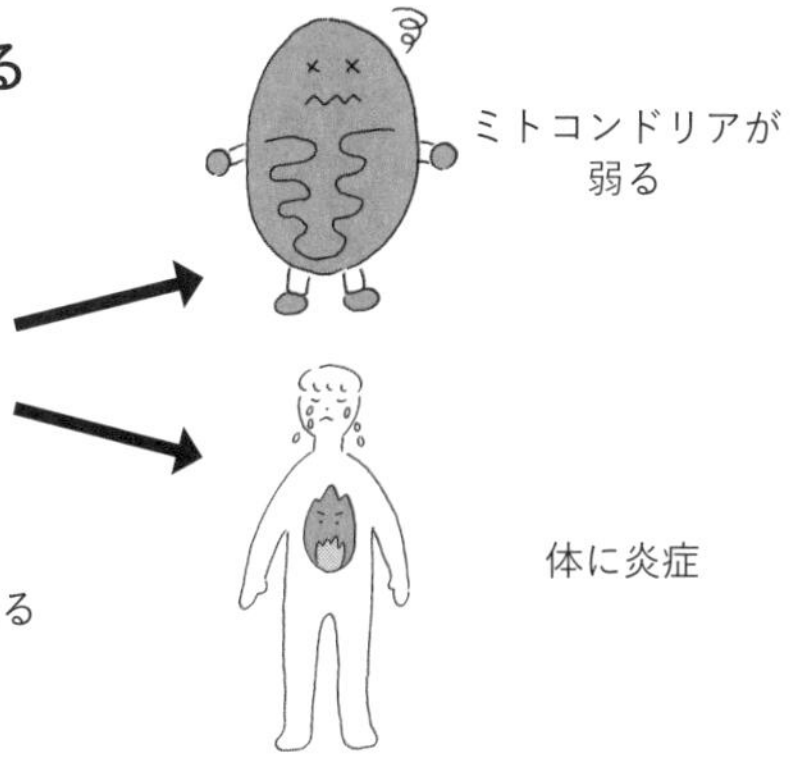

❸めぐりが悪い

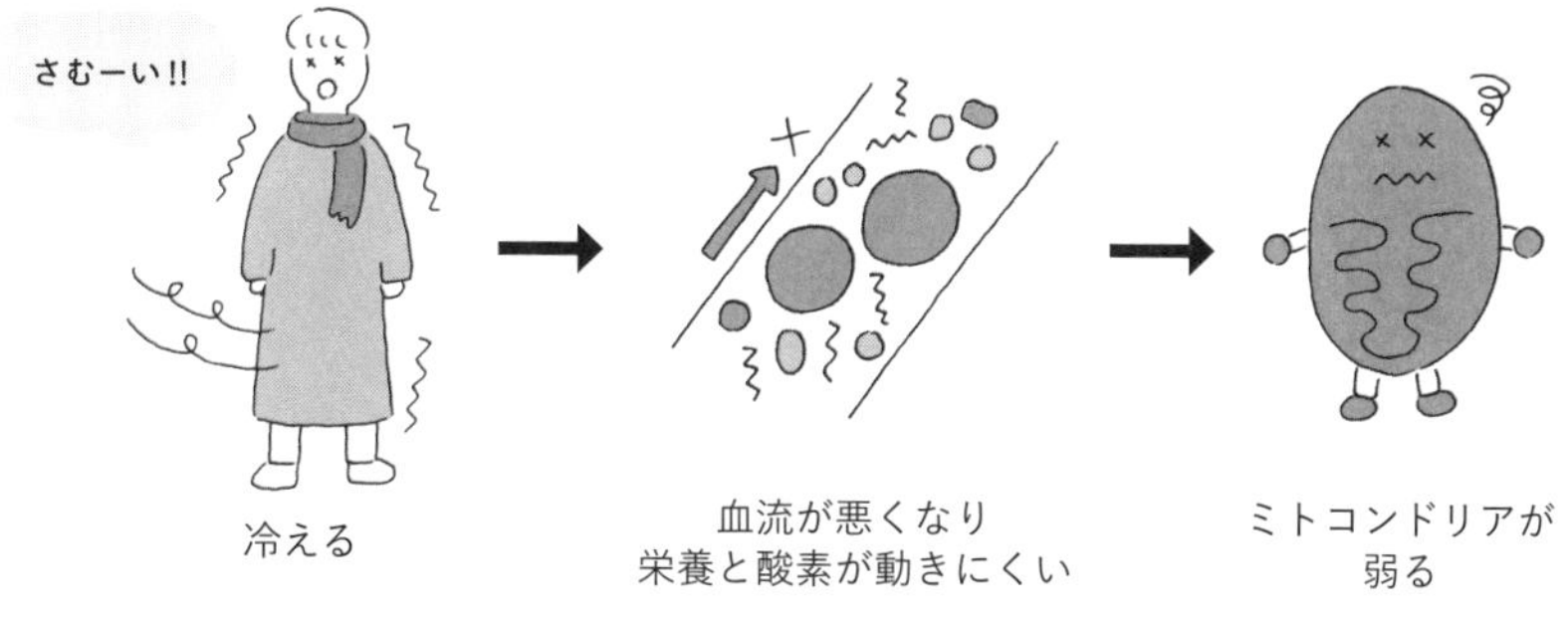

ミトコンドリアの機能低下が副腎の疲労を招く

ミトコンドリアでつくるエネルギーが私たちのメインエネルギーですが、それが足りないときにサポートするのが副腎です。

副腎の働きを簡単に説明すると、朝眠っていた状態からさわやかに起きられるようにエンジンをかけることです。しかし、**ミトコンドリアの機能低下が続くと、副腎が働き続けてくたびれてしまいます。**すると、朝起きられない、午前中はやる気がなく夕方に元気になる、ぼーっとして集中力がないなどの体バテ症状を実感することになります。

また、副腎が疲れる理由はもう1つあります。

パンや麺類などの精製された糖質を食べすぎると血糖値が急上昇し、その血糖値を抑えるためにインスリンというホルモンが大量に分泌されます。副腎はホルモンを分泌する臓器なので、インスリンの過剰分泌によって副腎への負担が増えて疲弊します。また、糖質を食べすぎることで体内に余ってしまった糖分は、ＡＧＥ（終末糖化産物）という有害物質になり、体に炎症を起こし生活習慣病や老化の原因となります。

テロメアの浪費を防ぎ 元気に長生きできる体を手に入れる

ところで、「テロメア（末端小粒）」という言葉を聞いたことがあるでしょうか？

ミトコンドリアの働きとテロメアには大きな関わりがあります。

私たちの体は、およそ37兆個の細胞が細胞分裂を繰り返しています。この細胞のなかにあり、遺伝子情報がつまった染色体の末端を保護するものが、テロメアです。**テロメアは、全細胞に含まれ、細胞の老化スピードを決めたり、遺伝子情報を保護したり、細胞分裂の回数を決めたりしています。**

細胞にもよりますが、細胞分裂できる回数は生物ごとに決まっていて有限で、分裂が止まると、細胞はそのまま老化して細胞死を迎えます。人の細胞分裂はおよそ50回、うさぎは20回、馬は30回といわれています。通常よりも早く老化するパターンもあれば、テロメアをのばす「テロメラーゼ」という酵素が多いと若さを保つパターンもあります。

テロメアは私たちが生まれたときには1万～1万5千（塩基数）程度あるといわれています。細胞分裂をするたびに短くなり、平均1年で50～１００ずつ失われますが、病

気やストレス、老化にともなって減少する速度が速くなり、テロメアが5000ぐらいになったとき、人は寿命を迎えるといわれます。

免疫が低下して病気になると死滅した細胞を補うために細胞分裂が早くなり、テロメアを消費します。また、糖尿病や肥満症など生活習慣病などになったり、ストレスが多かったりすると活性酸素が大幅に増えることによってテロメアは短くなります。さらに、食べすぎ、偏食などバランスの悪い食事やストレスなどで起こる糖化、酸化などによる体の炎症もテロメアの短縮につながり、細胞の老化を引き起こし、糖尿病、心臓病、脳の病気、リウマチ、肝炎などさまざまな病気の原因となります。細胞分裂に関わるテロメアが減少すると染色体が不安定になり、細胞の変異が起こりやすくなるため、がんの発生にも関わってきます。

そして、短くなり不安定なテロメアは、ミトコンドリアの量や機能を抑制するうえに、ミトコンドリア自体の量も減少させるといわれます。

自分の寿命を元気にまっとうするためには、ミトコンドリアを活性化させ、テロメアの浪費を防ぐことが大切です。このテロメアが消滅するスピードをどうやってスローペースにしていくかは自分次第です。

テロメアを保護し、無駄な消耗を防ぐためには「若返り（サーチュイン）遺伝子」を活性化することが大切です。若返り遺伝子には、活性酸素をたくさん出す不良ミトコンドリアを除去したり、ミトコンドリアの老化を防ぐ働きもあります。

老化のスピードは、約25％が遺伝的なもので、残りの75％が生活習慣など環境要因であるとされます。実際、この**若返り遺伝子を働かせるために最も重要といわれることは、食べすぎないことと、摂取カロリーを3割抑えること**です。そして、昔からいわれていますが、体を動かすことや睡眠の質を高めることも必要です。食薬プログラムを通して習慣を意識することで、老化を遅くし、病気にかからない体へと導きましょう。

また、若返り遺伝子を活性化させる成分としてビタミンB_3の1つである「NMN」やポリフェノールの1種の「レスベラトロール」などの成分も注目されています。

マインドフルネスでテロメアを守る

食薬以外にもテロメアを守る方法をご紹介します。

強いストレスは、テロメアを短縮させたり、ミトコンドリアにダメージを与えて疲労、病気、老化などの体バテを感じさせます。そこで、**体がバテたときには、食薬とともに心を「今」に向けた状態にするマインドフルネスをとりいれる**のがおすすめです。

人の思考には「Doingモード」と「Beingモード」という思考法があります。

・**Doingモード**……過去や未来に思考がめぐり、今いる場所ではなく本来いたかった場所に意識が向いている。客観的になれず、自分の考えていることが100%正しいと考えている。

・**Beingモード**……今起きている経験や感覚に注目し、客観的に物事をとらえ、評価としてではなく1つの経験として考える。

嫌なことがあると、Doingモードになりストレスを増幅させがちですが、そういうときこそBeingモードにシフトしてマインドフルネスを意識しましょう。まずは、自分がDoingモードにいることに気がつくことが大切です。

テロメアが守られている元気な体

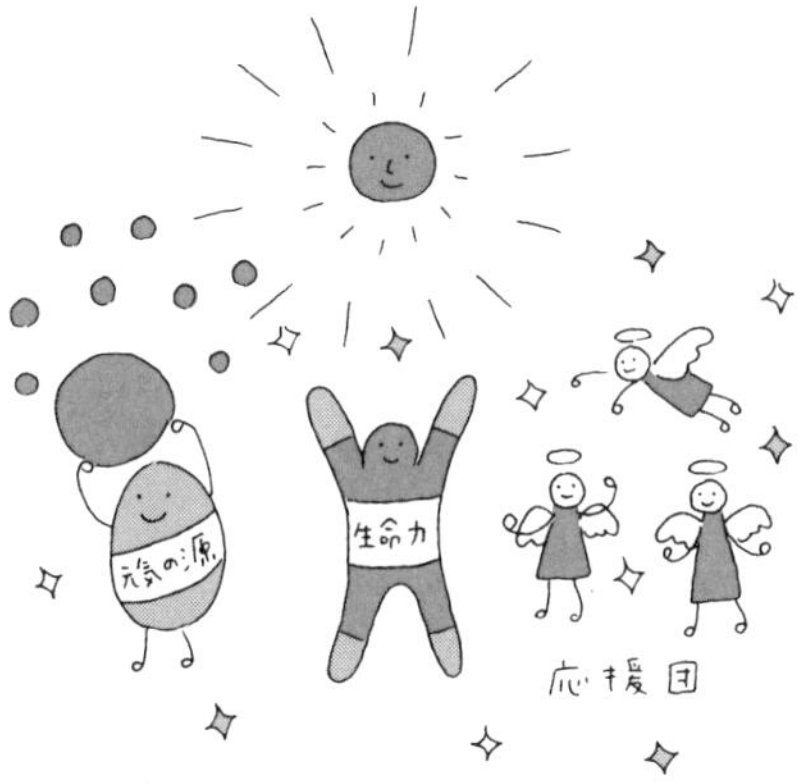

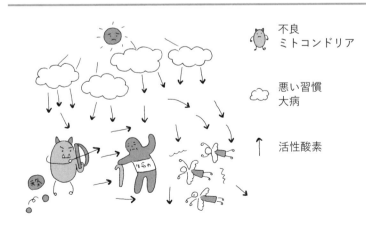

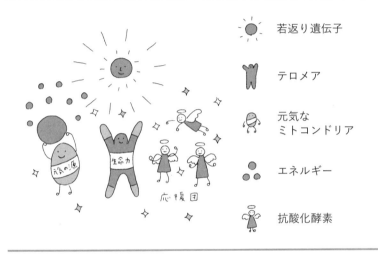

若返り遺伝子

テロメア

元気な
ミトコンドリア

エネルギー

抗酸化酵素

テロメアが短く老化を早めている体

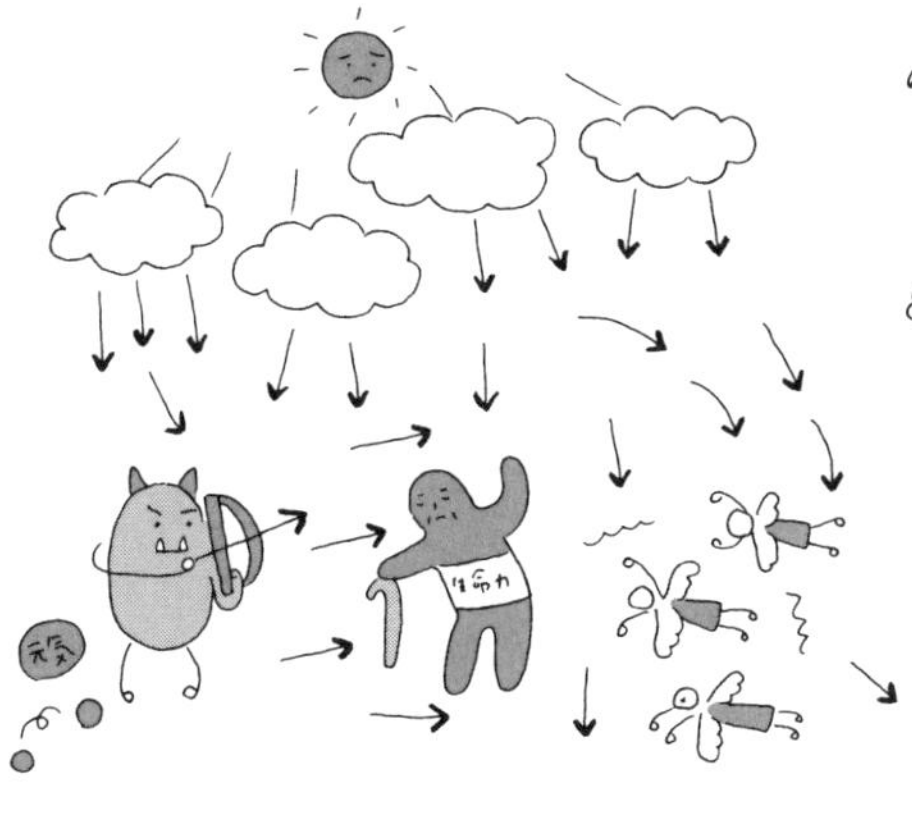

不良
ミトコンドリア

悪い習慣
大病

活性酸素

漢方で考える体バテとは

ここからは、漢方の考え方から体がバテるメカニズムを見ていきましょう。

漢方において、健康を保っている状態は、体のバランスがとれている状態だと考えます。例えば、西洋医学は、何か1つの検査数値が異常を示す場合、そのポイントだけを正常値にすることを考えます。しかし漢方では、バランスが乱れているからその結果として異常があらわれていると考え、全身を見てその原因を探し、対策を立てます。

その指標として「気・血・水」という3つの生命維持に必要な要素があると考えています。「気」は代謝や白血球など体力や免疫に関わること、「血」は赤血球や神経系などメンタルに関わること、「水」は電解質や内分泌系などホルモンに関わることを意味します。この**3つのバランスがとれている状態を「治癒力が高い状態」と判断し、体も心も健やかな状態と考えます。**そして、バランスがとれている体の状態を一定に保とうとする働きを「ホメオスタシス（恒常性）」といい、脳がコントロールしています。

さらに漢方では、「気・血・水」がバランスよく存在することで、臓器が正常に機能すると考えます。その臓器は、「肝・心・脾・肺・腎」の五臓です。五臓とは、臓器そのものを指すのではなく、その働きや機能のことを意味していて、協力しあったり、過剰に働くことがあれば抑制したりとそれぞれがバランスをとりあっています。これも脳の指令による「ホメオスタシス」の1つです。

先ほどお伝えした五臓もそうですが、**漢方では、世の中にあるすべてのものを5つのカテゴリーに分けるという「陰陽五行」の考え方をします。**季節も、太陽と地球の位置関係、地球を覆う雲や風がつくり出す気圧の変化、湿気などの状況から判断し、「春・夏・長夏・秋・冬」の5つに分類します。私たちが知っている四季にはない「長夏《ちょうか》」は、高温多湿の気候のことで、梅雨や台風の多いときや、ゲリラ豪雨などの異常気象がそれに当たります。近年、異常気象が増えていますが、五行の考え方を活用することで対策できることが、イメージできますよね。

そして、春は肝、夏は心、長夏は脾、秋は肺、冬は腎というように、5つの季節と五臓は関連していますから、漢方の考え方を知ることで、季節が与える体への影響を知ることができます。

また、体バテを防ぐためには「陰・陽」のバランスを整えることも必要です。「陽」が不足していると体のエネルギーをつくるミトコンドリアの機能が低下している状態で、体が冷えやすく、体力がない状態になります。「陰」が不足していると、水分と電解質で構成される体液のバランスが乱れ、余計な熱がこもったり、足がつったりしやすくなっています。

次のページの図は、人の体と季節の「五行」をあらわしたものです。「季節」と「五臓」と「陰・陽」がバランスをとりあっているのがわかるでしょう。

そして漢方では、体調を病名や症状で呼ぶよりも「気・血・水」、「五臓」、「陰・陽」のバランスの状態であらわします。

例えば、シンプルなものだと「肝腎陰虚」、「脾気虚」、「心脾両虚」、「肝血虚」、「肺気虚」、「腎陽虚」などというように「臓器名」×「陰・陽や気・血・水」の状態を組み合わせて表現します。本編にも出てくる言葉ですが、難しく考えず、そういう概念なんだなと思い出していただけるだけで大丈夫です。

五行の関係

―人の体と季節はリンクしている―

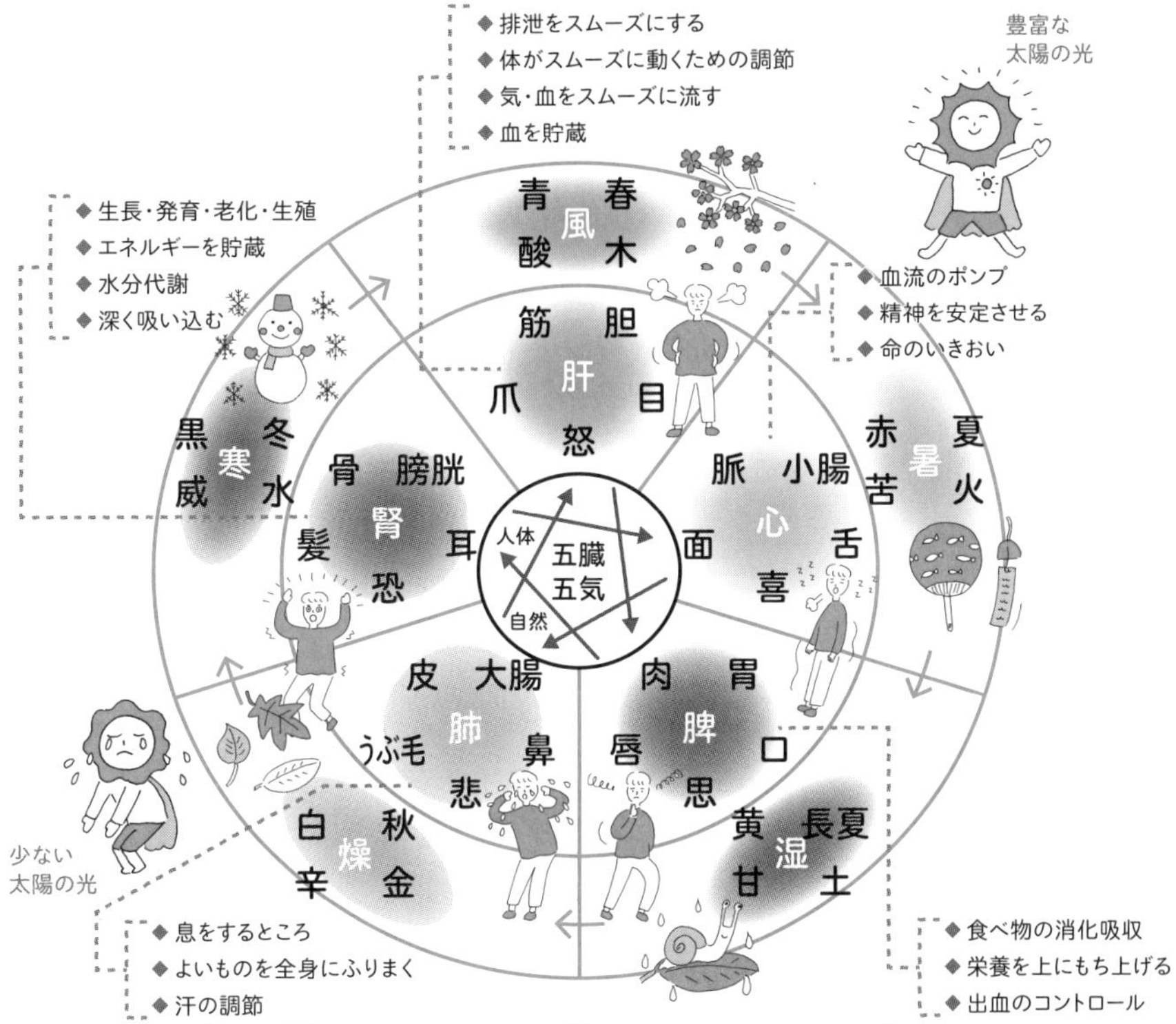

- 元気のみなもと
- 動かす力
- 体を温める力
- 代謝、血・体液を流す
- 必要なものをためておく力
- 体を守る力

- 体の滋養となるもの
- 精神を安定させるもの

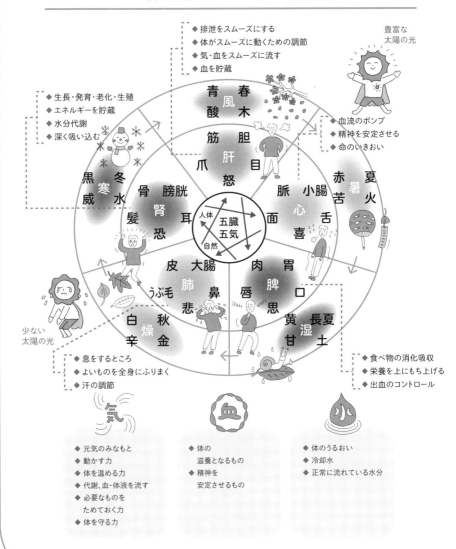

- 体のうるおい
- 冷却水
- 正常に流れている水分

このように漢方の考え方で忘れてはいけないのは、人間は自然界の一部であり、自然の変化に影響されるということです。これこそ、14ページでお伝えした体がバテる理由④につながっていきます。

実際に季節によって、紫外線が強くなることで大量の活性酸素を発生したり、気圧や気温の変化から自律神経を乱したりします。

紫外線の多い春や夏には活性酸素対策をすることでミトコンドリアの機能低下を防ぐことができます。

気温や気圧の変化が多い季節の変わり目は自律神経が乱れやすい時期なので、ミトコンドリアが円滑に働くためにも、その乱れを最小限に抑える対策も必要です。**ミトコンドリアは、自律神経の中枢である脳の中でも休みなく働いているので、エネルギーをつくりだすと同時に活性酸素も生じやすくなります。**過剰な活性酸素は神経細胞を傷つけ、自律神経を疲れさせてしまうことがあります。そのため、気温や気圧の変化が多いときは、自律神経の中枢である脳の負担を軽減することが必要になってきます。

また、脳は、28ページでもお伝えしていますが、「気・血・水」、「五臓」、「陰・陽」

のバランスを整える指令を出している場所です。脳が疲れてしまうとすべてのバランスが崩れてしまいます。

このように体がバテないようにするためには、季節との調和、体のつながりを意識してケアすることが大切です。

6月	7月	8月	9月	10月	11月	12月
	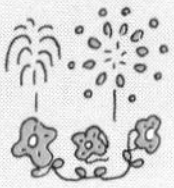		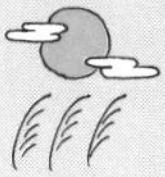	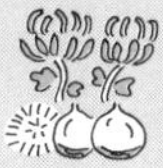	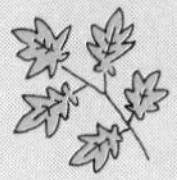	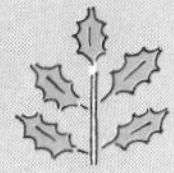
		お盆 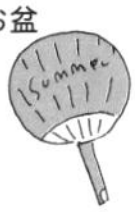				年末 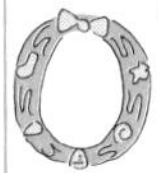
夏至		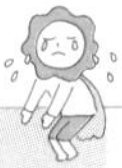	秋分 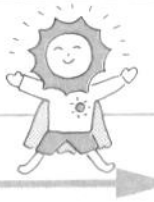			冬至 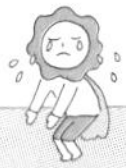
日照時間短い			(陰)	日照時間短い		
梅雨前線		秋雨前線			山茶花梅雨	
夏(心) 不眠・思考力の低下・夏バテ			秋(肺) 感染症・抜け毛・乾燥肌・便秘			冬(腎) 腰痛・耳鳴り・冷え
長夏(脾) 肌トラブル・ポッコリお腹・夏風邪						
ポッコリお腹・ニキビ・吹き出物	夏風邪・筋肉のこわばり	思考力の低下・夏バテ	のどの不調・アレルギー・便秘	抜け毛・薄毛・乾燥肌	ウイルスや細菌感染・免疫の低下	冷え・むくみ
脾胃湿熱、脾気下陥	脾気虚、心脾両虚	痰熱内擾、心熱	陰虚燥結、大腸湿熱	肺腎陰虚、燥邪犯肺	肺腎陰虚、肺気虚	脾腎陽虚、腎虚水犯
若返り(サーチュイン)遺伝子	電解質	活性酸素	リーキーガット症候群	新陳代謝	口腔内細菌×腸内細菌	低体温
◆梅雨による気圧の変化で自律神経が乱れる ◆若返り遺伝子が機能せず、内臓下垂、消化不良による慢性疲労	◆汗でミネラル不足になり、電解質の乱れ、こむら返り、ホルモン異常、頭痛、倦怠感が発生 ◆冷房による自律神経の乱れで不眠、胃腸の機能低下	◆夏の紫外線によって、活性酸素が過剰発生。思考を低下させる、眼精疲労、だるさ、消化不良、水分代謝の低下、不眠などの原因に	◆水分の摂取量が減り、便秘など腸の不調を覚える ◆腸内環境が乱れることで、リーキーガット症候群になりやすくアレルギーが重症化	◆昼夜の寒暖差で自律神経やホルモンの乱れ ◆夏疲れの影響があらわれ、抜け毛、薄毛、乾燥肌になりやすい	◆唾液の分泌が低下して悪玉の口腔内細菌が増える ◆腸内細菌まで乱れて免疫の低下を招く→ウイルスへの抵抗力や、代謝が低下	◆寒くなり、体を動かす機会が減る→むくみ、冷え、血流の悪化、代謝低下になる ◆猫背のクセがあると骨盤がゆがみ内臓が圧迫されて血行不良に
タンパク質、鉄、消化補助食品、整腸食品、NMNを含む食材	ビタミンB、鉄、タンパク質、マグネシウム	オメガ3脂肪酸、ミネラル、ビタミンACE、抗酸化作用の高い野菜	整腸食品、ビタミンB群、消化補助食品	ミネラル類、整腸食品	ネギ類、ビタミンB群、整腸食品	消化補助食品、ビタミンB群、スパイス
キャベツ、大根、豚肉、ささみ、タコ、もやし、レタス、そら豆、ブルーベリー、ピーナッツ	カシューナッツ、カリフラワー、しそ、鶏肉、牛肉、枝豆、めかぶ	カツオ、イカ、青魚、キウイ、ブルーベリー、ミョウガ、トマト	カブ、もずく、こんにゃく、サトイモ、米ぬか、納豆、塩麹、酒粕	手羽先、牛スジ、ゴボウ、サツマイモ、黒豆、切干大根、もち麦、酢、	らっきょう、ネギ、ニンニク、マイタケ、生姜、れんこん、味噌、キムチ	カレーパウダー、ブラックペッパー、ブロッコリースプラウト、たらこ、白子
ながら食いをやめる	常温以上の水をちょこちょこ飲む	毎日湯船につかる	朝起きたらプランク30秒	濡れたタオルを寝る前に干して加湿	食べ物を噛む回数を倍に意識する	レッグウォーマーをつけて寝る

季節と体の移り変わり年表

		1月	2月	3月	4月	5月
月		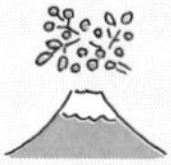	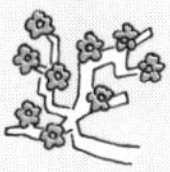	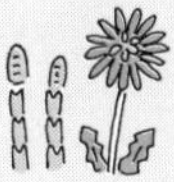		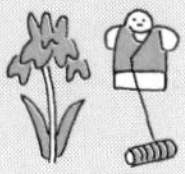
行事		お正月 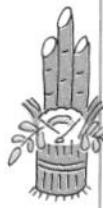		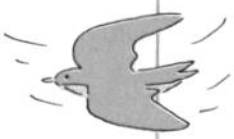	新年度	GW 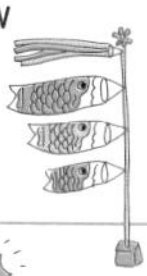
自然の移り変わり	太陽の位置の変化			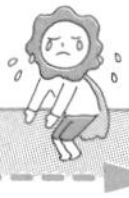 春分		
	日照条件	（陰）　日照時間短い			（陽）	
	低気圧（停滞前線）				菜種梅雨	
漢方で考える体の動き	五行で考える体の動き	冬(腎)　腰痛・耳鳴り・冷え・ホルモンの乱れ			春(肝)　めまい・頭痛・肩コリ・体臭	
	月ごとの体の動き	腰痛・頻尿・骨密度の低下	ホルモンの乱れ・耳鳴り・睡眠の質低下	花粉症・寒暖差アレルギー	眼精疲労・頭痛	体のコリ・体臭・口臭
臓腑弁証（漢方の診断）		腎陽虚、腎気不固	腎陽虚、腎陰虚	腎陽虚、肝痰湿熱	肝陰虚、肝火上炎	肝陽化風、肝気鬱結
体バテ「キーワード」		骨代謝	慢性炎症	リンパ球と顆粒球	ミトコンドリア	腸肝循環
体に起きる炎症		◆日光に当たる時間と運動量が減り、骨を強くするビタミンDの減少と骨芽細胞の働きが低下 ◆血流悪化と抗利尿ホルモンの分泌が抑制→頻尿に	◆副腎疲労による血糖調節の不良と、夜更かしグセで睡眠不足に。疲労蓄積、新陳代謝の低下、記憶力の低下、うつ病の発症や耳鳴りなどの原因に	◆寒暖差や気圧の変化が自律神経を乱し、免疫力のバランスが乱れ、花粉症などのアレルギー症状の増加 ◆免疫の低下から不調を感じやすい	◆自律神経のバランスが乱れるため目の充血や頭痛が起こりやすい ◆ミトコンドリア活性化→脳血管の伸縮に影響するセロトニンの低下を防ぐ	◆不摂生により腸内で悪玉菌が増加→肝臓に負担がかかり、体臭、口臭、吹き出物、肩コリ、背中の張り、めまい、頭痛の原因に
必要な栄養素		ビタミンD、カルシウム	ビタミンD、亜鉛、ビタミンC、ビタミンB	タンパク質、鉄、ビタミンB、ハーブ	鉄、ビタミンC、ビタミンB、硫黄化合物を含む野菜	スパイス、ハーブ、柑橘類などのファイトケミカル
食材		キノコ類、鮭、銀杏、昆布	サバ、ブリ、牡蛎、キノコ類、ゴマ	レバー、砂肝、貝類、高野豆腐、パセリ、セロリ	えび、アーモンド、ルッコラ、菜の花、玉ねぎ、鶏卵、うずらの卵	レモン、グレープフルーツ、バジル、ミント、オレンジ
月ごとのやるとよいこと		スクワット	起きる時間を固定する	ぼんやりする時間をつくる	就寝1時間前に携帯の電源OFF	お風呂あがりにストレッチ

体を元気にする「食薬」

ここまでは、体がバテる理由について見てきました。

では、実際に何をすれば改善するのでしょうか。

体の芯から元気になるには、**体調を整えることに役立つ食材を選んで食べること、そして、逆効果なものは食べないことが大事です。**これを「食薬」と呼び、体がバテている人に、ぜひとりいれてほしい方法です。「食薬」は食べ物であって薬ではないので即効性はありませんが、積み重ねることで薬に負けないくらいの威力を発揮します。

食薬で重要なのが、季節の変化が与える体への影響も加味していくことです。人は自然とともに生き、自然の影響を受けるという「漢方」の考え方を活用します。28ページの「漢方」の理論を使うことで季節の変化と人の体の連動性を紐解き、その結果、体に必要な栄養素を西洋医学的な「栄養学」の知見から特定し、その栄養素を含むものを、極力「旬のもの」から選んでいきます。

さらに、私たちは約37兆個の細胞数より多くの約１００兆個という膨大な数の細菌を保有しています。その多くは腸内に存在しているため、食事は細菌にダイレクトに影響を与えます。そして人間と共存している細菌たちの状態は、人の心と体に影響を与えます。この腸内の細菌たちがすごしやすい環境をつくれるかどうかは、細菌たちの努力ではなく、食事内容の決定権をもつ私たちの努力にかかっています。そこで、腸内の細菌叢を意識した「腸活」の理論も「食薬」に組み込むことが必要になります。

「食薬」には、季節や自然などのマクロな視点をもつ「漢方」と、細菌などのミクロな視点をもつ「腸活」、そして、それをつなぐ「栄養学」の考え方が欠かせません。

ときどき、「薬膳」と「食薬」の違いについて聞かれることがありますが、これはほとんど同じことです。どちらも、今の体の状態を考え、体を整えるために必要な食材と調理方法を選択して食事を提供します。

薬膳という言葉は、どうしても珍しい食材を使うイメージが先行し、特別な食事と考える人が多いのではないでしょうか。有効成分の生薬をふんだんに使うこともありますが、日常の食事で体にいいものを選ぶことが薬膳の考え方として最も重要です。この本では、そういった特別なイメージに縛られずに、多くの人に活用してもらうために「食薬」という言葉を選びました。

そもそも漢方薬は、体を癒す目的で何千年も前からスープやお茶として食事のような感覚で使われていたものが起源です。症状に応じて安定的に強い効果が得られる配合比が確立され、何代にもわたり同じ処方が受け継がれてきました。ただし、効果が強いものは体質や体調に合っていないと、副作用を感じやすくなるので扱いが難しくなります。そのため、自分にあった漢方薬を選ぶためには、体の診断スキル、方剤学、生薬学などの専門的な知識を必要とします。

一方で、「食薬」には決まった配合比率はなく、自由度の高いものです。漢方薬では、植物に含まれる「ファイトケミカル（植物性化学物質）」という成分に効果を求めますが、**「食薬」では、糖質、脂質、たんぱく質、ミネラル、ビタミン、食物繊維といった六大栄養素の補充をメインに、「ファイトケミカル」の成分にサポートしてもらうことを目指します。**

漢方薬のように強い効果を発揮するものではありませんが、そのぶん家族全員が毎日を元気ですごせるように、食べることで健康を目指せるのが「食薬」です。

「食薬」の理論

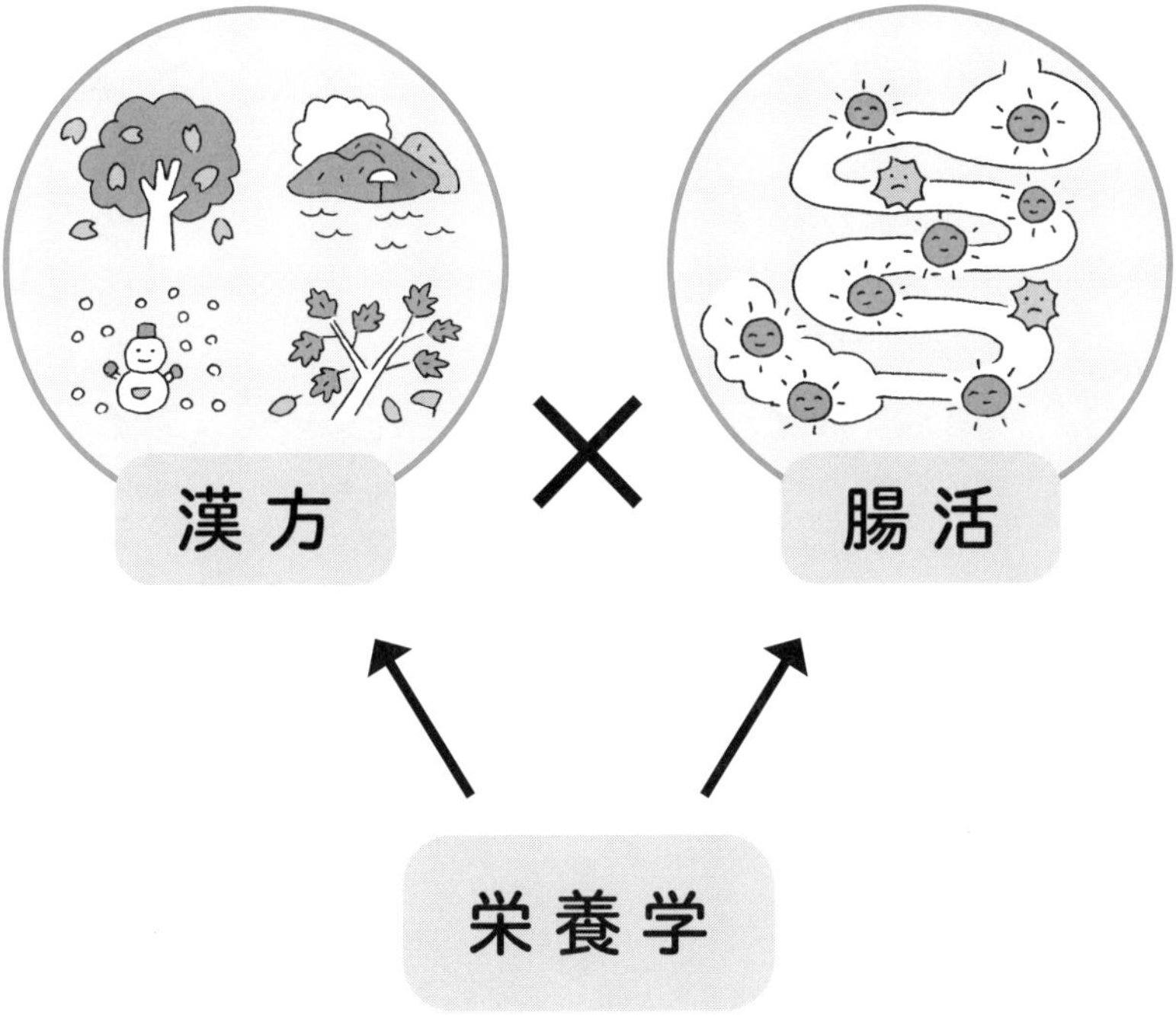

体バテ症状を改善する「気」の働き

体バテを改善する「気」の働きは、5つあります。

◆**めぐりをうながす「推動」**
◆**体を温める「温煦《おんく》」**
◆**外敵から守る「防御」**
◆**必要なものをその場に保持する「固摂《こせつ》」**
◆**代謝をうながす「気化」**

これらの働きをそれぞれ活性化させると、体バテの代表的な次の3つの症状を改善してくれます。

①疲労の改善……「気化」
②免疫の強化……「温煦」「防御」

③体質改善……「推動」「固摂」

そして、1年を通じた気候の特徴から、疲労、免疫、体質改善の3つを強化すべきタイミングがあります。その時期に旬を迎える食材と、3つの症状に効く栄養素をとりいれると、効率よく「気」を補うことができるので、バテない体へと導いてくれます。

◆**疲労の改善　1月、4月、8月、10月**
必要な栄養素：ミトコンドリアを活性化するタンパク質、ビタミンB群、ミネラル、消化補助食品

◆**免疫の強化　3月、7月、11月、12月**
必要な栄養素：免疫機能を高めるビタミンD、ビタミンA、整腸食品

◆**体質の改善　2月、5月、6月、9月**
必要な栄養素：血流をうながすオメガ3脂肪酸、スパイス、薬味、ビタミンE

それぞれの対策を必要とする月に、**体のウィークポイントを1年かけて改善していく**ことで、年々老化していくのではなく、少しずつ体を強化していくことを目指します。

疲労・免疫・体質改善の強化月と栄養素

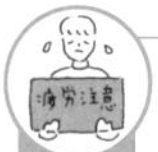

疲労注意報発令！

加齢にともない疲れやすくなっている人の代謝アップに！

とるべき栄養素

強化月間：1月、4月、8月、10月

・タンパク質
体内には、タンパク質からできている4000～5000種類の酵素が存在しているといわれ、これらが消化や代謝に働くことで健康維持に役立っています。

・ビタミンB群、ミネラル
十分に酵素の働きを発揮するためには、補酵素や補助因子が必要となります。これらすべてがそろうことで円滑に機能します。この材料となるのが主にビタミンB群やマグネシウム、鉄、亜鉛などのミネラルです。

・消化補助食品
動物性のタンパク質をとると、消化に負担になり栄養の吸収が不十分になることがあります。消化の働きをサポートする食材を一緒にとると負担が軽減できます。

免疫強化要請発令！

季節の変わり目に風邪を引く人のバリア機能を高める！

とるべき栄養素

強化月間：3月、7月、11月、12月

・ビタミンD、ビタミンA
細胞同士の結合を密にして、有害物質の侵入を防ぐ働きがあります。カテリシジンやディフェンシンなどの抗菌ペプチドをつくり、ウイルス、細菌、真菌に対して抗菌作用があります。

・整腸食品
免疫の働きは、白血球が多く担当しています。免疫力を保つためには、白血球の一部であるリンパ球と顆粒球のバランスが重要で、このバランスは自律神経がコントロールしています。整腸食品で胃腸を整えると、間接的に自律神経も整うため免疫機能が向上します。また、腸内には免疫細胞の7割以上が存在するため、腸内環境を整えることで免疫を強化できます。

体質改善要請発令！

体のコリや冷えなど長年の不調を抱える人の血流をうながす！

とるべき栄養素

強化月間：2月、5月、6月、9月

・オメガ3脂肪酸
血管の柔軟性と赤血球変形能を高める働きがあるため、血行を促進し、全身への栄養や酸素供給力をアップさせます。オメガ3脂肪酸は、血行不良による痛みの軽減にも役立ちます。

・スパイス、薬味
（シナモン・ルイボスティー・ヒハツなど）

血管の99％が毛細血管です。血流が途絶えて消えてしまった毛細血管をゴースト血管といいますが、スパイス類によって血管の内皮細胞にある物質（TIE2）を活性化させると、毛細血管が再生し、血流が改善します。

・ビタミンE
血流をうながす働きや、強い抗酸化作用があります。

「バテない体」に必要な食べ物

①タンパク質	牛肉、鶏卵、マトン、ブリ、シジミ、エビ、シラス、アジ、イカ、カニ、タコ、鮭、アサリ、ホタテ、鶏肉、豚肉、ウズラの卵、そら豆、カツオ、白子
②ビタミンB群	たらこ、いくら、すじこ、かずのこ、バナナ、きなこ、玄米酵素ごはん、オートミール、納豆、豆腐、カボチャ、豚肉、レバー類、牡蛎、ピーナッツ、枝豆、鶏卵、砂肝、牛スジ、ウズラの卵、そら豆、カツオ、米ぬか、白子
・NMNを含む若返り食材	そら豆、枝豆、キャベツ、ブロッコリー、アボカド、トマト、キュウリ、エビ
③ビタミンC	レモン、ブロッコリー、カボチャ、ピーマン、パプリカ、キウイ、キャベツ、イチゴ、レンコン、セリ
④ビタミンD	サバ、アジ、イワシ、シイタケ、キクラゲ、鶏卵、シラス、舞茸、マッシュルーム、鮭、レバー類、シメジ、エリンギ、ウズラの卵、カツオ、白子
⑤ミネラル類	たらこ、いくら、すじこ、かずのこ、ワカメ、きなこ、牡蛎、ラム肉、ひよこ豆、牛肉、高野豆腐、玄米酵素ごはん、豆腐、シラス、ピーナッツ、スルメ、切干大根、レバー類、鶏卵、豚肉、シジミ、アサリ、エビ、ホタテ、サンマ、小松菜、水菜、銀杏、練りゴマ、アーモンド、カシューナッツ、カツオ、米ぬか、ブリ、黒豆、白子
・亜鉛	牡蛎、ピーナッツ、切干大根、スルメ、鶏卵、牛肉、豚肉、エビ、ホタテ、豚肉、タケノコ
・鉄	レバー類、鶏卵、イワシ、アサリ、牛肉、シジミ、小松菜、水菜、サンマ、切干大根、砂肝、牛スジ、ほうれん草、セリ
⑥オメガ3脂肪酸	アマニ油、えごま油、クルミ、アジ、サバ、イワシ、チアシード、シラス、ヘンプナッツ、ブリ
⑦中鎖脂肪酸	ココナッツオイル、MCTオイル
⑧整腸食品	オリゴ糖、オクラ、モロヘイヤ、納豆、味噌、アボカド、バナナ、ワカメ、昆布、リンゴ、オリーブオイル、ゴボウ、切干大根、麹、山芋、オートミール、キムチ、塩麹、玄米酵素ごはん、甘酒、シメジ、マッシュルーム、エリンギ、コチジャン、レタス、もやし、めかぶ、もずく、こんにゃく、米ぬか、サトイモ、酒粕、酢、もち麦、サツマイモ、らっきょう
⑨抗炎症食品	ショウガ、カレーパウダー、ココア、わさび、クローブ、山椒、コショウ、五香粉、ニンニク、しそ、シナモン、ガラムマサラ、ローズマリー、粒マスタード、パセリ、ミント、パクチー、バジル、フェンネル、サフラン、オレガノ、タイム、唐辛子、コリアンダー、クミン、ターメリック
・硫黄化合物を含む食材	キャベツ、ブロッコリー、ブロッコリースプラウト、ルッコラ、わさび菜、小松菜、カブ、大根、白菜、ちんげん菜、ケール、カリフラワー、菜の花、ニラ、玉ねぎ、らっきょう、ネギ
・レスベラトールを含む若返り食材	ブルーベリー、ピーナッツ、黒ブドウ、コケモモ、ココア
・そのほかファイトケミカルを含む食材	モロヘイヤ、オクラ、ゴーヤ、セロリ、トマト、キュウリ、ズッキーニ、カボチャ、枝豆、イチゴ、ニンジン、グレープフルーツ、リンゴ、レモン、オレンジ、みょうが、アスパラガス、黒豆、サツマイモ、レンコン
⑩消化補助食材	山芋、梅干し、キャベツ、大根、昆布、カブ、オクラ、モロヘイヤ

スープやお茶で中から温める

温かい飲み物を飲むとホッとしますよね。

お腹から温まり、副交感神経が働いている証拠です。いつも慌ただしく、何かにイライラして交感神経が優位になっているかもしれません。

「食薬」では、体にいいものを食べるのはもちろんですが、体を温めるスープやお茶をとって、**冷えないように心がけることで健康効果を上げていきます。**

私たちは、寒い季節や寒暖差が大きい時期、冷たい食事をとったり自律神経が乱れたときに体が冷え始めます。体が冷えているときには、交感神経が働き、血管が収縮して血流が悪くなります。これにより、胃腸や子宮などお腹まわりの臓器が冷えやすくなり、消化不良、胃痛、便秘、生理痛、腰痛、尿もれなどの症状を感じやすくなります。

そしてやっかいなのが、腸への影響です。腸には小腸と大腸がありますが、小腸は消化や吸収、病原菌などから体を守る免疫の働きをしています。大腸は水分やミネラルの吸収、全体の約75％の老廃物や毒素の排泄、多くの腸内細菌を保有する働きなどがあります。

そのため、**腸が冷えてしまうと必要な栄養の吸収率が下がる、免疫力の低下、デトックスできない、腸内環境が乱れて肌荒れや心を整える神経伝達物質のセロトニンの分泌が乱れるなど、体と心に不調が起こります。**

例えば、こんなことに覚えはありませんか？

□寒いときにお腹の張りを感じる、便秘や下痢になりやすい
□冷たい飲み物を毎日飲んでいる
□運動する習慣がない
□湯船につからず、シャワーですませる日が多い
□下半身や手先、足先が冷えやすい
□朝は食欲がない

これらの項目に心当たりのある人は、腸から冷えが始まっているかもしれません。日頃から、温かいスープやお茶で体を内側から温める習慣をプラスしてみましょう。

とくに具だくさんで食物繊維の多いスープを飲むと腸が活性化し、体の末端まで温まり、その効果が持続しやすいといわれます。さらに、朝の時間帯は腸が大きく動きやすいとされているため、温かいスープやお茶をとりいれると腸活作用を高めることになります。温め効果を強化したいときには、スープやお茶にシナモン、ペッパー、ショウガ、カレーパウダーなどの体を温めるスパイスを追加してみましょう。保温性の高いエクストラバージンオリーブオイルをちょい足しすると、より体を温める効果が持続します。

また、100度以上の高温調理をすると、有害物質であるAGEが体内で増えますが、煮る、蒸す、茹でるという調理法では100度を超えません。さまざまな食材を使ってスープを楽しむことは、AGEをためこまないためにもおすすめです。

この本では、1週間に1つずつ食薬を紹介しながら、その食材を活用したスープやお茶の提案をしています。先ほどの冷えに関するチェック項目に該当した人は、食薬を温かいスープやお茶にしてとりいれてください。それほど気にならない人は、お好きな料理の具材として使ってみましょう。

ガチガチ内臓をポカポカに！

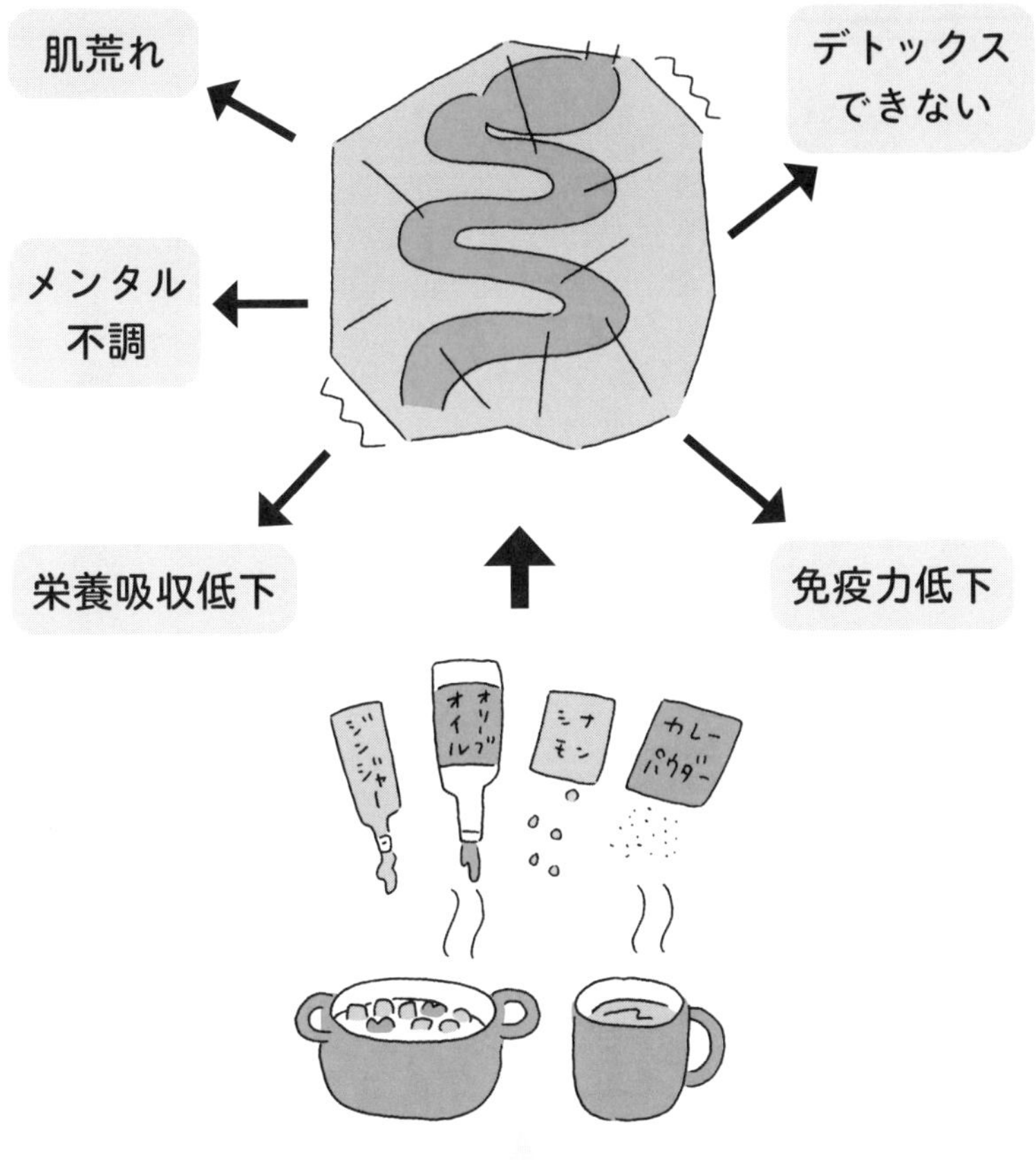

食べて、飲んで、冷え改善！

「食薬の台所」をつくろう

「心と体が弱ったときに本能的に欲するもの」＝「体にいいもの」という感覚を人は本来もっているといわれています。ただ現代では、人工的なものや依存性のある食品が多いので、その感覚は少し鈍ってきています。

そこで、**元々の感覚を取り戻し体にいい食事が実践できるように導くのが食薬**です。慣れてくると、食材の選び方だけではなく、味つけに関してもちょうどいい塩梅がわかるようになります。

人の体液の塩分濃度は0・9％で、本能的においしいと感じる塩分濃度も体液と同じ0・8～0・9％です。本来は味見をすると塩分量がちょうどいいかわかるはずですが、味覚が乱れている場合には、一度正確に料理の総重量を量り、重量に対して0・8％の塩を入れてみましょう。

面倒であれば、1人前（約250㎖）のスープに対して2gの塩を基準にして、濃ければ水を足し、薄ければ塩で調整してみてください。ざっくりではありますが、簡単に実践できます。ちなみにカップラーメン1杯には約6gの塩分が含まれます。成人の1日の平均塩分摂取量は約10gなので、1回で半分以上の塩分をとることになってしまいます。そして、減塩したい場合は、男性7・5g未満、女性6・5g未満が目標数値です。

味が物足りないときには、深みをだすために乾物や発酵調味料、スパイスや薬味、お酢やレモン汁、ゆずなどの酸味でアクセントをつけましょう。また、味つけを最後にまとめてすると、比較的薄味に仕上がります。

加熱の方法は、弱火から中弱火で調理する低速加熱調理をおすすめします。焼いたり、炒めたり、スープにしたり、さまざまな調理法がありますが、基本は弱火から中弱火をお試しください。肉や野菜の旨味を引き出す温度は60度くらいなので、弱火でゆっくり火を入れることで旨味成分をしっかり抽出することができます。素材の味が引き立っておいしくなるだけではなく、こげにくいので失敗も少ないはずです。

こうして、ちょっとした工夫で素材の旨味を引き出し、顆粒出汁やインスタント食品を使った調理を減らして味覚を満足させましょう。

顆粒出汁などの成分をよく見ると「砂糖、ブドウ糖、塩分、調味料（アミノ酸など）」

と書かれています。これらは、とりすぎると自然な味を感じにくくなったり、塩分過多になってしまうこともあるので注意したいですね。

「食薬」を実践するためにスパイス・薬味・乾物に加えて本物志向の調味料を常備することがおすすめです。次のページからは、台所にとくに常備しておきたいものをリストアップしました。

おいしく食べて、ファイトケミカル・発酵食品・食物繊維・ミネラルなどの栄養素をたくさんとりいれるようにしましょう。

味覚を整える調理の3カ条

◆1 基本的に弱火から中弱火で低速加熱

◆2 総重量の0・8%の塩分量が目標

◆3 物足りない味は、スパイス・薬味・酸味・発酵調味料で調整

調味料10選

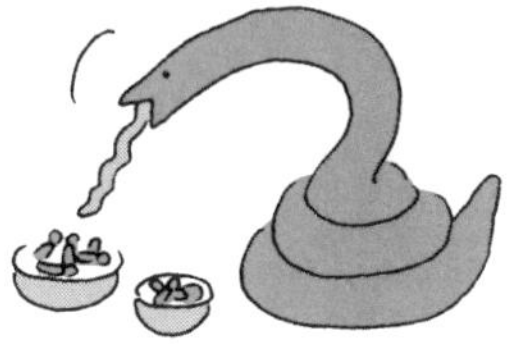

1 天然塩

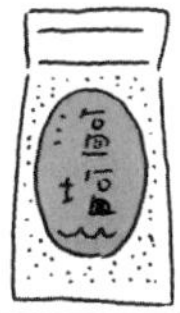

精製塩ではなく天然塩。海塩がおすすめ

2 本醸造醤油

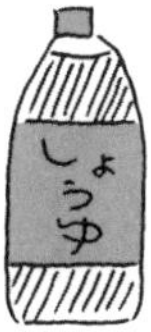

原料に大豆、小麦、塩と表記されたシンプルなものがベスト

3 オリゴ糖

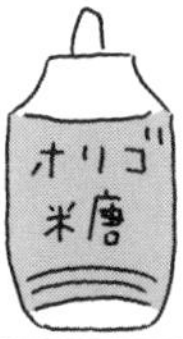

甘味料は善玉菌を増やすオリゴ糖を。三温糖、上白糖、グラニュー糖などはNG

4 醸造酢

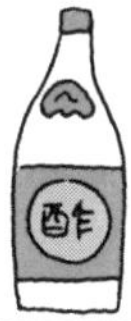

アルコールや着色料、甘味料などが含まれる合成酢ではなく、醸造酢をセレクト

5 本みりん

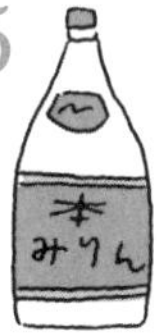

米と米麹が原材料で、ブドウ糖、水あめ、香料、色素などが入っていないものを

6 天然醸造味噌

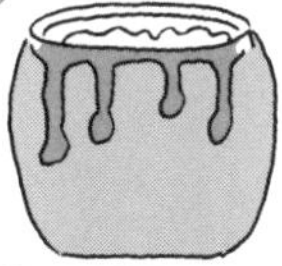

添加物がなく、大豆、米、麦、塩、麹以外の表示がないものが理想です

7 加熱用油

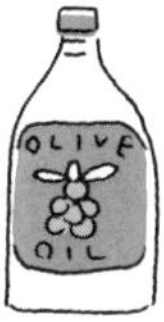

酸化しにくいエキストラバージンオリーブオイル、ココナッツオイル、こめ油を

8 生食用油

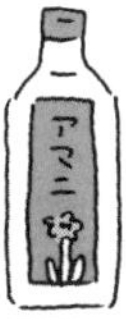

アマニオイルやえごま油にはオメガ3脂肪酸が豊富に含まれます

9 魚醤

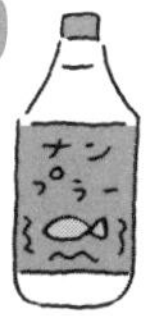

ナンプラー、しょっつる、いしり、いしるなど。顆粒出汁の代わりにおすすめ

10 麹調味料

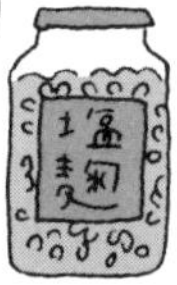

代表的なものは醤油麹と塩麹。腸内細菌を整える効果があります(作り方はP193)

乾物10選

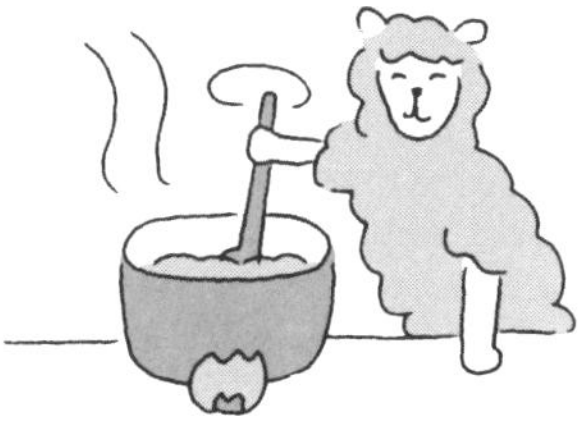

干しエビ

1

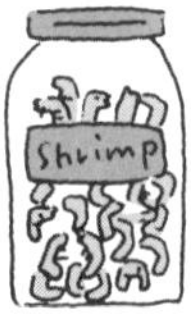

旨味、香り、栄養素が豊富。炒め物、スープ、サラダ、お粥などの味を深めます

あたりめ

2

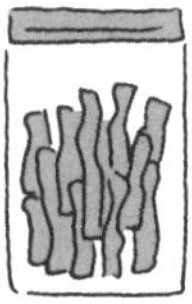

スープや炊き込みごはんの塩分代わりに。高タンパクでビタミンE、ミネラルが多い

切干大根（P209）

3

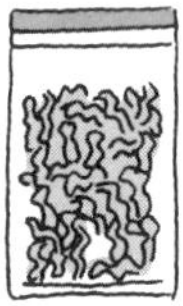

大根の旨味と栄養素が凝縮。戻し汁は味噌汁、スープ、煮物などの出汁に

干し椎茸

4

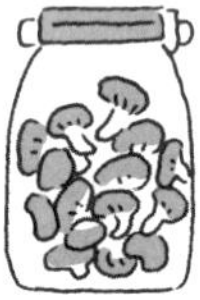

旨味、免疫向上につながるビタミンD、レンチナン、エルゴステロールを含みます

昆布（P65）

5

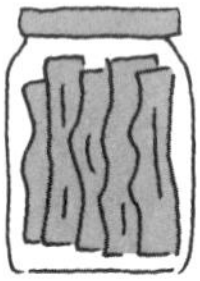

ネバネバ成分のアルギン酸とフコイダンで腸内から免疫力をアップさせます

カツオ節（P179）

6

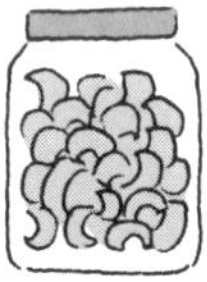

すべての必須アミノ酸とオメガ3脂肪酸を含みます。塩味代わりに使うと減塩に

ゴマ

7

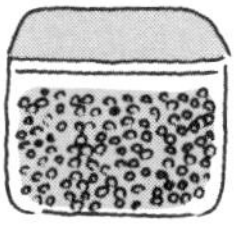

抗酸化に働くゴマリグナン、ミネラル、不飽和脂肪酸、食物繊維を含む若返り食材

オートミール

8

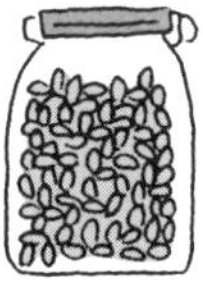

腸をきれいにする水溶性と不溶性の食物繊維を含み、鉄、ビタミンB群なども

きくらげ

9

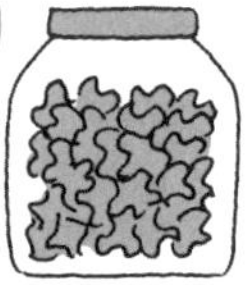

ビタミンD、カルシウムの含有量がキノコ類でダントツ。骨や歯、免疫の強化に

くるみ

10

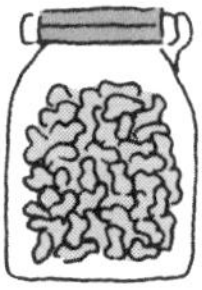

オメガ3脂肪酸、ポリフェノール、ミネラルなどの栄養が。一日10粒を目安に

スパイス＆ハーブ10選

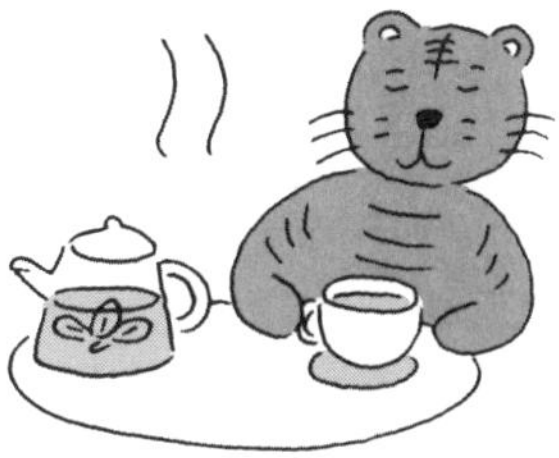

ローズマリー（P87）

1

シナモン（P83）

2

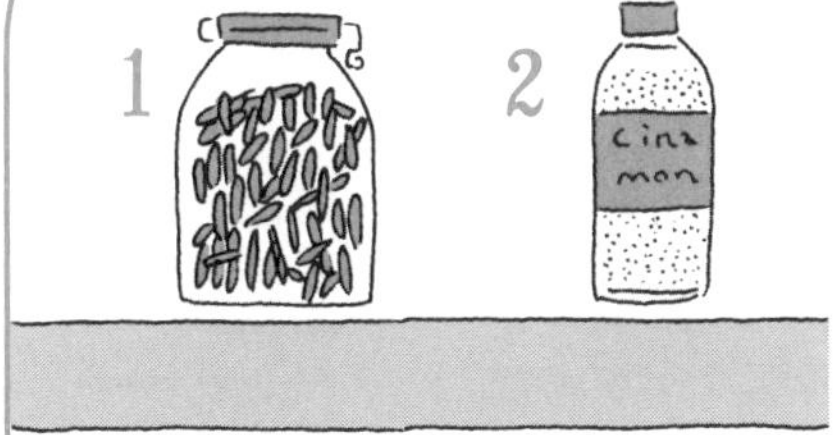

1　集中力・記憶力アップ。目覚めが悪い日の朝やリフレッシュしたいときに

2　冷え・血流改善。毛細血管の老化、体温向上に最適。飲み物などにちょい足しを

クローブ（P135）　3

コリアンダーシード（P67）　4

オレガノ（P229）　5

フェンネルシード（P133）　6

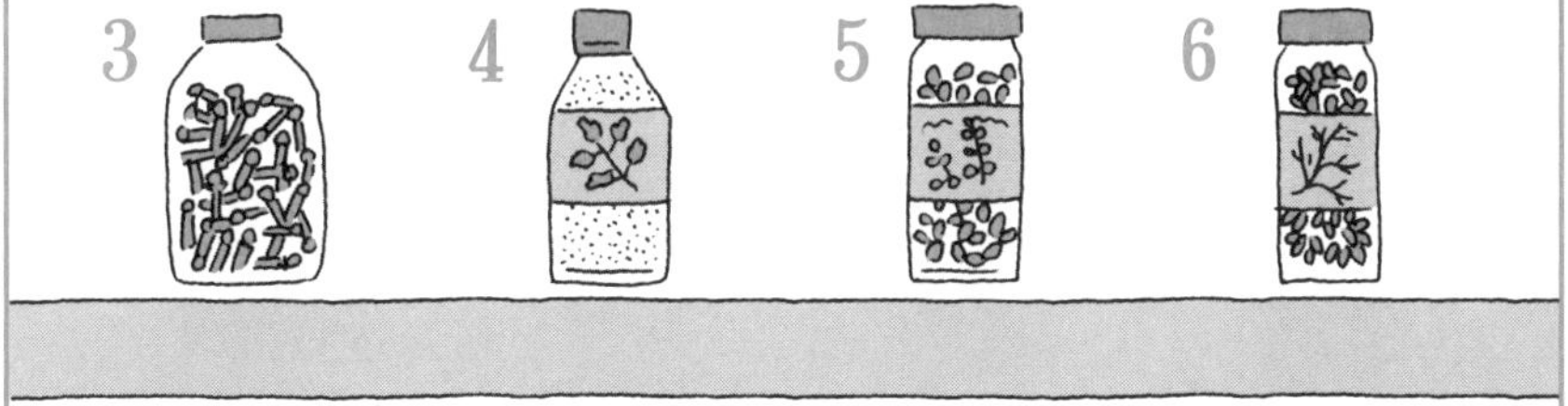

3　痛み緩和・天然の抗生剤。免疫強化やリーキーガット症候群の対策にも

4　デトックス・むくみ改善や重金属などの有害物質の排泄にも役立ちます

5　消化不良・エイジングケア。乾燥させると香りが増します。煮込みやサラダに

6　お腹の張り、口臭、肌の老化など美容対策に。そのまま食べてもハーブティーでも

クミン（P97）　7

リコリス（P231）　8

サイリウム（P149）　9

ガラムマサラ（P179）　10

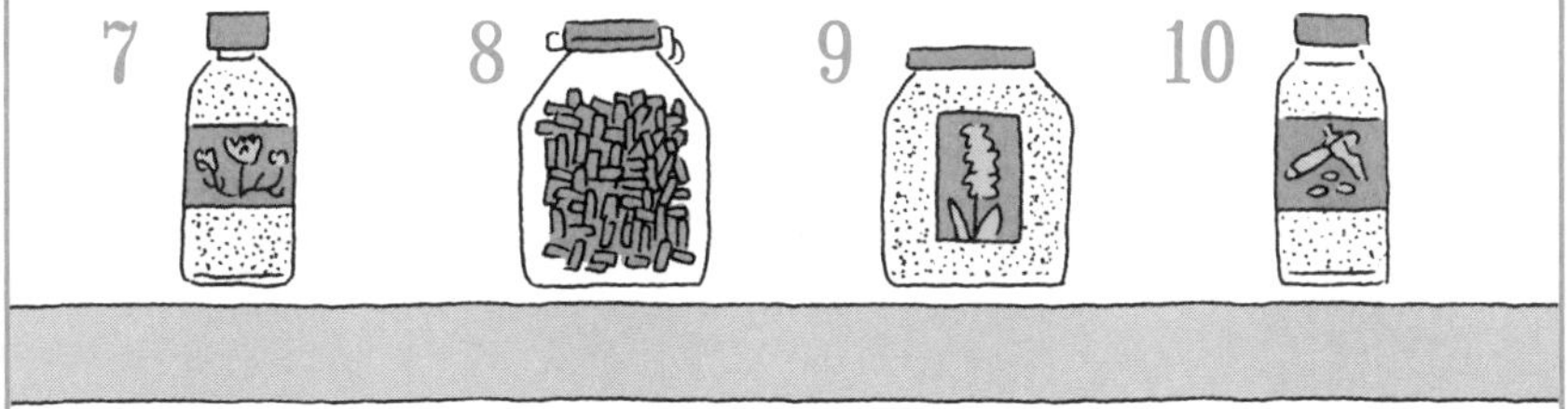

7　生活習慣病予防やダイエット。古代エジプトでも重宝された歴史あるスパイス

8　風邪の引き始めやアレルギー症状に役立つ。グリチルリチンが炎症を抑える

9　便秘や痔の対策に最適。便通はスルッと解決、気になるコレステロールにも

10　不定愁訴に。10種ほどスパイスをブレンドしているので複数の効果が期待できる

体からのサインは食薬習慣の始めどき！

最近無理がきかなくなった、鎮痛剤・抗生物質・便秘薬・胃薬などを頻繁に使うようになった、健康診断で気になる項目が増えた、気圧や気温の変化に敏感に反応するようになったなど、軽度の不調を感じていたら、今こそ食薬習慣の始めどきです。

私たちの体を構成する細胞はもちろん、代謝、ホルモン分泌、免疫、腸内細菌の状態など、生命維持に関わることすべてが、食事や呼吸により成り立っています。

当たり前のことではありますが、**健康維持のためには食事と呼吸の質に注目してください。**

不調を感じているのに、体が必要とする食べ物をとらずに、甘いものや惣菜パン、カップ麺、レトルト食品などの体を構成する要素とはいえないものばかり食べていませんか？

背中を丸めて浅い呼吸や口呼吸でスマホやPCをいじっていませんか？　このようなことをつづけていると、自然治癒力が鈍ってしまいます。

しかし、つらいときほど体が思うように動かず、健康的な生活とはほど遠くなってしまいがちです。改善への対策を一切とらないでいると、不調が悪化したり、長期化したり、繰り返したり、複数の不調が重なったりします。

また、不調なんて関係ないと思っていた人も、自分や身のまわりの人が大きな病気を患ってしまったとき、はじめて健康であることのありがたさを実感し焦りを感じるものです。

不調は誰にでも急にやってきます。調子がいいときこそ、いつか必ずやってくる不調に備えて、体を整える習慣を身につけておくようにしましょう。

人生で最も若いのは今この瞬間です。そして、時間とともに老化します。長年習慣としていたものは年齢とともに固定化して、すぐに変化させることが難しくなります。でも大きな病気は未然に防ぎたいですよね。

だからこそ、食薬習慣を、一日も早く始めましょう。

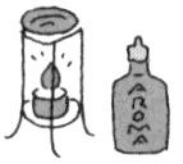 月別　家庭の薬箱 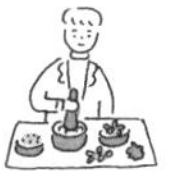

シーズンごとにお家に置いておきたいアロマオイル・漢方薬のリストです。

	アロマオイル	効　果	漢方薬	どんなときに使う？
1月	スイートマジョラム	冬の寒さによる冷え、むくみ、血行不良を感じたときに。血行促進や体温調整を助けます。	防己黄耆湯《ぼういおうぎとう》	正月でむくんだり太ったりと体重増加が気になったとき。
2月	ローマンカモミール	三寒四温による自律神経の乱れ、ホルモンバランスを整えたり、リラックスさせる効果があります。	抑肝散加陳皮半夏《よくかんさんかちんぴはんげ》	イライラしたり、自律神経とともにホルモン分泌に乱れを感じたとき。
3月	ユーカリ	花粉症や風邪によって起こる鼻づまりやのどの不調を緩和させます。	小青竜湯《しょうせいりゅうとう》	花粉症で鼻水とくしゃみが気になったとき。
4月	ラベンダー	環境の変化で体に力が入り、頭痛や肩こりなどを感じときに鎮痛作用があります。	釣藤散《ちょうとうさん》	頭痛、肩こり、めまいが気になったとき。
5月	レモングラス	気を張ってた人の緊張を和らげます。鎮痛作用もあるので肩こり、腰痛にも役立ちます。	桂枝茯苓丸《けいしぶくりょうがん》	肩こり、生理痛など血行不良を感じたら。
6月	グレープフルーツ	食べすぎを抑え、脂肪燃焼をうながします。抗菌、消臭作用があり、体臭や吹き出物の予防にも。	半夏白朮天麻湯《はんげびゃくじゅつてんまとう》	気圧の変化で頭痛やめまいを感じたとき。
7月	ベルガモット	気持ちを落ち着かせる働きが。寝苦しい日の睡眠の質を向上させます。消化を助けるので、夏バテのときにも。	芍薬甘草湯《しゃくやくかんぞうとう》	汗をかきすぎ、足がつりやすくなったときに。
8月	ローズマリー	暑さでぼーっとする頭の集中力を向上させたり、冷房で冷えた体の血行を促進します。	加味帰脾湯《かみきひとう》	不安感や睡眠の質が低下したら。
9月	フランキンセンス	落ちこみがちな気分を高揚させたり、乾燥によって起こるのどや鼻の炎症を鎮静します。	麻子仁丸《ましにんがん》	体の乾燥によるかたい便や便秘に悩んだときに。
10月	ゼラニウム	ホルモンバランスを整えたり、皮脂のバランスを調整する働きがあります。肌の状態も整えます。	温清飲《うんせいいん》	乾燥肌でかゆみや湿疹など肌トラブルに困ったら。
11月	ティートゥリー	気分転換に役立ったり、抗菌抗ウイルス作用があるので、風邪やアレルギー対策にぴったり。	麦門冬湯《ばくもんどうとう》	のどが乾燥してせきが出始めたときに。
12月	ジュニパーベリー	水分や老廃物の排泄をうながしたり、腰痛、関節痛、肩こりなどの緩和に役立ちます。	八味地黄丸《はちみじおうがん》	冷えや頻尿、下半身のむくみが気になったら。

1月 冬

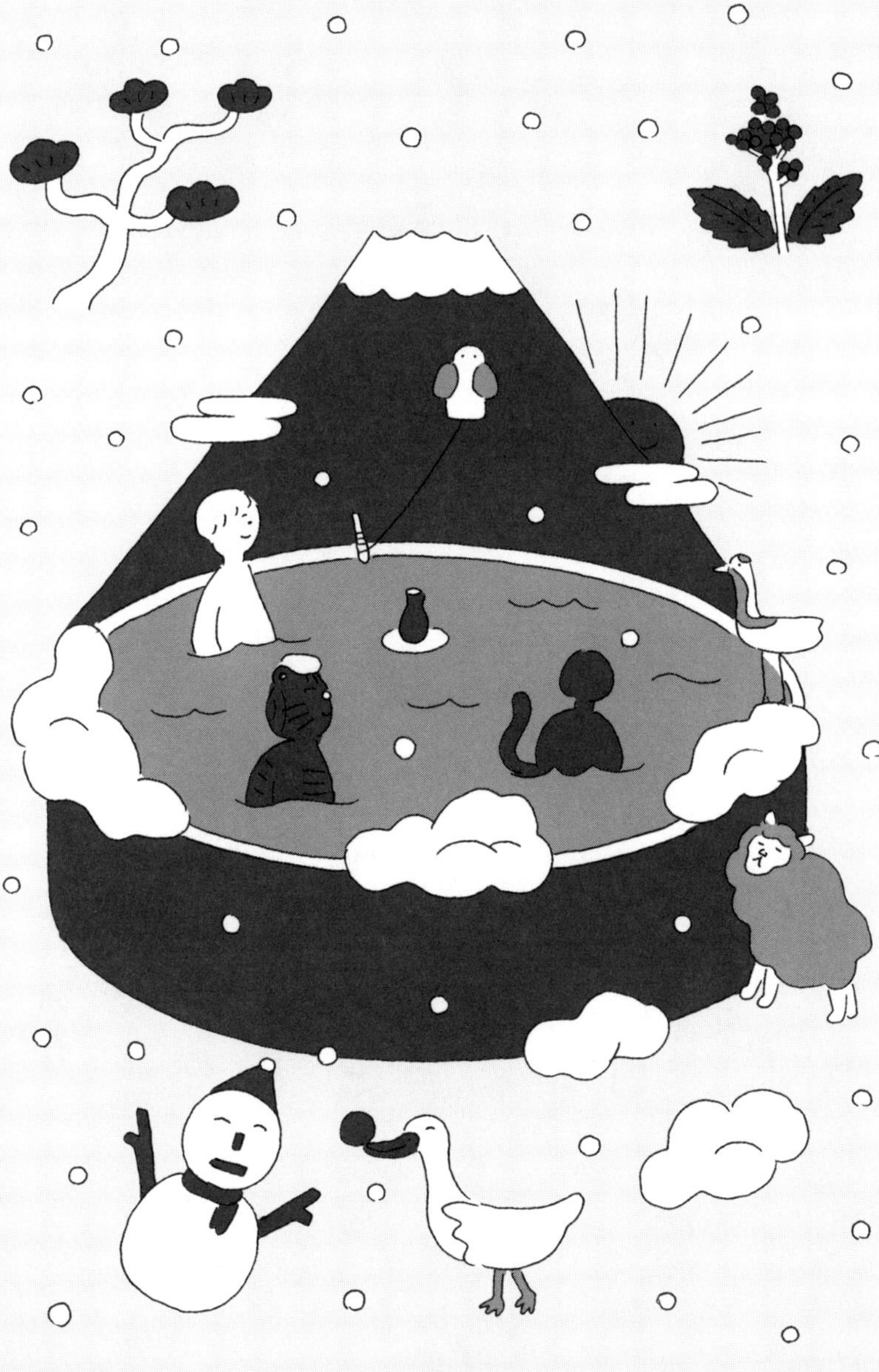

1月は、ポカポカで強い足腰をつくる

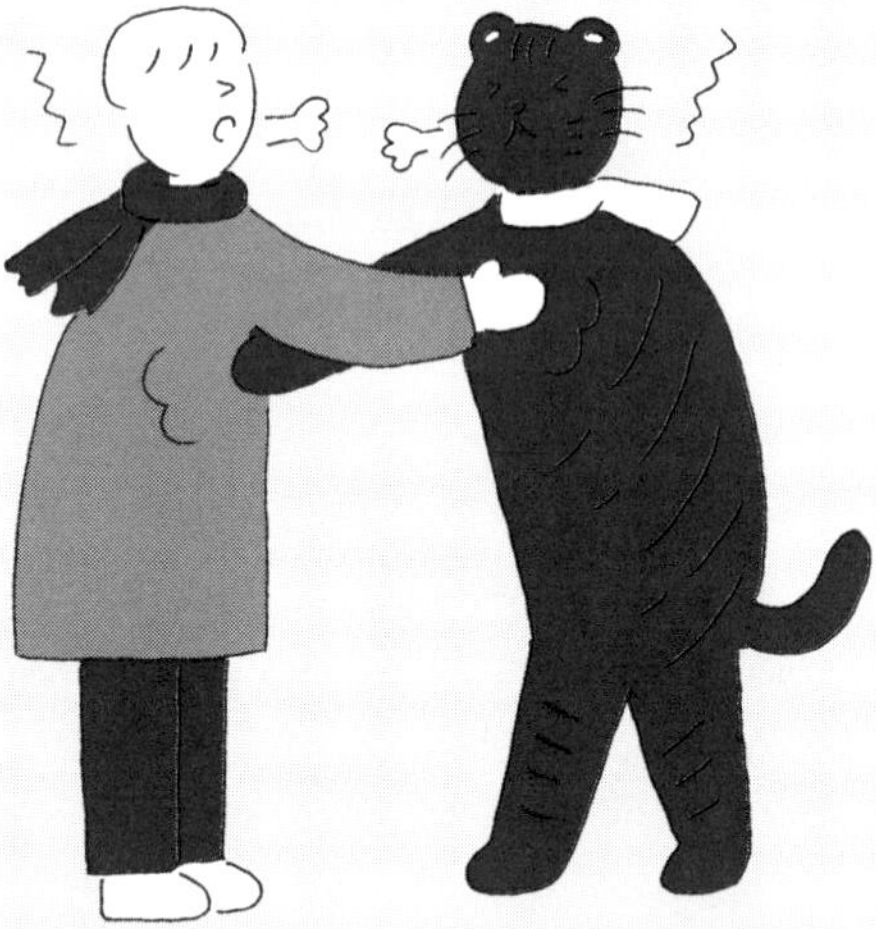

冷えた空気が足腰を直撃！腰痛、頻尿トラブル、骨密度の低下をサポートする栄養をとりいれましょう

1年の始まりは体の土台づくりから。元気に「スイッチオン！」したい今月は、

1週目　骨を丈夫にして足腰を強くする
2週目　体内時計リセット
3週目　尿トラブルの予防
4週目　骨の強化と免疫力を高める

食薬習慣をとりいれましょう。

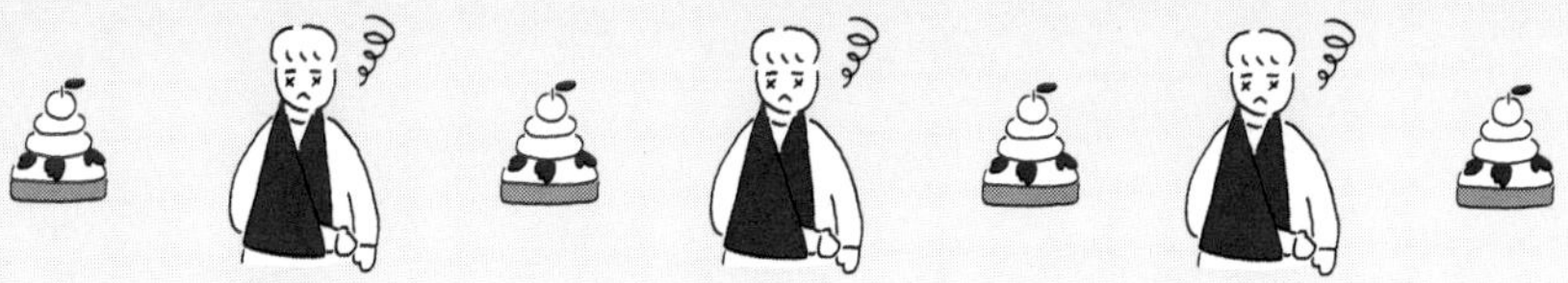

意識的に太陽の光を浴びて、骨を丈夫にするビタミンD_3をつくりだそう

1月は、日照時間が1年で1番短い冬至のすぐあとなので、太陽の光を浴びる時間が自然と減ってしまいます。また、お正月休みに加えて厳しい寒さから、運動不足になっている人も多いのではないでしょうか。じつは、**日光浴の時間と運動量が少なくなる時期は、「骨」が弱くなってしまう傾向があります。**

日光と骨には、切り離せない結びつきがあります。太陽光を浴びると骨の強化に役立つビタミンD_3が体内で生成されます。ビタミンD_3が代謝されると、腸内でカルシウムの吸収をうながしたり、カルシウムが尿と一緒に体外へ排出されるのを抑える役割をするので、強い骨を維持するために重要な栄養素です。太陽にあたる時間を増やすためにも、今月は朝日に向かって今年の抱負を唱えるという日課にチャレンジしてみるのもいいですね。

実際、冬は骨折が増える時期といわれ、とくに1月は寒さから運動量が減りやすく、骨や筋肉が衰えて足腰が弱くなります。

年末年始に暴飲暴食を続けると、カロリー摂取量だけが増えてタンパク質やミネラル、ビタミン類などの肝心な栄養素が不足がちになります。すると、骨を分解して骨密度を下げる破骨細胞の働きが活発になります。また、骨を強くする「骨芽細

◆**骨芽細胞**
体を支える「骨」は、206個あり、常に新陳代謝をしています。若い人は約3年、高齢で5〜10年かけて骨をつくりかえています。この骨代謝に必要なのが古い骨を壊す「破骨細胞」と新しい骨をつくる「骨芽細胞」です。

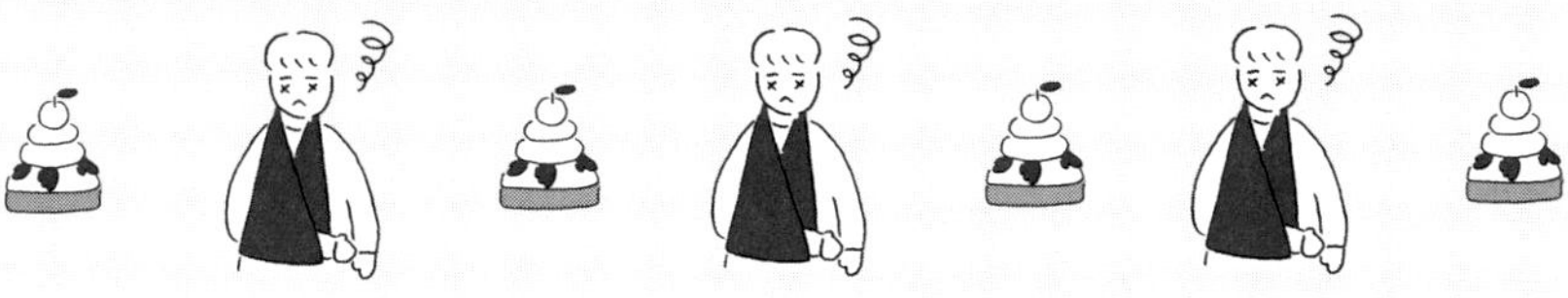

胞」を動かせるためには、体を動かして骨に振動や刺激、負荷を加えなければいけません。それだけではなく、バランスのよい食事を心がけて、骨を強くするカルシウム、マグネシウム、亜鉛といった栄養素とともに、その吸収を助け、骨の形成に必要なビタミンD、ビタミンA、ビタミンKなどもとるようにしましょう。昆布、キクラゲ、春菊、桜えび、しらす、銀杏、納豆、卵などがおすすめです。

「腎《じん》」機能をサポートする ビタミンEで頻尿改善

ところで、冬になるとトイレの回数が増えたり、夜中にトイレで目覚めたりすることが増えませんか？ **体が冷えて膀胱周辺の筋肉の血流が悪くなると、膀胱が収縮し尿を十分にためることができなくなり頻尿の症状が出てきます。**このように尿をためておけない状態のことを漢方では「腎気不固《じんきふこ》」といいます。また、寒さで利尿を妨げるホルモンの分泌が悪くなり、尿がたくさんつくられることもトイレが近くなる原因です。頻尿に悩む人は、一度冷えるとなかなか体が温まらないタイプが多く、漢方では「腎陽虚《じんようきょ》」と呼ばれます。頻尿改善には「腎」の機能をサポートし、血行を促進するビタミンEが豊富なアーモンド、ピーナッツ、大豆製品、魚卵、菊の花などをとりいれてみましょう。

◆昆布を活用

強い骨をつくるためにおすすめの昆布は出汁をとって捨てていませんか？ キッチンバサミで細かく切ってスープや味噌汁に入れると違和感なく丸ごと食べられるのでぜひやってみてください。

◆菊の花

秋田県など東北地方では、フレッシュな菊の花を酢のものやお浸しにしてよく食べています。また、中国では菊の花をお茶にした菊花茶として親しまれています。疲れ目や頭痛の漢方薬にも含まれます。ビタミンが豊富で、解毒作用の高いグルタチオンや抗酸化作用の高いクロロゲン酸なども含まれます。

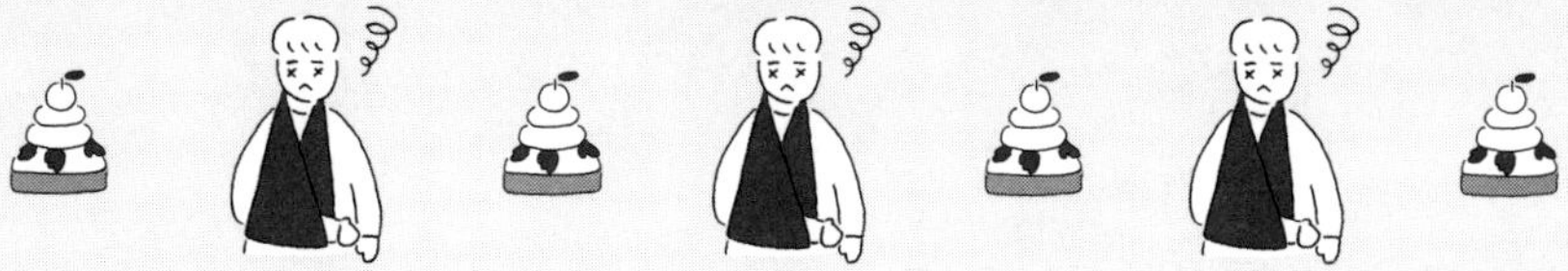

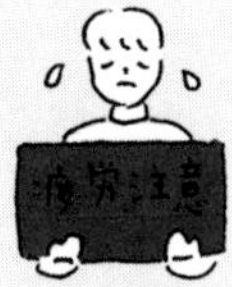

1月は疲労注意報発令！

どっと疲れを感じる月。頻尿、腰痛に悩む人は「腎気《じんき》」を強化

頻尿だけでなく、腰痛がある人は、最近寝不足が続いていたり、昔と比べると疲労を感じやすくなっていませんか？　漢方では「腎」の働きが低下していると、頻尿と腰痛を感じやすいと考えられています。漢方でいう「腎」とは、腎臓と副腎の働きを合わせたもので、とくに副腎の働きが悪いと朝から体がだるく、無気力になります。体は、疲れ、痛み、発熱などの合図を出して心身の不調を教えます。**トイレに頻繁に行きたくなる、腰が痛くなるという合図は、血流の低下、自律神経の乱れ、エネルギーが足りないなど体が疲れやすくなっていることを教えてくれます。**

さらに、「腎」の「気」が不足する「腎気虚《じんききょ》」になると、頻尿や腰痛以外にも耳鳴り、めまい、白髪、薄毛、むくみ、生理不順、更年期症状などを感じます。そこで、1月は疲労リセットを心がけましょう。「腎」を助ける亜鉛、鉄、カルシウム、マグネシウムなどのミネラルが必要です。さらに「気」の働き（P40）を支えるためにタンパク質、ビタミンB群もプラスしてとりましょう。

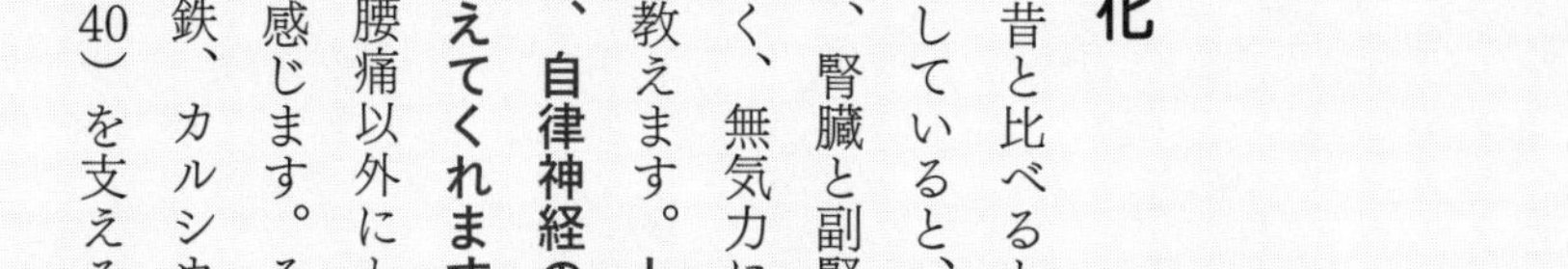

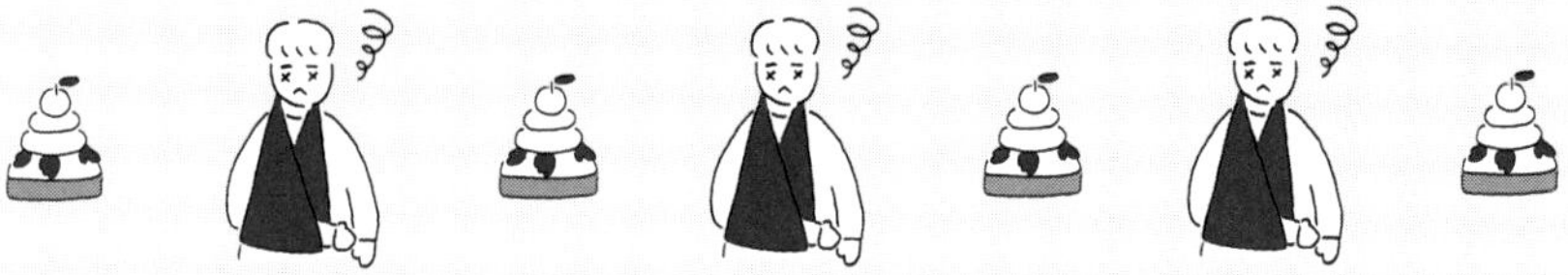

腰痛になりやすいタイプチェック

次のポーズができますか？

Q 片足を10センチ上げて立っていられますか？

A 片足を上げてまっすぐ立つことができないと、骨盤まわりの筋肉が低下していたり、骨盤がゆがんでいたりする可能性が高いです。そのため、腰痛を感じやすくなっているかもしれません。日々の**すきま時間に片足立ちをして筋肉を鍛えていきましょう。**

Q 正座して後ろに寝そべることはできますか？

A これができない人は、太ももの前側がかたまっています。太ももの前側は、大腿直筋と呼ばれる筋肉です。これは骨盤とつながっているため、かたくなってしまうと骨盤が前に引っ張られて、腰痛の原因になってしまうこともあります。**お風呂上がりなどに太ももの前側を伸ばすように心がけて腰痛を予防**しましょう。

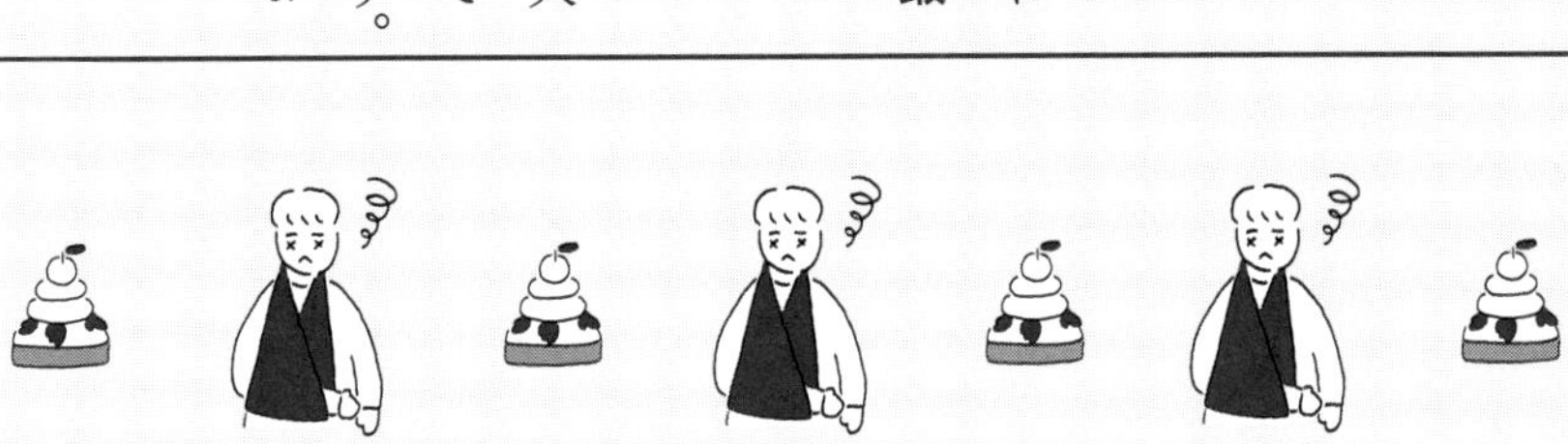

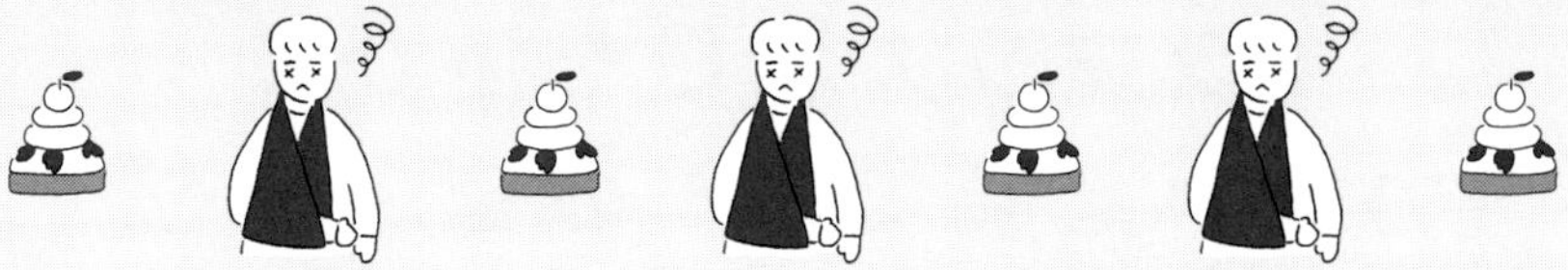

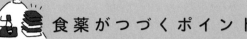

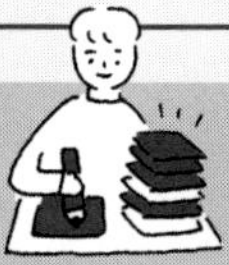

食薬がつづくポイント

今月のポイントは「食品添加物」です。骨や腰痛、腎臓の状態が気になるときには、ミネラルのバランスに注意してください。人は体全体のうち約5%がミネラルでできています。ミネラルは体液の状態を一定に保ったり、骨や歯、ホルモンや神経の働きを維持しています。**このミネラルの1つにリンがありますが、とりすぎると骨密度の低下やホルモンの乱れ、腎臓への負担が増えるなど「腎」に悪影響を与えてしまいます。**

リンには、有機リンと無機リンの2種類があります。有機リンは肉、魚、卵、豆類などに含まれ、吸収率は約50%程度なのであまり気にしなくても大丈夫です。ただ、無機リンは、ハム、ソーセージなどの加工肉、インスタント食品、レトルト食品、ファストフード、清涼飲料水などに食品添加物として含まれ、その吸収率は90%以上といわれます。そのため、保存食やカンタン料理が増えやすく加工食品に頼りがちな年末年始は、無機リンをとりすぎてしまう時期です。

今年の目標の1つに「料理上手」をかかげてみると、自然とリンの過剰摂取を防げると思いますよ。

◆加工食品

加工された食品はとても多いので、すべてNGではありませんが、高度に加工されているものはひかえましょう。糖類や塩分や脂質、化学物質などが多く含まれるものは要注意です。食品を購入する際に、ラベルの原材料欄を見るクセをつけてみると、少しずつ商品の選び方がわかってきます。

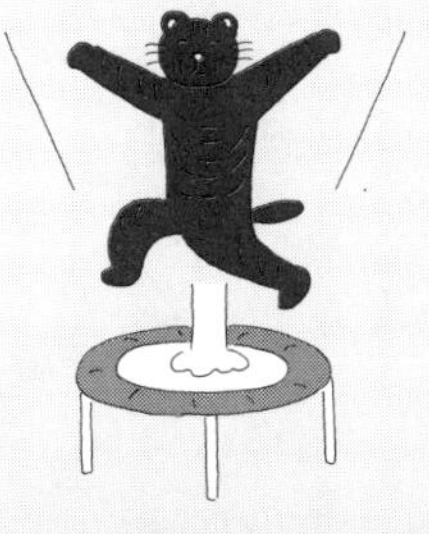

キラキラの朝日を浴びて
力強い足腰で新年の第一歩を

疲れた胃腸のサポートとエイジングケアの両方ができる食材で体の土台をつくる

今年も健康でいることの尊さを再認識しつつ、新たな年をスタートさせましょう。さっそくですが、ここ1週間の食事の内容や生活リズムはどうでしたか？　お正月だからといって、食べすぎたり、飲みすぎたり、加工食品の多い食事で「食べ疲れ」になってはいないでしょうか。

また、家ですごす時間の多い人は、骨が弱くなっている可能性があります。**カルシウムの吸収を助けるビタミンDやビタミンKは骨を強くするために大切な栄養素ですが、体内でビタミンDをつくるには外に出て日光浴をすることが不可欠です。**

骨は新陳代謝しているイメージをもちにくいですが、破壊と再生を繰り返しています。運動不足になると骨をつくるために働く骨芽細胞の数を減らすスクレロスチンという物質が増えることで、骨がスカスカになることもあります。とくに女性は、骨を強くする女性ホルモンが低下する50歳前後から急激に骨量が低下し、70代の7割以上が骨粗鬆症になるといわれます。漢方は冬に最も骨・足腰が弱くなる時期といわれ、これを「腎虚《じんきょ》」といいます。

そこで、1月1週目の食薬プログラムは、お正月の食べ疲れを解消し、加齢にともなうホルモン分泌の低下を防ぎ、足腰の強化に役立つ食材を紹介します。

今週のヘルスケア
［かかと落とし運動］

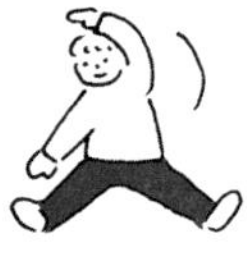

骨芽細胞を活性化させて骨を強くするかかと落とし運動を行いましょう。

肩幅に足を開いて、まっすぐ立ちます。ひざを伸ばしたまま、両足のかかとをできるだけ上げてつま先立ちになり、ストンと床に落とす動作を50回繰り返します。体に負担がかからないように回数は調整しましょう。

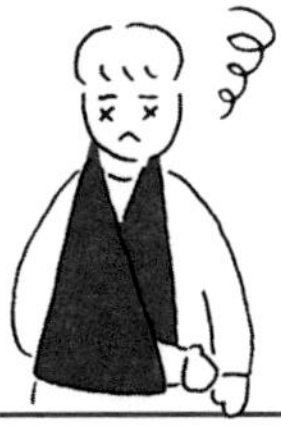

第1週目
1/1→1/7

◆今週の食べるとよい食材◆

山芋

山芋に含まれるアミラーゼは、年末年始に疲れた胃腸の働きを整えることに役立ちます。さらに、性ホルモンであるエストロゲンやテストステロンの原料になるDHEAと似た構造をしているジオスゲニンという物質を含みエイジングケアに役立ちます。そのため、**漢方では「山薬」と呼ばれ滋養強壮の働きをするとされます。**

ちなみに東北地方では、とろろごはんをお正月に食べます。山芋は切り口から酸化しやすいので、保存する場合はラップで包んでからタッパーなどで密閉しましょう。すりおろしたものを小分けにして冷凍すると長持ちします。

昆布

昆布は、1月に弱くなりがちな骨を丈夫にするために必要なビタミンKとカルシウム、マグネシウムが豊富に含まれます。

また、糖質やタンパク質などの代謝を助けるビタミンB群やアルギン酸、フコイダンなどの**水溶性食物繊維を多く含むので腸内環境を整えたり、免疫力を高めたりする働き**があります。

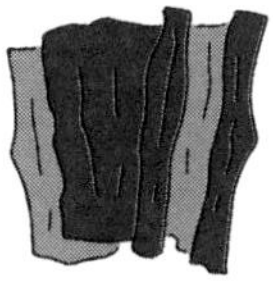

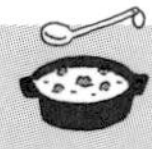

今週のお鍋
キノコたっぷりやまかけ鍋

カルシウムの吸収を助けるビタミンDをたっぷり含むキノコのお鍋です。昆布でお出汁をとり、お好きなキノコ類を入れて煮込みます。仕上げにすりおろしたとろろをかけて完成です。

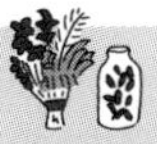

今週のハーブ&スパイス
ワサビ

風邪予防には、ワサビがおすすめです。ワサビに含まれるアリルイソチオシアネートには強い抗菌作用、抗炎症作用、抗酸化作用、アレルギー緩和作用などがあり、お正月明けのちょっとした不調改善に役立ちます。やまかけにワサビをトッピングしてもおいしくいただけますよ。

15分の早寝習慣は三文の徳
体内時計を直すなら今！

丈夫な足腰が記憶力もコントロール
とるべきはビタミンACE＋D

お正月休みで乱れてしまった体内時計を戻せずに苦労しがちな時期です。そこで、1つ提案があります。健康のために何かしたいと思った日は、昨日より15分だけ早く寝てみませんか？　急に2時間早く寝ようとしても難しく感じますが、15分ならできるはずです。15分ずつ早い就寝を繰り返せば、いい習慣が身につき体内時計も整ってきます。

早く寝たぶん少しだけ早く起きて、読書をしたり目標に向かって勉強をしたりと自分の時間をつくってみるのも素敵ですが、せっかくなら記憶力を上げ、目標をクリアできるとうれしいですよね。じつは漢方では、「腎」の働きを強化すると記憶力が上がるといわれています。そのためには、夜しっかりと寝て脳の疲労をとり、成長ホルモンの分泌をうながすことが必要です。さらに、早起きをして朝日を浴びるとビタミンDが増えてカルシウムの吸収率がよくなり、骨芽細胞が活性化して骨が強くなります。**骨芽細胞でつくられるオステオカルシンには、記憶力をアップする働きがあります。**

そこで、1月2週目の食薬プログラムは、若返りの抗酸化作用をもつ食材で脳の働きをアップさせ、ビタミンDを含む食材で「腎」の強化をしていきましょう。

今週の美容ケア
［ネイル］

乾燥する時期だったり、風邪予防でアルコール消毒を頻繁に行ったりしていると気になるのが、二枚爪、線が入る、すぐ割れる、ささくれができるなど爪の悩みだと思います。
そんなときには、ホホバオイルがおすすめです。皮脂に近い成分なので、爪になじみやすく保湿に適しています。乾燥が気になる部分にホホバオイルを適量ぬり、ラップでくるんで10分くらいおいておくネイルパックがおすすめです。

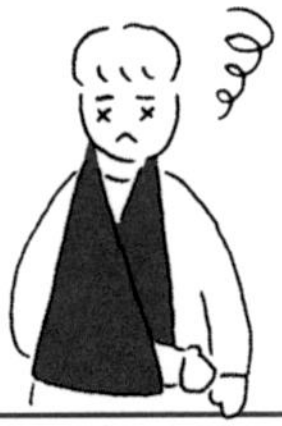

第2週目
1/8→1/14

◆今週の食べるとよい食材◆

カボチャ

カボチャには、抗酸化作用の高いビタミンACEが含まれます。とくにビタミンAは粘膜を強化することで、感染症予防が期待できます。**ビタミンA、Eは脂溶性なので、オリーブオイルなどの油と一緒に食べると吸収率が上がります。**

カボチャの種も水分が飛ぶまで煎って殻をとりのぞき中身を食べてみるのもおすすめです。種には頻尿や尿もれなどの排尿障害の軽減に役立つといわれるリグナンが含まれています。睡眠の質を上げるセロトニンという神経伝達物質をつくる材料のトリプトファンも豊富です。

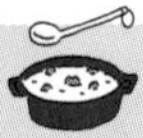

今週のスープ
カボチャとシメジの豆乳味噌スープ

水にカボチャ、シメジ、タマネギを入れ、具材がやわらかくなるまで煮込みます。仕上げに味噌汁の要領でお味噌を加え、白濁するまで豆乳を加えてひと煮立ちしたら完成です。

シメジ

「腎」を強化するビタミンDが豊富です。安価でいつも手に入りやすい食材なのに、ビタミンC、ビタミンB群、鉄、食物繊維、アミノ酸など栄養がたっぷり。β-グルカンなどの食物繊維を多く含み、腸の動きをうながしたり、腸内の有害物質や老廃物の排泄に役立ちます。

傘が小さく、根元がふっくらしていて一本一本が密集しているシメジは、味がおいしいだけでなく、栄養たっぷりのものが多いので参考にしてください。

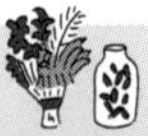

今週の
ハーブ&スパイス
コリアンダーシード

重金属や老廃物など有害物質を排泄する働きがあります。年末年始で暴飲暴食気味だった人は、ぜひお試しください。

カボチャの種やアーモンドやヒマワリの種などを使って"デュッカ"を作ってみましょう。デュッカとは、中東で食べられているふりかけのようなものです。

◆「デュッカ」を作ってみよう！

デュッカとは、ローストナッツにゴマ、スパイス、塩などをミックスしたものです。

好きなナッツ、カボチャの種、コリアンダーシード、クミン、ゴマなどを水分が飛ぶまで乾煎りします。ナッツが大きめの場合は、煎る前にカットするかミルにかけます。そこに塩を混ぜたら完成です。サラダやお肉などにかけて食べてください。

栄養チャージで漏れを防ぎ、「今日あったかいね」と感じる体に

薄味調理＋温かいスープで尿トラブルを乗り越える

ものすごく寒い日があったり、大雪が降る日があったりと、冬本番を感じさせる気候が続きます。寒いからしょうがないと、体の冷えをそのまま放置しておくと、自然に改善することはなく、悪化していきます。

そして、この時期の悩みといえば、体の冷えから引き起こされる頻尿や尿漏れではないでしょうか。漢方では、冷えて体に水分をためておくことのできない状態を「腎気不固《じんきふこ》」と呼びます。

体が冷えると尿をためておく膀胱の容量が下がったり、尿がたくさんつくられるようになったりして、トイレが近くなります。また、漢方では、冬場はホルモンの分泌をしている副腎が弱りやすくなり、しょっぱい味のものを食べたくなる傾向が強くなる時期とされます。濃い味つけのものを食べると、自然とのどがかわきやすくなり、たくさん水分をとってしまうこともトイレが近くなる理由の1つです。

寒さからくる体の冷えと尿トラブルが気になる1月3週目の食薬プログラムは、2週目に引き続き「腎」の働きをサポートしながらも、体を温める食事をとりいれることです。

今週の漢方薬
［防己黄耆湯《ぼういおうぎとう》］

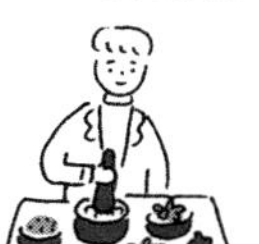

正月太りが気になりダイエットしたい人、お酒を飲みすぎて水太りしている人、むくみや関節痛が気になる人などにぴったりです。

ダイエットに適した漢方薬の多くは、便通をうながす作用があるため、体質により飲めない人もいます。防己黄耆湯は、「気」を補い代謝を上げながらのダイエットを目指す漢方なので、利用しやすいです。

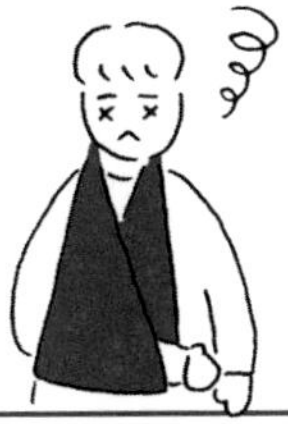

第3週目
1/15→1/21

◆今週の食べるとよい食材◆

銀杏

漢方では、古くから尿もれ、夜間頻尿、手足の冷え、めまい、耳鳴りに効果的とされてきました。**ギンコライドという成分が血行を促進し、尿トラブルの改善に役立つといわれています。**

ほかにもタンパク質、カルシウム、マグネシウムなどを含む栄養価の高い食材です。ただし、食べすぎると中毒症状を引き起こすことがあるので、一日10粒程度までにしておきましょう。

銀杏は、紙の封筒に入れて電子レンジで殻がはじけるまで30～60秒ぐらい加熱すると手軽に食べられます。

ブロッコリー

ブロッコリーに含まれるスルフォラファンには抗菌作用があるため、**頻尿で膀胱炎になりやすい人におすすめ**です。キャベツや白菜、ブロッコリースプラウトなどのアブラナ科の野菜にも含まれています。

ほかにも、抗酸化作用、生活習慣病の予防になる抗糖化作用もあります。

さらに、カルシウムの吸収率をアップさせるビタミンKも多く含むため**骨を丈夫にする効果も期待**できます。

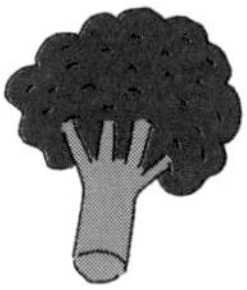

今週のスープ
ブロッコリーと銀杏の卵スープ

水にブロッコリーと銀杏、イカやアサリなどお好きな魚介類を入れて煮込みます。味つけは塩コショウだけでも大丈夫ですが、トマト缶、味噌、塩麹、ナンプラーなども合います。最後に溶き卵をまわし入れて完成です。

今週のハーブ&お茶
イチョウの葉

「腎」の働きを助けるお茶。血流を改善する働きがあり、冷えや高血圧、記憶力の低下、耳鳴り、認知症の予防・改善に役立ちます。飲み物に悩んだらドラッグストアなどでも販売されているイチョウの葉茶がおすすめです。

◆健康茶

ドラッグストアにある健康茶コーナーをのぞいてみるのも楽しいですよ！　イチョウの葉はもちろん、ドクダミ茶や血糖値の上昇を抑える桑の葉茶などいろいろなものが販売されています。体の悩みに合わせて選んでみましょう。

昨日何食べた？　体調を崩せない ときこそ、きちんとした食事を

「食事の見直し＝健康の見直し」
体への良し悪しで献立を決めて

冷え込みが最も厳しくなる時期なので、ちょっとしたことで体調を崩すことがあるかもしれません。調子が悪いときには、養生するために体に優しい食事をとるのがベストです。ただ、具合が悪いときや、体を壊しそうなほど忙しいときは料理をする気力がなく、お惣菜、レトルト食品、冷凍食品、惣菜パンなどを選ぶことが多いと思います。じつはこういった食品はカルシウムが不足することに加え、カルシウムの吸収を邪魔するリンが多く含まれます。リンをとりすぎると、カルシウムの吸収を抑制して骨をつくる骨芽細胞の働きが低下します。

　さらに骨芽細胞では、免疫力を保つ働きをするオステオポンチンという物質がつくられるので、骨芽細胞の活動がリンによって低下すると、免疫力まで落ち込んでしまいます。ただでさえ「腎」の働きが弱る冬に、**加工食品ばかり食べていると足腰や免疫力の低下を加速させてしまう**かもしれません。

　そこで、1月4週目の食薬プログラムは、足腰を丈夫にして免疫力を強化するためにビタミンDやビタミンA、ミネラルなどを多く含みながらも旨味の強い「補腎」食材をとりいれていきましょう。

今週のアロマ
［スイートマジョラム］

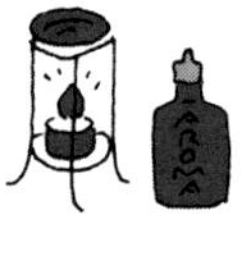

血流を促進し、腰痛や肩こりの緩和に働くアロマです。

　今週は、スイートマジョラムのマッサージソルトをつくって、足の冷えを解消してみましょう。

　塩小さじ1にスイートマジョラムの精油を1滴加え少量の水で溶いて足首から下をマッサージします。とくに足裏にはツボがたくさんあるため、隅々まで指圧します。最後に足の指も念入りにマッサージして血流をうながしましょう。

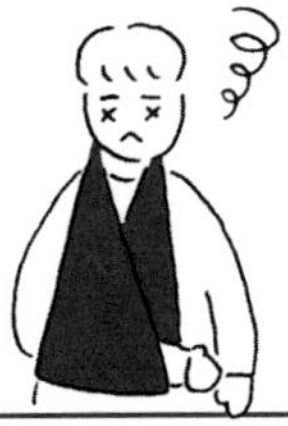

第4週目
1/22→1/28

◆今週の食べるとよい食材◆

鮭

老化を予防する抗酸化作用の高いアスタキサンチンや粘膜を強化し外敵から身を守るビタミンAを多く含みます。

免疫の働きやカルシウムの吸収をサポートするビタミンD、体をつくっているタンパク質の原料となる必須アミノ酸をバランスよく含むので、**足腰を強くして免疫力を高める効果**が期待できます。

さらに、脳の働きを活性化するオメガ3脂肪酸なども含まれ、栄養価の高い食材です。

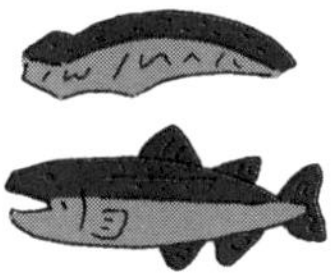

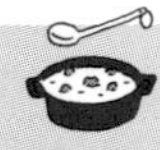

今週のお鍋
酒粕を使った石狩鍋

生鮭、マッシュルーム、ジャガイモとお好きな具材をお鍋に入れて煮込みます。

具材が煮えたら、味噌2に対して酒粕1の割合を目安にして鍋に溶かし入れ、味を整えたら完成です。

マッシュルーム

カルシウムの吸収と免疫をサポートするビタミンD、免疫細胞を活性化するβ-グルカンが含まれるので、**風邪予防をしたい寒い時期におすすめ**です。

また、糖質、脂質、タンパク質の代謝を助ける働きのあるビタミンB群の一種でパントテン酸という栄養素の含有量が多いという特徴があります。ポタージュやポトフなどのスープに入れて気軽に使える食材です。

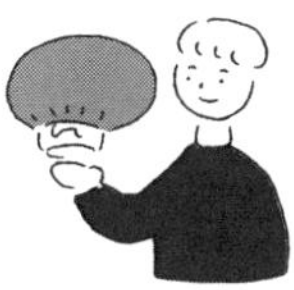

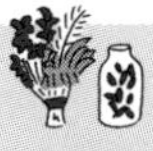

今週のハーブ&スパイス
パセリ

免疫を強化するビタミンA、骨を丈夫にするビタミンKを含む「腎」を強化するハーブです。

マッシュルームとパセリでアヒージョにしてみては？　ニンニクと鷹の爪を入れたオリーブオイルに、マッシュルームを加えて煮ます。仕上げにパセリをまぶしたら完成。

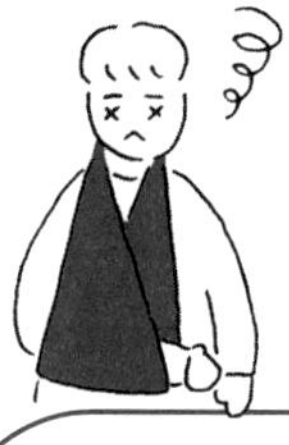

最終週

1/29→1/31

1月の振り返り

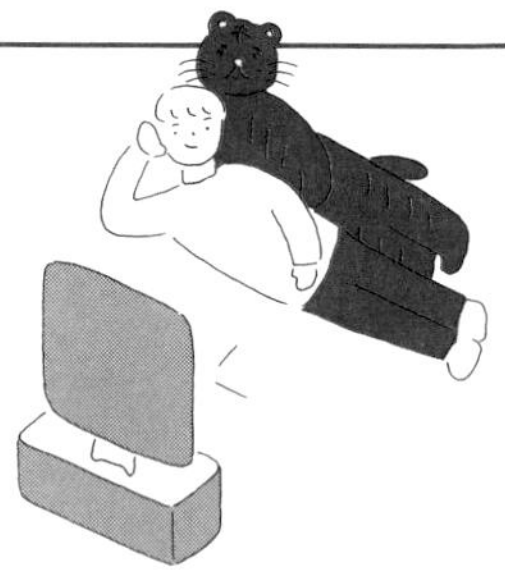

絶好調も不調もすべては自分次第。幸せな未来をつくる選択を

1月は太陽の光を浴びる時間が減ること、寒さが厳しいこと、年末年始で食生活や生活リズムが乱れることや運動量が減ることが、不調の主な原因です。

　これから希望あふれる1年が始まるとは思えないほどのしんどさを感じてしまった人もいるかもしれません。しかし、よく考えると原因のわかる不調が多く、自分で解決できるものもあると思います。**今の不調を教訓に自分の体と向き合う時間をちょっとだけ増やしたら、毎年感じていた調子の悪さが消えていくはずです。**今年の抱負の1つに「自分の体は自分でコントロールする」ということを加えてみるのはどうでしょうか？　元気でいると、自分のやりたいことをフットワーク軽く実行できる1年になるはずです。

◆冬に弱りやすい「腎」にプラス◆　シメジ、パセリ、山芋

◆骨にプラス◆　昆布、マッシュルームなどキノコ類、鮭

◆尿トラブルにプラス◆　銀杏、ブロッコリー、カボチャ

2月　冬

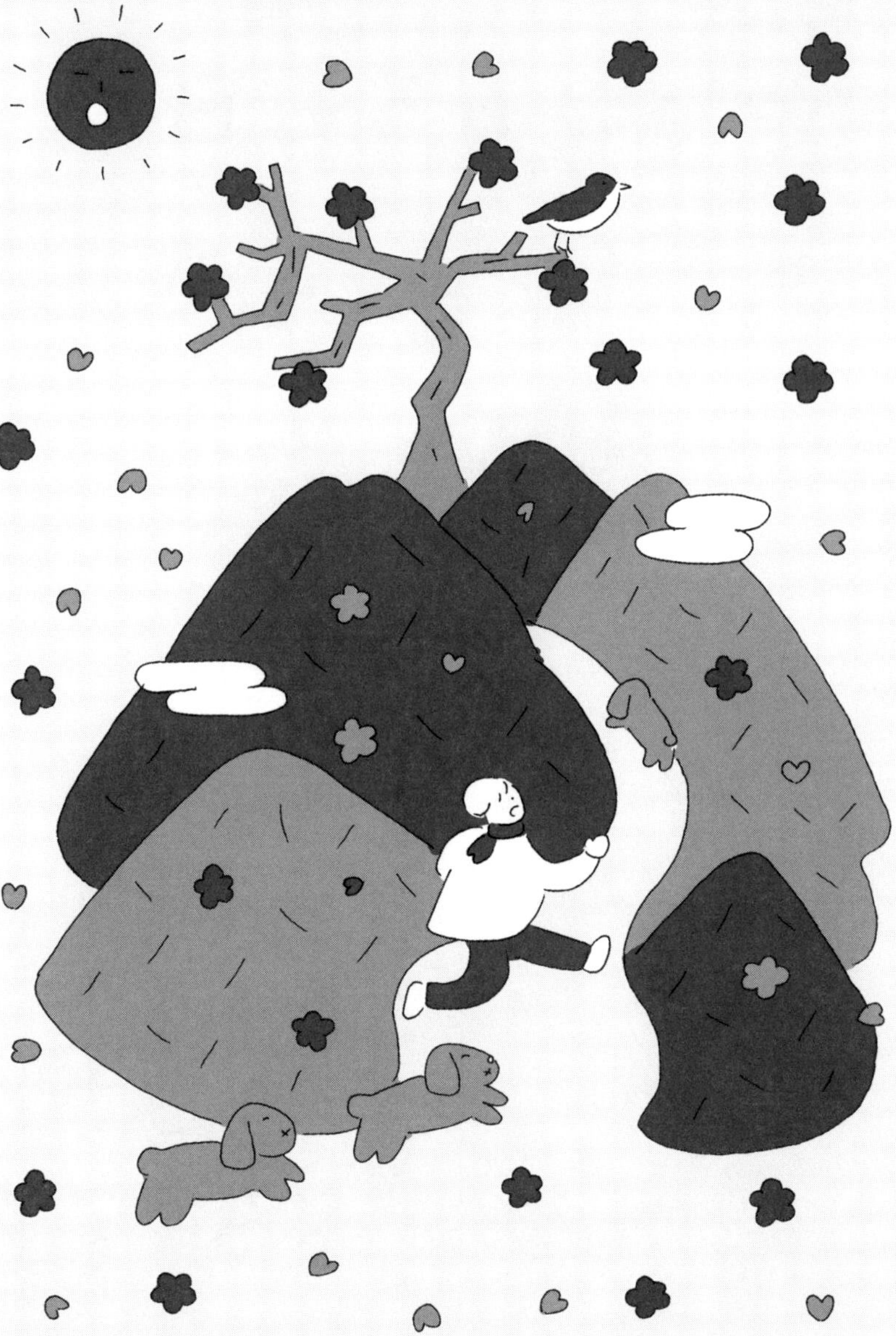

2月は、体質改善！
慢性炎症を鎮めて
余裕のある毎日に

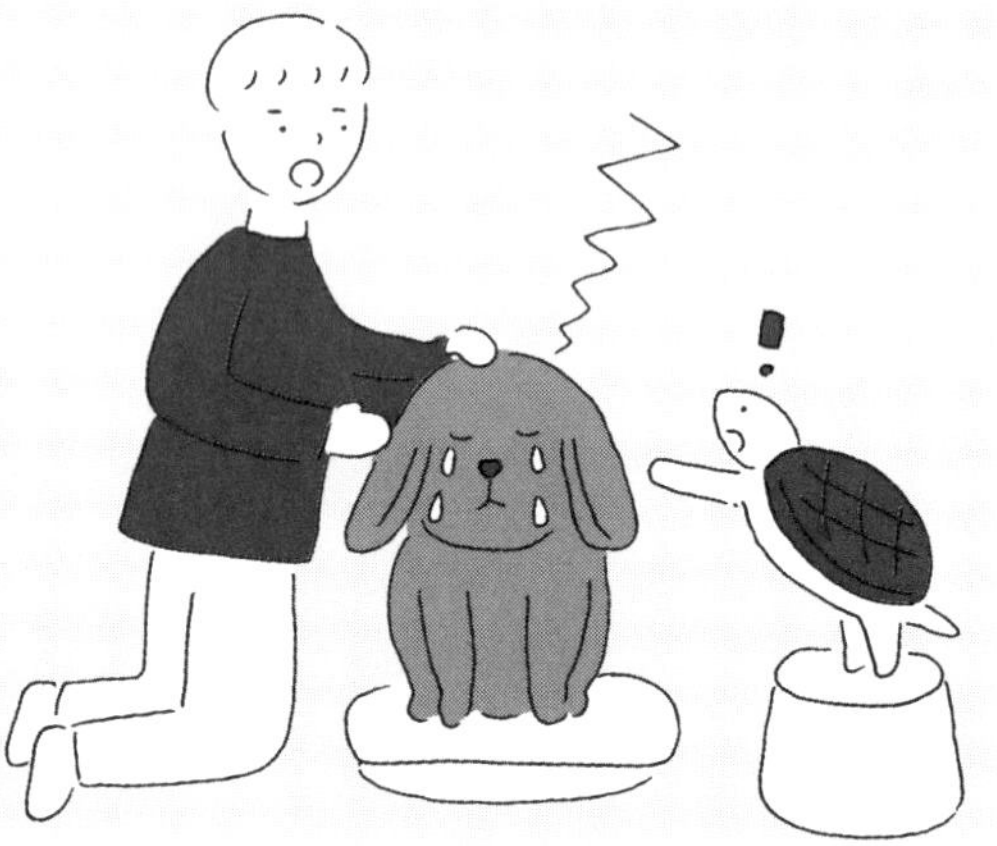

耳鳴り、ホルモンの乱れ、腸冷え、副腎疲労と「腎」はヘトヘト状態。ミネラル&ビタミンC&睡眠で不調撃退！

寒暖差や気圧の変化、冷え・疲労で
先月につづき「腎」が弱りやすい2月は、
1週目　腸内環境を整える
2週目　気圧&寒暖差ストレスに強くなる
3週目　自律神経とホルモンの乱れの調整
4週目　睡眠不足と脳疲労
についての食薬習慣です。

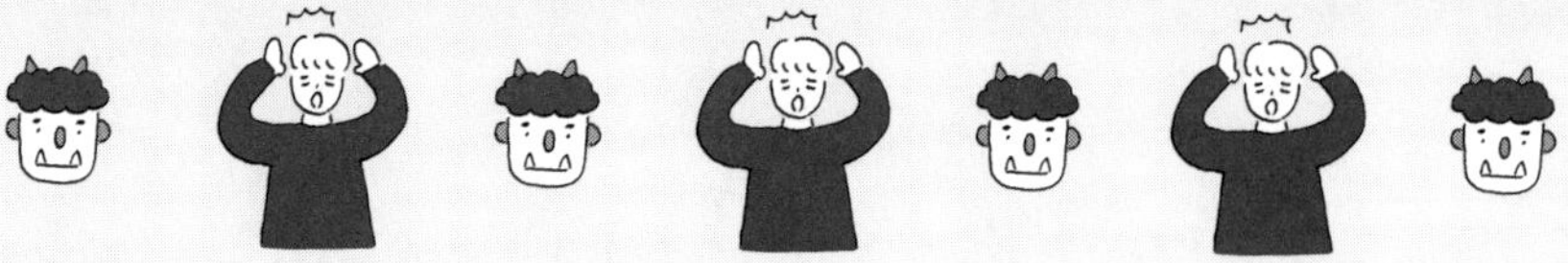

日照時間の減少や寒暖差ストレスなど
不調の種がいっぱい

寒さや気圧の変化から、あらゆる不調を感じやすい季節です。立春を迎えても3月の春分の日までは日照時間が短いので、感情を整える神経伝達物質であるセロトニンや睡眠の質を高めるメラトニンの分泌などが不足し、自律神経が乱れやすくなります。

さらに、年末年始の飲みすぎや食べすぎで腸内環境と肝機能が低下する、寒さで体が冷えやすく血流が悪化する、行動範囲が狭まり運動不足になる、寒暖差と気圧の変化が大きいことから体にストレスが加わる……など、不調の原因を少しあげただけでもこれだけあるのでゾッとしますよね。

また、冬に弱りやすい臓器は「腎」で、「腎」が弱りやすい体質のことを「腎陰虚」や「腎陽虚」とお伝えしてきました。漢方でいう「腎」とは、腎臓と副腎の働きを合わせたもので、この機能が低下するとホルモンの乱れ、腰痛、頻尿、耳鳴り、頭痛、物忘れ、慢性疲労などさまざまな症状がでてしまいます。

なかでも、2月に注意したい症状はホルモンの乱れです。年末年始の食べすぎや飲みすぎで悪影響を受けるのは胃や腸だけではなく、ホルモン分泌の乱れにも関わってきます。

◆メラトニンと太陽光

メラトニンは太陽の光を浴びた14～16時間後に分泌が増加し、良質な睡眠をもたらします。そのため、よく寝るためには日光浴が欠かせません。夜は、暗い環境でメラトニンの分泌が増え、明るい光を浴びると分泌が減る特徴があるため、寝る直前に液晶画面から放たれる強い光を見ると睡眠の質が低下します。

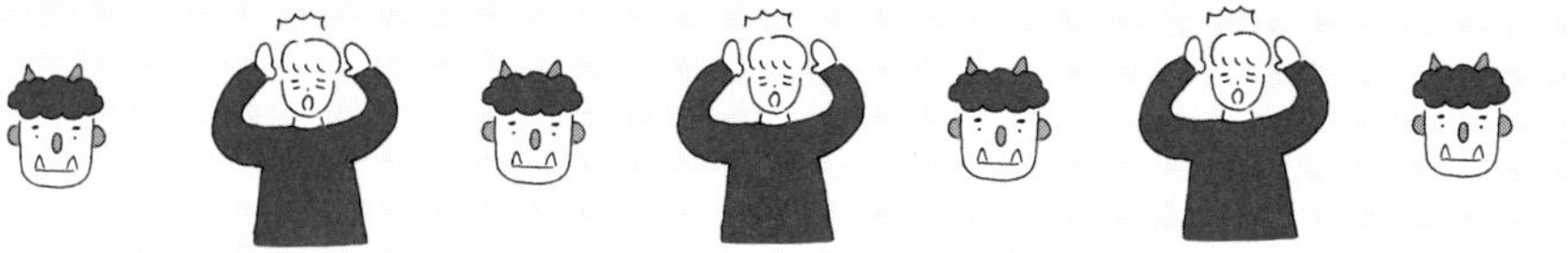

飲みすぎ、食べすぎで副腎がオーバーヒート！ ホルモンの乱れに注意

過食気味の場合、腸内環境が乱れ、肝臓にもダメージが生じます。食べすぎで腸に負担がかかり、有害物質が処理できないと、次の解毒の臓器である肝臓にも負担がかかります。さらに、新年からアルコールを頻繁に飲んでいる人は、肝臓への負担が大きくなり有害物質を無毒化できない状況が増えます。すると、体内で有害物質が炎症を起こし、生活習慣病などの病気につながる慢性炎症を起こします。

その炎症を抑えるためにコルチゾールというホルモンを分泌するのが副腎です。コルチゾールは、ストレスを感じると分泌されるホルモンでもあります。2月は日照時間が短いことで心のバランスを保つセロトニンの分泌が減少してストレス耐性が弱くなり、通常より多いコルチゾールが脳の指令によって分泌されます。そこに炎症を抑えるためのコルチゾールの分泌が重なり、副腎は働きすぎの状態に。また、同じく脳の指令で女性ホルモンもつくられますが、コルチゾールは女性ホルモンよりも優先されて分泌されるので、**過度なコルチゾールは女性ホルモンの分泌を乱れやすくします。その結果、生理不順やPMS、更年期障害などの症状が起こります。**

そこで2月は副腎を強化する亜鉛、マグネシウム、ビタミンD、ビタミンB群が豊富な魚介類とビタミンCを多く含む野菜や果物を積極的にとりましょう。

◆コルチゾール
起床時にコルチゾールが分泌されることで、すっきり目覚めることができます。PC、スマートフォンなどの光の刺激によっても分泌が増加するので、寝る前に光を浴びると睡眠の質を下げることに。朝起きたら太陽を浴びるのが、気持ちいい一日をすごすコツです。

◆PMS
月経前症候群のことです。生理の3～10日前くらいに体や心にあらわれる不調で、生理が始まると解消します。ホルモンの変動により起こりますが、自分の不調の原因がPMSだと気がつかず、うつ病など違う病気だと思い、不安になることも。イライラ、落ち込み、不眠、過食、めまい、頭痛、むくみ、お腹や胸の張り、倦怠感などの症状があります。

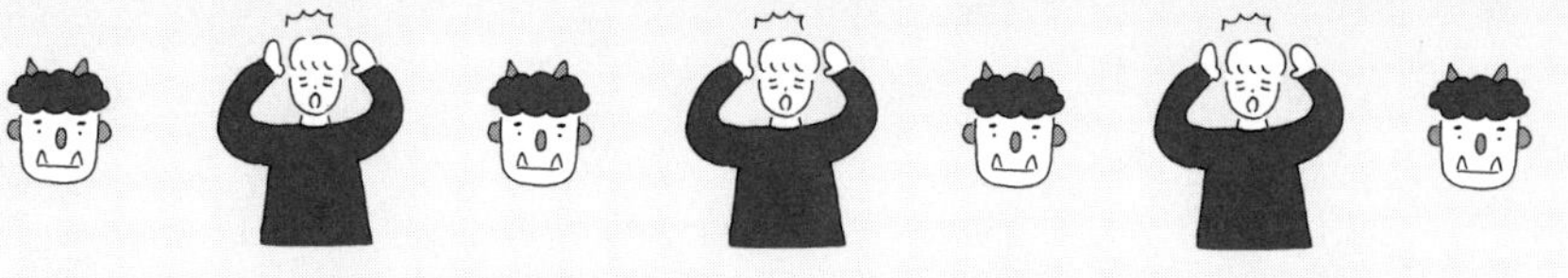

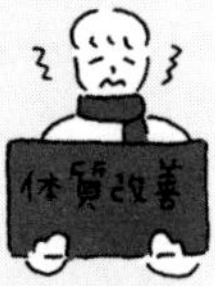

2月は体質改善要請発令！

耳鳴り・めまい・頭痛を合図に「腎」を強化＋「めぐり」の改善を

暦のうえでは立春を迎えますが、一年で最も寒いといわれる2月。外出すると、耳が痛くなるほどの寒さを感じることがありますよね。耳は外部の環境にとても敏感な部分です。冷たい空気にさらされると、耳の血管が収縮して血行不良、筋肉の緊張、交感神経が優位になることが重なり、ひどいときには頭痛や耳の痛み、めまいや吐き気をともなうこともあります。

できるだけ耳を温めて防ぐことが一番ですが、日頃から血液やリンパの流れをよくしておき、「気」の「推動」（P40）の働きを高めることも予防になります。**炎症からくる痛みを抑える効果のあるオメガ3脂肪酸**が豊富な青魚、クルミ、チアシード、アマニ油などをとりいれましょう。また、シナモン、カレーパウダー、アーモンド、魚介類、カボチャ、アボカド、卵など**血流を促進するスパイスやビタミンE**をとりいれることもおすすめです。

◆耳を温める

耳を温めると脳の血流がよくなります。そして耳は、運動神経、知覚神経、副交感神経などの神経が通っているので、耳を温めることは、内臓全般の働きの活性化にもつながります。気がついたときに、耳全体をマッサージしたり、カイロやホットタオル、ドライヤーなどで温めたりするクセをつけてみましょう。

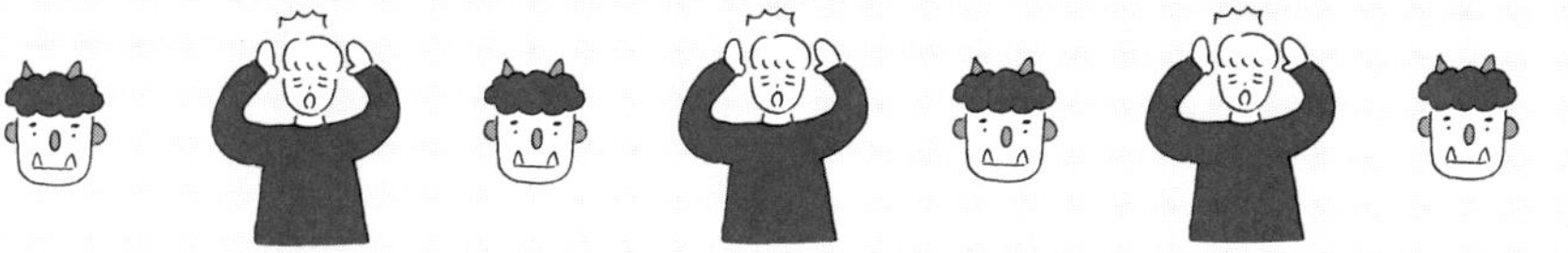

足の裏で体調をチェック

体の状態は体調だけではなく、じつは体のさまざまなところに反映されています。その中でも足の裏の色を見ることで、簡単に体の状態をチェックする方法をご紹介したいと思います。

通常、**体調が万全なときには、土踏まずだけ少し白く、ほかの部分はほんのりピンク色**をしています。では、それ以外の状態を見ていきます。

□ **全体的に黄色っぽい**

肝臓や消化器系に負担がかかり、疲労と毒素がたまっている状態のときに黄色くなることがあります。

□ **全体的に白っぽい**

貧血気味だったり、胃の調子が悪かったりと体力が低下しています。

□ **全体的に赤っぽい**

興奮していたり、エネルギーが旺盛になっている状態です。

□ **全体的に赤黒い**

血液やリンパのめぐりが悪くなっていて、体が冷えていたり、むくんでいることが多いです。

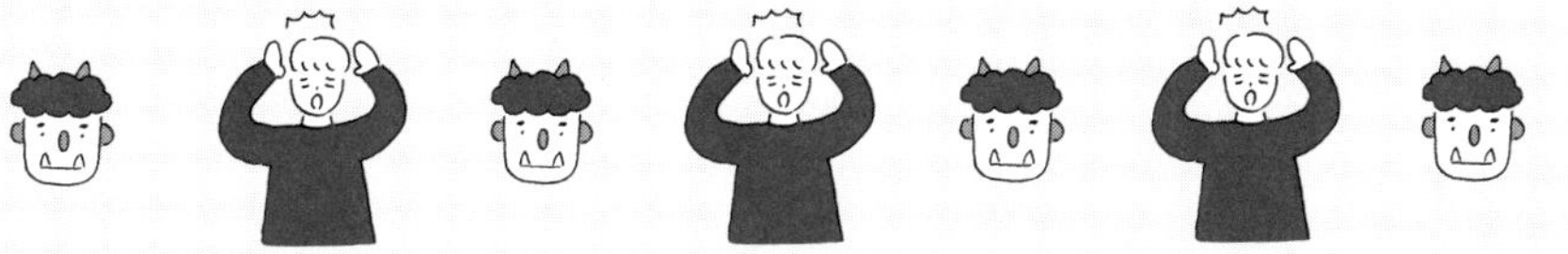

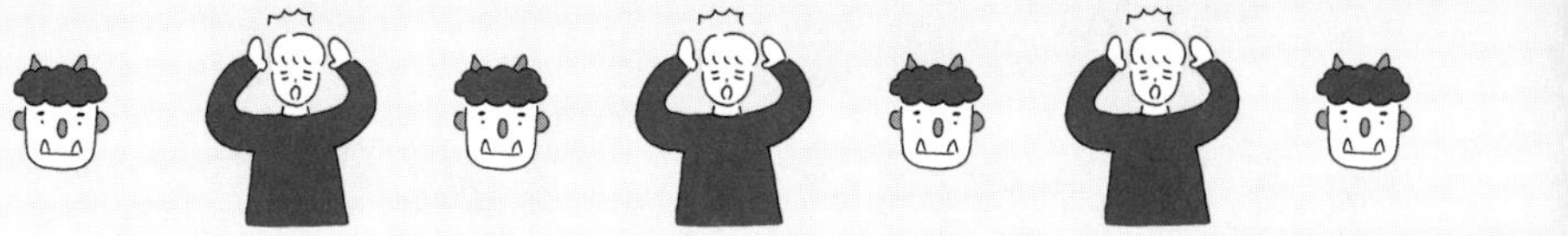

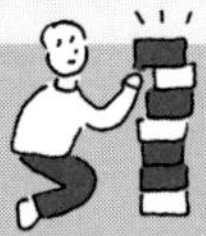

体質改善のポイント

漢方では、肝・心・脾・肺・腎の「五臓」のうち、体質改善のために**最も整えなくてはならない臓器は「腎」**と考えられています。2月は「腎」の働きを助けることに加え、体質改善のために血流やリンパのめぐりをよくすることをおすすめしています。

体のめぐりを後押しする「気」の「推動」作用（P40）を強くすることを大切にした食薬プログラムを組みました。

じつはこの季節は、一年のなかでも不調を感じる人が多く、とくに自分の弱いポイントが表面化しやすい時期です。毎年、この季節になると体調を崩しやすくて苦手だなと感じている人は、2月の食薬プログラムを来月も引き続き継続してみると、体質改善につながってくるはずです。

何を食べるか迷ったときには、**今月よく出てくる食材の魚介類とキノコ類をチョイスするクセ**をつけてみるのもいいですね。

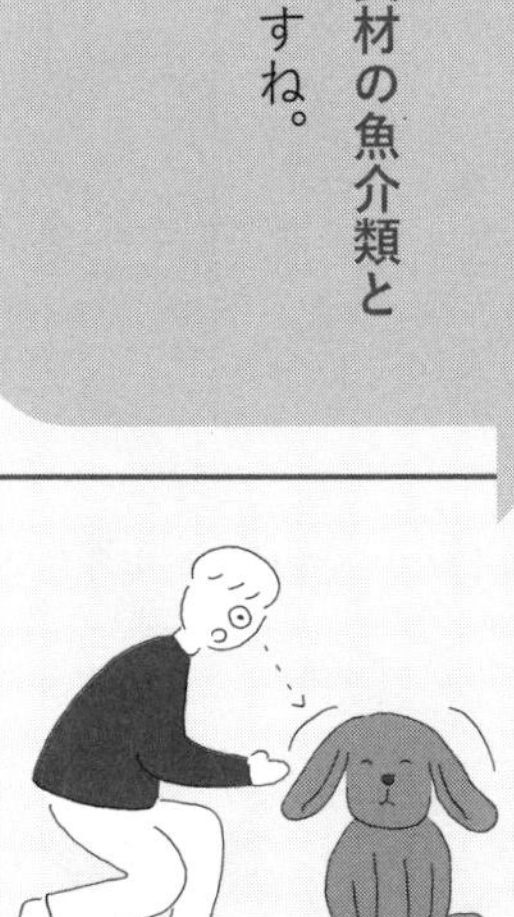

体調が安定しないときは腸内細菌を安定させて乗り越える

春は小さな不調が集合する季節「青魚×キノコ」で今のうちに対策

暦のうえでは立春ですが、太陽の位置が春の配置となり体感的にも暖かいと感じるのは、3月の春分の日の頃になります。

漢方では、一年を大きく「陰」と「陽」の2つに分けて考えますが、春分の日前後は、その変わり目に重なります。今月から、体調も「陰」と「陽」を行ったり来たりして安定しません。桜が咲く頃までは気圧や気温の変化が幾度となく押し寄せ、**1年のうちで最も気候の変化に翻弄される時期**になります。

今週は寒さで体が底冷えする「腎陽虚」の状態に重なり腸も冷え、気圧の変化もあるので不調を感じやすいでしょう。さらに、お正月からの不摂生がたたっている人は、腸内環境の悪化も重なります。腸内環境が乱れると、肌荒れやアレルギー症状がでやすい「湿熱《しつねつ》」という体の状態をつくります。そして、春に向けて体内の炎症を抑える力が不足しやすい「陰虚《いんきょ》」という体に変わるときでもあるので、「湿熱」と「陰虚」の影響から、花粉やPM2・5など有害物質に敏感に反応します。

そこで、2月1週目の食薬プログラムは、**季節や環境の変化に負けない体の土台をつくるオメガ3脂肪酸を含む青魚**と、腸から体をきれいにする食物繊維の多いキノコ類をとりいれていきましょう。

今週のヘルスケア
［舌回し］

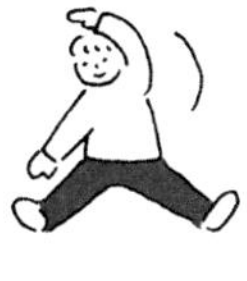

1度はチャレンジした経験がある人もいると思います。舌回しで得られる効果はたくさんあるので、もう一度チャレンジしてみませんか？

口を閉じて舌で上下の歯茎をなぞるようにゆっくり右回しに20回、左回しに20回行います。これを一日3セット以上しましょう。

◆期待できる効果

・唾液の分泌が増え、ドライマウス、口臭、虫歯予防に。

・舌の筋肉が鍛えられて、就寝中も正

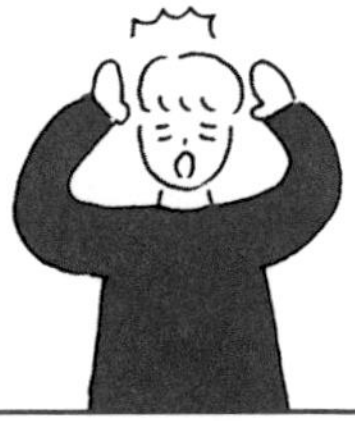

第1週目
2/1→2/7

◆今週の食べるとよい食材◆

サバ缶

サバにはDHAやEPAなどの必須脂肪酸であるオメガ3脂肪酸が多く含まれ、炎症、アレルギー症状、痛みなどを抑える働きがあります。オメガ3脂肪酸の摂取量は不足しがちなので意識的に食べましょう。

またサバには、肝臓の働きを助けるタウリン、タンパク質、鉄やビタミンB群なども多く、変化に強く体の土台となる栄養素をバランスよくとりいれることができます。

エリンギ

免疫のサポートをし、カルシウムの吸収率を高めるビタミンD、肌荒れの改善に働くビタミンB群を含みます。

腸の蠕動運動を促進したり免疫力を強化するβ-グルカンなどの食物繊維も豊富なので、アレルギー症状がでやすい「湿熱」をとりのぞきます。また、**冷凍保存すると余分な脂肪の吸収を防ぐキトサンや旨味成分のグアニル酸が増加します。**

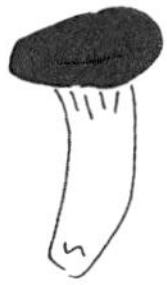

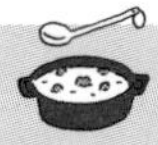

今週のスープ
サバ缶キムチスープ

水とサバの水煮缶を汁ごと鍋に入れて煮立てます。そこに千切りにした生姜と、食べやすいサイズに切ったエリンギ、キムチを入れて煮込んだらスープの完成です。

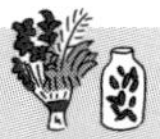

今週の
ハーブ&スパイス
ネギ

抗菌効果をもつアリシンやネギオールが含まれるので、体調を崩しやすいときにおすすめ。

鍋に多めのオリーブオイルとニンニク、鷹の爪を入れ、サバの水煮缶を汁ごと加えて軽く煮込みます。最後に刻んだネギをたっぷりかけたら、サバ缶アヒージョの完成です。

常な位置で舌をキープでき、いびきの予防になります。
・リラックス作用があり自律神経の乱れを整えます。
・ほうれい線の予防になります。
・顔まわりのリンパの流れと血流がよくなります。

冬の低気圧は恐怖の頭痛Day
ホットな食材でタンタンと改善を

気圧&寒暖差ストレスに完敗!?
赤と黒の濃厚調味料でリベンジ!

先週に続き気圧と気温の変化が激しく、自律神経が乱れてストレスを感じやすい時期です。ストレスというと怒ったり不安になったりとメンタルにダメージを受ける印象が強いですが、**気候の影響もストレスになります。**体はストレスに対応するため、副腎からコルチゾールというホルモンを分泌します。ストレスが多く分泌量が増えると、コルチゾールをつくる副腎に疲労がたまります。すると、体がだるい、やる気がでない、頭痛などの症状があらわれるのです。

また、**急激に冷え込んだ日や低気圧の日に、頭痛や肩こり、耳鳴りを感じる人はいないでしょうか。**寒い屋外から温かい室内に入ったときや気圧の低い日には血管が拡張して神経を圧迫し、脈打つような頭痛がします。逆に温かい室内から寒い屋外に出たときや気圧の高い日は血管が収縮することで血行不良や頭まわりの筋肉が緊張して痛みが発生します。とくに「腎陽虚」という体が冷えやすい人、低体温の人は、温度や気圧の変化に敏感で、頭痛や首まわりの痛みを感じやすいでしょう。

そこで、2月2週目の食薬プログラムは、ホルモン分泌で疲れ気味の副腎をいたわることが必要です。また、環境の変化に敏感な「腎陽虚」の改善には体を温めるカプサイシンを含む調味料を活用してみましょう。

今週の美容ケア
［足首回し］

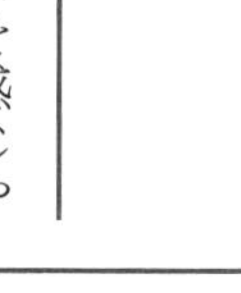

じつは全身の骨のうち約4分の1が足首よりも下に存在しています。体を支える大事な部分ですが、女性はヒールをはくことや、運動不足が原因で、凝り固まってゆがみ、骨盤や肩甲骨、頭部にまで影響することがあります。すると、リンパや血管が圧迫され足の冷え、下半身太り、むくみなど全身の不調に関わります。

足首回しは、イスに座り、片足だけあぐらをかいた体勢で行います。片手であぐらをかいた方の足

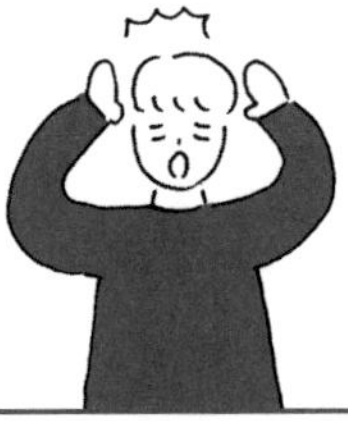

第2週目

2/8→2/14

◆今週の食べるとよい食材◆

コチジャン

コチジャンは唐辛子がたっぷり入った体を温める発酵調味料です。

唐辛子にはカプサイシンが含まれており、**冷え対策、殺菌効果、免疫力向上、肩こり改善、ダイエットなどに効果的**です。ただし、刺激が強い調味料なので、とりすぎには注意しましょう。

甘酒に唐辛子、塩、オリゴ糖を混ぜてオリジナルコチジャンをつくることもできます。

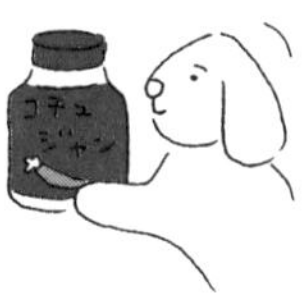

黒練りゴマ

アンチエイジング効果のある抗酸化作用の高いゴマリグナン、マグネシウム、亜鉛、ビタミンEは、この時期負担がかかりやすい副腎の働きをサポートしてくれます。

また、ゴマは硬い殻が付いているので栄養を吸収しにくいのですが、**ペースト状になっている練りゴマは、栄養の吸収率が高まる**のでおすすめです。すりゴマにして食べても、栄養の吸収率が上がります。

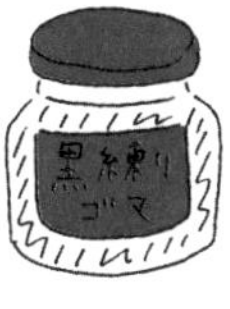

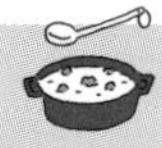

今週のスープ
黒ゴマの担々スープ

ひき肉、みじん切りにしたタマネギとニンニク、ひと口大に切ったキャベツなどを炒めて水を入れます。10分くらい煮込んで火が通ったら、お味噌、コチジャン、黒練りゴマを溶いて味を整えたら完成です。

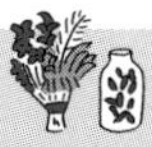

今週のハーブ&スパイス
シナモン

気温差が激しいときには、体を温めることが大切。抗菌作用があるため風邪やインフルエンザなど感染症の予防効果があります。また、血流が滞っているゴースト血管を改善する「Tie2」（P236）を活性化し毛細血管の老化を防ぐので、手足の冷えを緩和します。

首をつかみ、その足の指の間に、もう片方の手の指をからませます。その状態で足首を一周15秒程度かけて大きく回します。左右5回ずつ行いましょう。

◆シナモンの使い方

どう活用すればいいのかわからない人も多いかもしれません。でも、とても簡単です！ 日頃から携帯して、いつも飲んでいるドリンクにシナモンのちょい足しをしてみましょう。ピュアココアやルイボスティーと相性がいいですよ。

同時多発のトラブルを
ぼんやりする時間で解決する

イライラ&女性ホルモンの悩みには
栄養満点な海のミルク×アブラナ科の野菜

そろそろ春一番が吹く頃ですね。20度近い温度差の日もあり、激しい変化についていけず、体がバテ始めている人が多いのではないでしょうか。

環境の変化に適応し体の機能を一定に調整する機能をもつ神経を自律神経といい、副交感神経と交感神経から成り立ちます。この2つの神経がバランスをとり、内臓、血圧、体温、免疫、ホルモン分泌などの機能を正常に働かせます。しかし**気候変化が激しいこの時期は、自律神経が乱れやすくホルモン調整に支障をきたし、理由もなくイライラしたり、生理痛など婦人科系の悩みが増える**ことがあります。

自律神経は免疫の働きにも関係するので、風邪を引きやすくなったり、膀胱炎を発症したり、ヘルペスができやすくなることも。この状況を漢方では「肝腎陰虚《かんじんいんきょ》」といいます。免疫力が低下すると、体のあちこちに症状がでて、不安になるかもしれませんが、すべては自律神経の乱れが原因です。毎年この時期に不調がでる人は、温かいものを食べたり、お風呂につかったり、好きな香りを嗅いだり、ぼーっとしたりと**副交感神経を優位**にしましょう。そこで、2月3週目の食薬プログラムは、ミネラルを多く含みながらもビタミンB群・必須アミノ酸のバランスがいい代表食材で、自律神経を整えて免疫力を高めていきます。

今週の漢方薬
［抑肝散加陳皮半夏《よくかんさんかちんぴはんげ》］

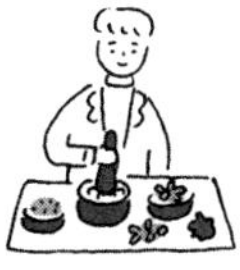

ホルモンが乱れて、寝つきが悪い、怒りっぽくなりやすい、緊張しやすい、ストレスが多いと感じる人におすすめの漢方薬です。

また、あごや肩に力が入りやすくなって、肩こりや歯ぎしりに困っている人にも役立ちます。胃腸が弱っているときでも飲むことができます。

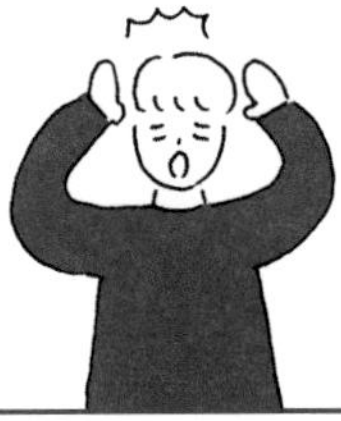

第3週目
2/15→2/21

◆今週の食べるとよい食材◆

牡蛎

牡蛎は「肝腎陰虚」のための代表的な食材として知られています。**亜鉛を筆頭にマグネシウム、鉄などのミネラルが豊富**に含まれているのが特徴です。

また、必須アミノ酸、ビタミンB群も豊富なので、副腎、自律神経、ミトコンドリアなどを円滑に活動させる栄養素がバランスよく含まれています。オイル漬けにすると日持ちもして便利です。

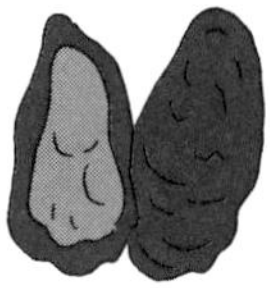

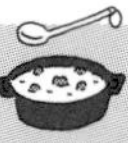

今週のお鍋
牡蛎と白菜のお鍋

どんな味のお鍋にもマッチする牡蛎と白菜は鍋シーズンの冬には、スタメンにしておきたい食材ですね。

冷凍された牡蛎がスーパーで販売されているので、常備しておくと便利です。

白菜

この時期に弱まりやすい副腎の機能を高めるマグネシウム、骨を丈夫にするのに必要なビタミンK、腸内環境を整えてくれる食物繊維がバランスよく含まれています。

また、抗酸化作用の高いビタミンCやアリルイソチオシアネートが含まれているので、**風邪が流行する冬の季節に必須のアブラナ科の野菜**です。

白菜と聞いて思い出すのは、お鍋ですよね。栄養もとれて体も温まるので、冬におすすめです。

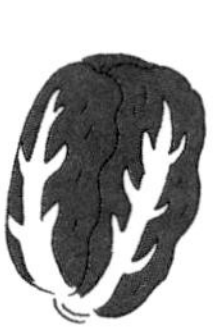

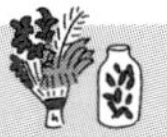

今週の
ハーブ&スパイス
ネトル

ハーブティーにしてこまめに飲みましょう。

ネトルには、風邪やインフルエンザなどの感染症予防や、花粉症やアトピー性皮膚炎などのアレルギーから体を守る働きがあります。また、血行促進効果があり、冷えの改善やデトックスにも役立ちます。

◆**牡蛎のオイル漬け**

オリーブオイルでニンニクを炒め香りがたったら、水気を切った牡蛎と酒と塩を入れて、サッと火を通します。保存容器にローリエや唐辛子などお好みのハーブと牡蛎を一緒に入れ、全体が浸るくらいまでオリーブオイルを入れて一晩漬けたら完成。カレーパウダーを加えてアレンジするのもおすすめです。

スマホを見るより羊を数えて。熟睡体質で老けない人になる

寝不足で記憶力が低下！ オメガ3脂肪酸×ビタミンDでカバー

長かった冬ももうすぐ終わりが見えてきますね。先週から続く寒暖差や気圧の変化についていけず、自律神経が乱れてイライラがたまる時期です。そのストレスを発散しようとSNSやネットサーフィン、動画を見て夜更かし……なんてことをして体をいじめていませんか？

こうしたことで生じる睡眠不足は、脳の疲れに直結しているだけでなく、免疫機能を低下させ、万病のもとである慢性炎症を起こりやすくします。脳には日々老廃物がたまりますが、睡眠時は老廃物の処理速度が起きているときに比べて1・6倍にもなります。寝る時間が少ないと老廃物がたまり、将来の認知症リスクが上がります。また、記憶の定着に関係する海馬は、寝不足により傷つき委縮します。さらに、若々しい細胞をつくる指令を出す成長ホルモンは、睡眠時に大量に分泌され、とくに入眠後3時間の睡眠の質が成長ホルモンの分泌に関わります。つまり**良質な睡眠は、知らない間に私たちを環境の変化に強く、若々しくて頭のきれる人へと導いてくれる**のです。また、良質な睡眠をとることは「腎」の働きを高めます。

そこで、2月4週目の食薬プログラムは、「腎」の働きを高める食材と脳の疲労をためこまないオメガ3脂肪酸を多く含む青魚をとりいれます。

今週のアロマ
［ローマンカモミール］

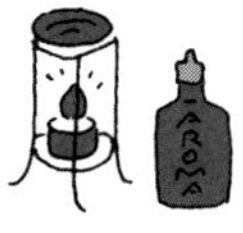

リラックス作用があり、ホルモンバランスを整えて、生理痛、腹痛、腰痛などの痛みの緩和にも役立ちます。

大さじ1のホホバオイルやココナッツオイルなどのお好きなオイルに対して、ローマンカモミールとクラリセージを各2滴ずつ混ぜます。

右下腹部から「の」の字を書いて、腸をなぞるように優しくマッサージすると、イライラの緩和に働きます。

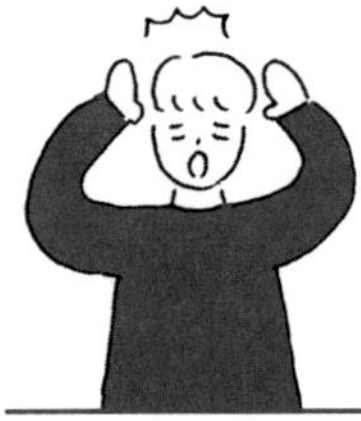

第4週目 2/22→2/28

◆今週の食べるとよい食材◆

ブリ

ブリに含まれるDHAやEPAなどのオメガ3脂肪酸は、脳の神経細胞膜をやわらかくして、シナプスを活性化することで、情報伝達を高める働きがあります。そのため、**記憶力や学習能力を高める**とされています。脳の中でも記憶を司る海馬にはDHAがほかの部分の2倍近く含まれています。

また、回遊魚であるブリには、抗疲労成分のイミダゾールジペプチドが含まれているので、**疲労回復にも役立ちます。**

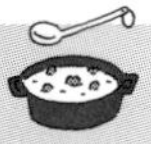

今週のお鍋

キノコたっぷりブリしゃぶ

どんなお鍋にするか悩んだら、昆布でお出汁をとって、たっぷりのシイタケとお好みの野菜を入れたブリしゃぶにするのはどうでしょうか？　ポン酢をつけて食べてもよいですね。

シイタケ

ビタミンDとβ-グルカン、レンチナンという免疫を高める成分が入っています。とくにビタミンDには、脳細胞を守る働きもあるため、**脳の老化防止や、気分の低下などを抑える働き**があるといわれています。

さらに、食物繊維も豊富で腸内環境を整えることにも役立ちます。他にも悪玉コレステロール値を下げたり、血圧を下げたりと**生活習慣病の予防に役立つ**エリタデニンという成分も含まれています。

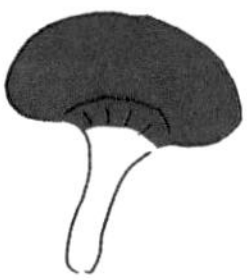

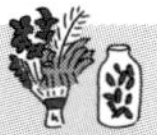

今週のハーブ&スパイス

ローズマリー

記憶力や集中力を高める代表的なハーブです。細菌やウイルスの侵入を防いだり、血行を促進したり、強い抗酸化作用があったりとさまざまな体の不調から守ってくれます。

古代ギリシャ時代から若返りの薬として伝えられてきました。

◆ローズマリー活用法

お茶にしたり、淡泊な肉や魚の香りづけにしたり、トマト系の煮物やスープにプラスしてみましょう。フレッシュなローズマリーは、まとめて冷凍保存もできますよ。

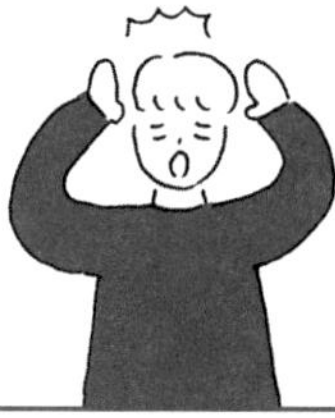

最終週

2/29

2月の振り返り

不調は体の声。自分の体に向き合うことが体質改善

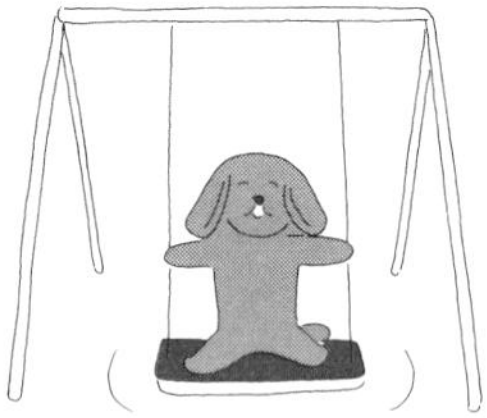

気温と気圧の変化が激しく、自律神経が乱れてホルモンの分泌や睡眠リズムなどの体の機能の調整が、いつもよりも難しくなります。2〜3月が苦手だと思っている人は意外と多いでしょう。さまざまな**不調が表面化しやすいので、自然と自分の体と向き合うことが増える季節**でもあります。

漢方では、春・夏・長夏・秋・冬と季節を5つに分けますが、それぞれに対応して整えておくといいとされる臓器があります。冬は「腎」に対応しています。「腎」の強化＝体質改善とされているので、自分の体の弱いところや丈夫なところを把握し、体質改善していきましょう。今できることを一つずつ積み重ねて、季節の変化に負けない元気な体を取り戻したいですね。

◆副腎にプラス◆ 黒練りゴマ、コチジャン、牡蛎、白菜

◆強い体と脳にプラス◆ サバ缶、ブリ、シイタケ

◆腸にプラス◆ エリンギ、シイタケ、コチジャン

3月 冬から春へ

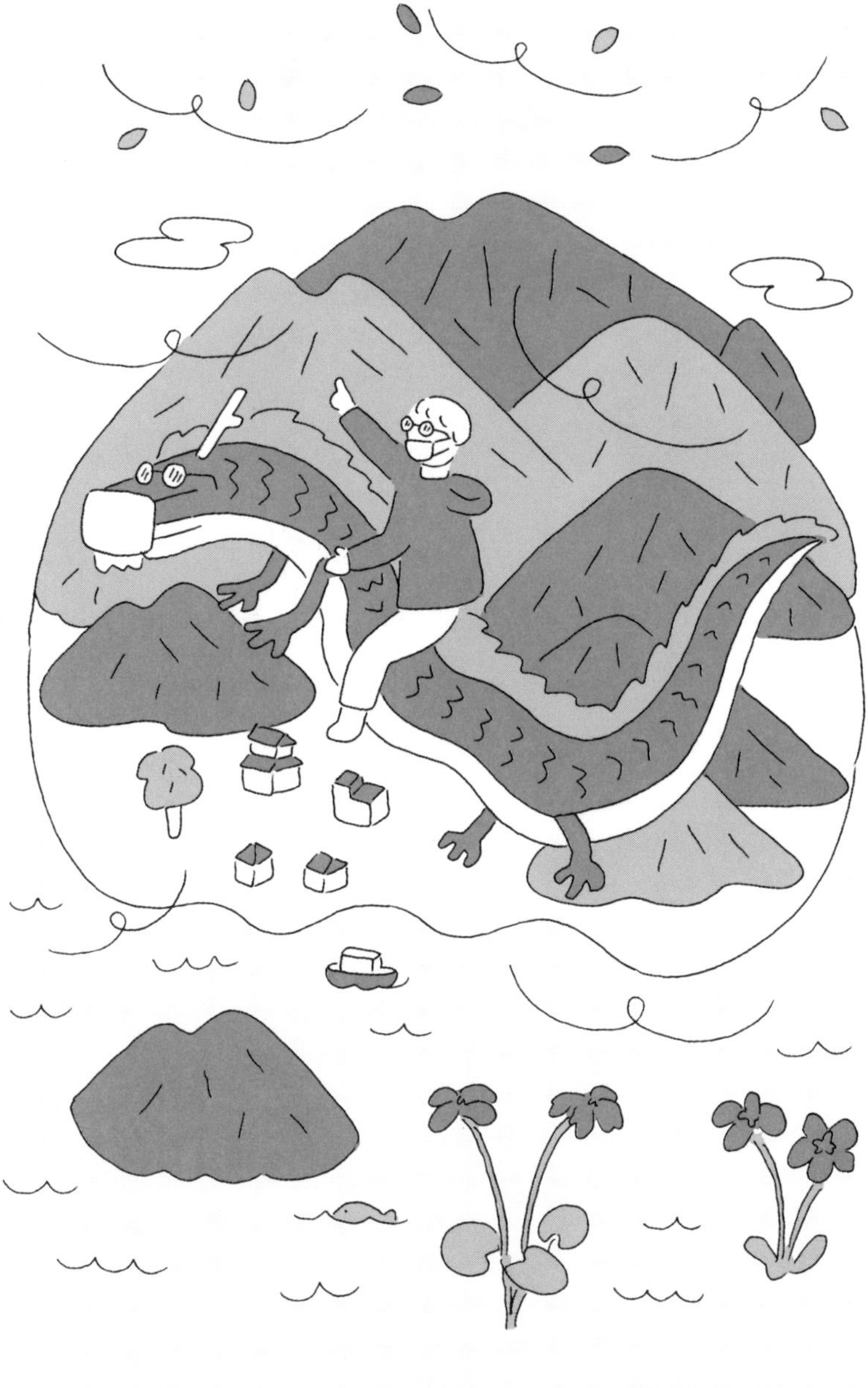

3月は、免疫と
自律神経の
バランスを整える

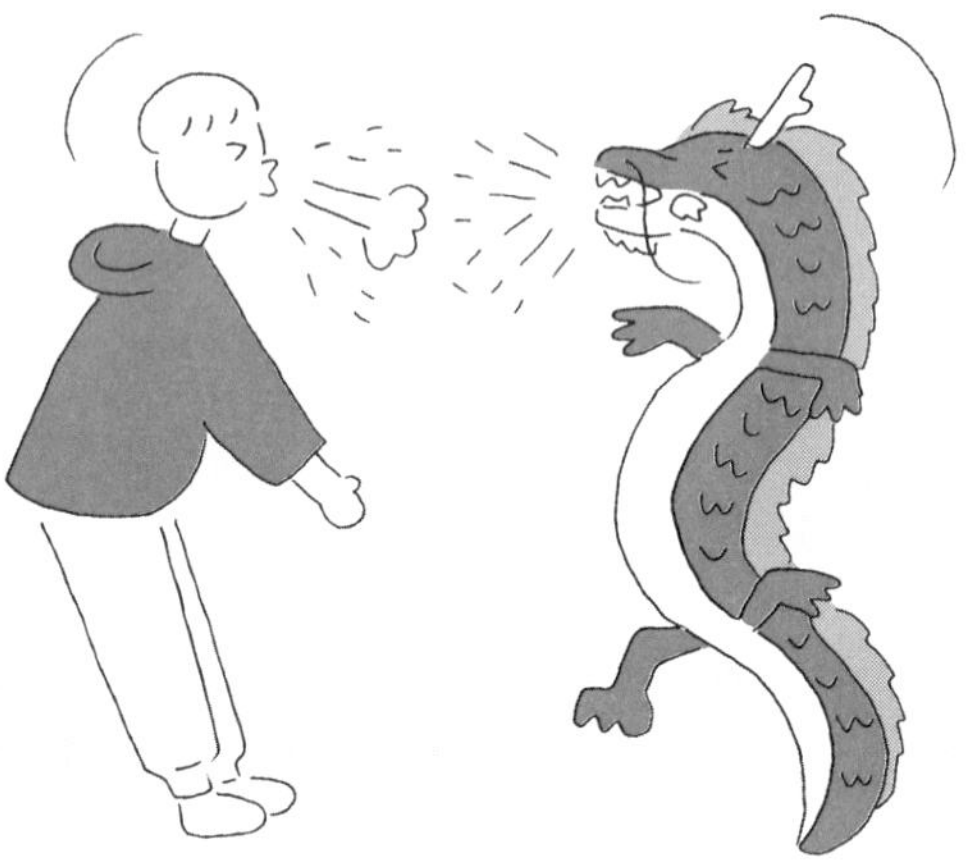

春の風物詩といえば
「桜」ではなく鼻水、
くしゃみ、せき、かゆみ、
肌荒れ……。今月は
アレルギーに打ち勝つ
免疫力を上げる食薬を。

この時期やっかいなのは花粉症などの
アレルギー症状や感染症。そこで、今月は

1週目　自律神経を整える
2週目　免疫力を高める
3週目　腸内環境を強くする
4週目　ストレス対策

についての食薬習慣です。

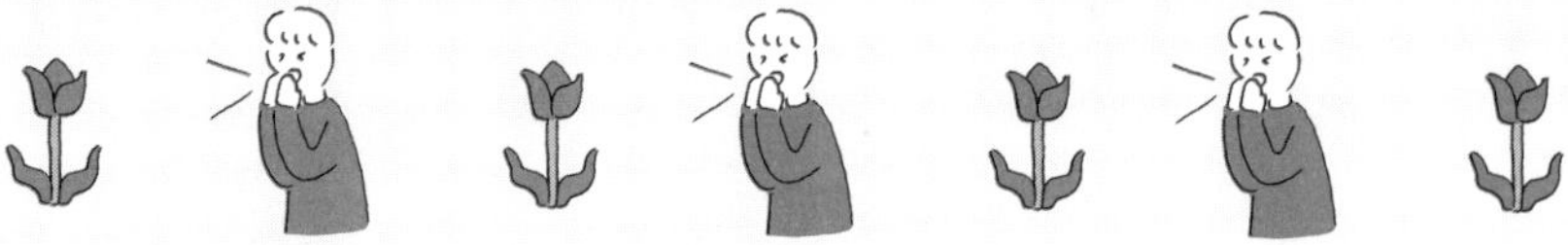

つらいアレルギー対策には自律神経を整えることが必須

3月は、三寒四温という言葉どおり暖かくなったと思えばすぐ寒くなり、しばらくは冬と春のせめぎあいが続きます。

漢方では、一年を寒い時期の「陰」と暖かい時期の「陽」に分けて考えていて、3月末は、その変わり目にあたります。この大きな変化を乗り越えるためには、免疫力をキープしておくことが重要です。

免疫力を維持するには、免疫の働きを担っている白血球に含まれる顆粒球とリンパ球のバランスが大切です。顆粒球は、サイズの大きな細菌などの異物を処理します。リンパ球は顆粒球が処理しきれなかったウイルスや花粉などの小さな外敵を攻撃します。ベストは、顆粒球35〜41%、リンパ球54〜60%の割合でバランスがとれている状態です。どちらかが多すぎたり少なすぎたりすると免疫力が正常に働きません。そして、このバランスをコントロールしているのが自律神経です。

例えば、自律神経のなかの交感神経が優位だと顆粒球の比率が増え、リンパ球の比率が減ります。顆粒球が増えすぎてしまうと、大量の活性酸素を出して攻撃するので体にとって大切な細胞を攻撃して、がん、胃潰瘍、痛風、神経痛などを発症しやすくなります。また、リンパ球が減ることでウイルスを処理できず風邪を引きや

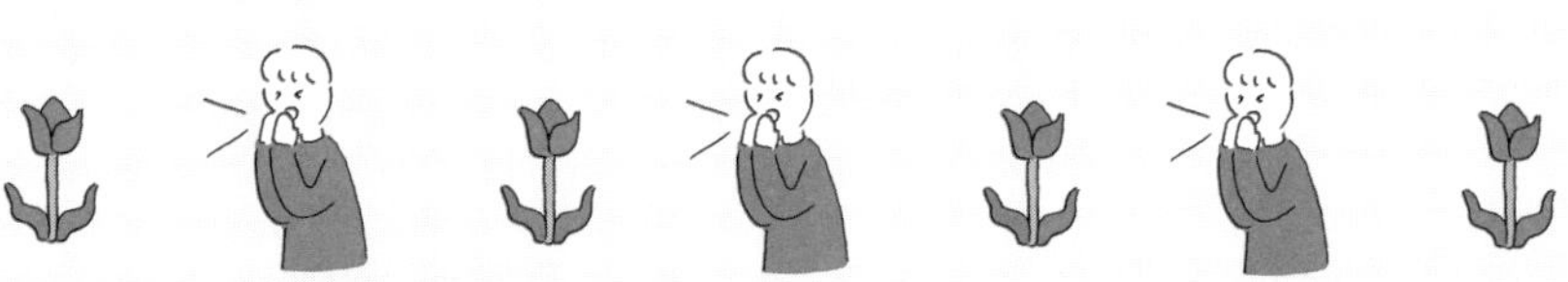

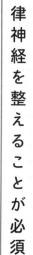

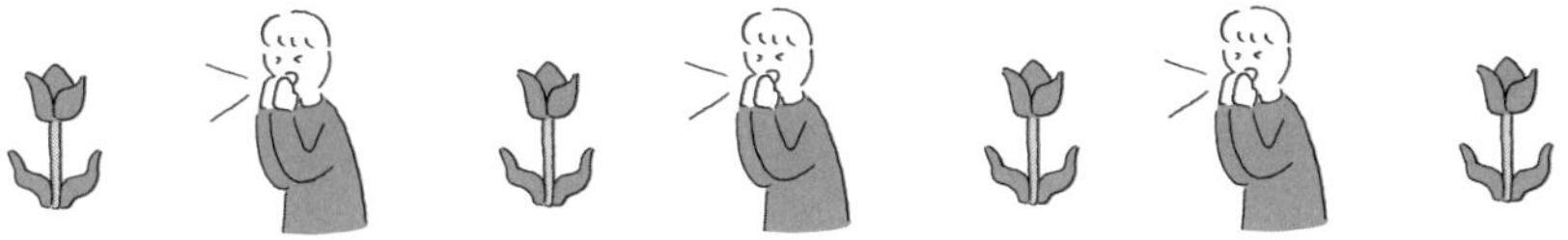

すくなることもあります。逆に副交感神経が優位になり、リンパ球が増えすぎても、花粉などの異物に過剰に反応し、花粉症、喘息、アトピー性皮膚炎、鼻炎などのアレルギー疾患にかかりやすい状態につながってしまいます。

タンパク質とビタミンBと鉄分で免疫のベストバランスを維持！

さまざまな外部環境の変化があったとしても、体の機能を一定に保つように働くのが自律神経ですが、「陰」と「陽」の変わり目のこの時期には、その激しい変化に対応できずに乱れることがあります。このような状態を漢方では、「肝胆湿熱《かんたんしつねつ》」といいます。さらに、花粉、PM2・5、ハウスダストなどさまざまなアレルゲンが出現する季節と重なることで、免疫力が低下している人は、このタイミングでアレルギーを発症しやすくなるのです。

3月は、免疫のバランスを調整している自律神経を乱れにくくするために、神経伝達物質を構築しているタンパク質、ビタミンB、鉄が豊富な食材をとることがおすすめです。とくに、この季節に旬を迎える貝類を積極的にとっていくことで、免疫バランスも整ってくるでしょう。

◆花粉症の原因

花粉という問題のない異物に対して、体が害になるものだと過剰に反応をして、くしゃみや鼻水などでなんとか追い出そうとしている状況です。

本来花粉に対して免疫を働かせる必要はないのですが、花粉に対抗するためにIgE抗体がつくられるとそれが長年かけて蓄積し、一定量を越えると花粉症を発症します。

◆神経伝達物質

脳の中には、神経細胞がたくさんあり、それらがネットワークをつくることで脳が機能します。この細胞同士には隙間があいていて、神経伝達物質はこの隙間に放出され、次の細胞が受けとって情報が伝達される仕組みです。主な神経伝達物質には喜び、達成感、怒り、

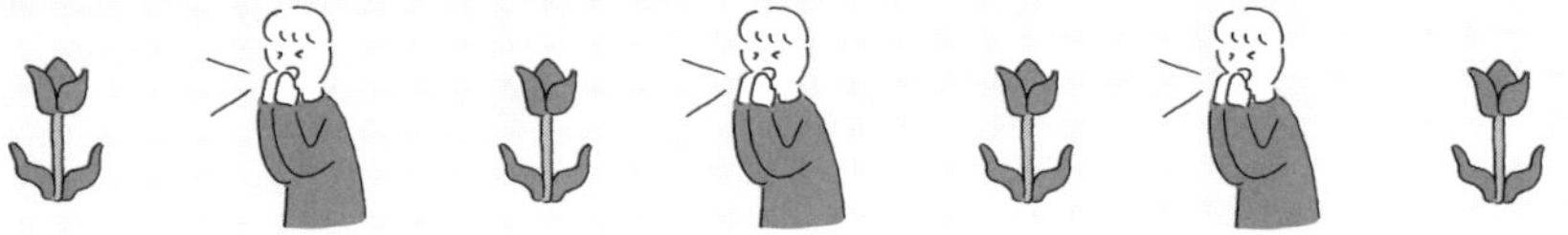

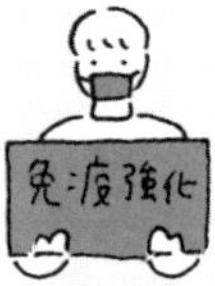

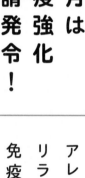

3月は免疫強化要請発令！

アレルギー症状を合図に、リラックス法を見つけて免疫コントロール

3月は「陰」から「陽」へと季節が大きく変動し、自律神経も「交感神経」から「副交感神経」優位へと入れ替わる時期です。免疫機能を担う白血球のバランスを自律神経がコントロールしているので、免疫の働きも不安定になります。

アレルギー対策には、副交感神経が適度に優位になった状態が理想なので、副交感神経を過剰に優位にする甘いもののとりすぎ、食べすぎ、ゴロゴロするといった習慣には問題があります。

副交感神経を適度に優位にするには、お花を生けたり、アロマをたいたり、散歩をしたりと目的を達成するための行動ではなく、単純にその行動を楽しむことで心からリラックスすることが必要です。**忙しく効率的な生活をすごしているときこそ、無駄な時間と思えることに自律神経を整えるヒントがあります。**

また、腸の周辺に存在する免疫細胞を正常に保つには、整腸食品や腸の粘膜を整えるビタミンDなどを補う魚やきのこ類をとることもおすすめです。

不安感などの感情に関わるセロトニン、ドーパミン、ノルアドレナリン、GABAがあります。これらが、スムーズに働くと心も体も健康にすごすことができます。

◆マクロファージ
マクロファージは、白血球の一つです。体に侵入した敵を発見するとリンパ球や顆粒球にしらせる司令塔のような役割をします。ほかにも、アメーバのような動きをして細菌や異物など大きなサイズの異物を処理します。とくに、ケガや炎症を起こしたときに働きます。しかし、ウイルスなど小さい異物の処理は不得意です。

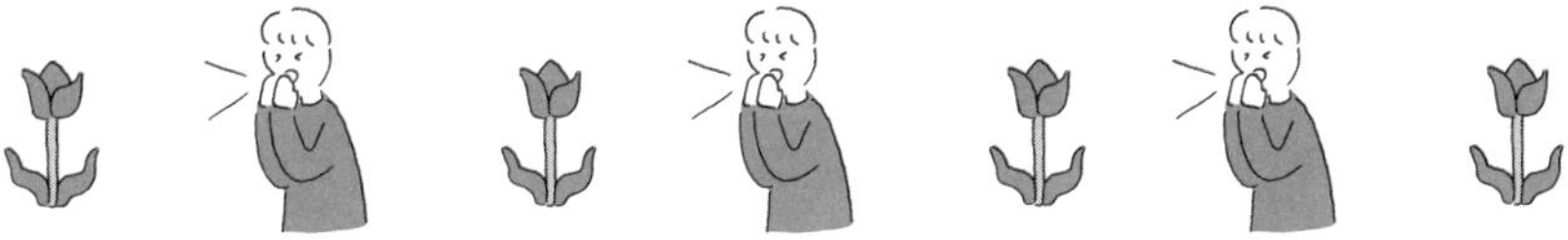

便の色で腸の状態をチェック

便は腸内の状態を知らせてくれる重要な存在です。毎日の状態をチェックして、健康管理のバロメーターにしましょう。

今日の便の色は左の3つのなかのどれに近かったでしょうか？

- □ **黄色みをおびた茶色**
- □ **こげ茶色**
- □ **黒っぽい**

黄色みをおびた色の便は、健康的な便で、腸内が弱酸性で善玉菌が多い状態です。食物繊維や発酵食品などがバランスよくとれています。逆に、アルカリ性に傾いていると、こげ茶から黒っぽい色の便となり、腸内に悪玉菌が増えている状態です。お肉の過剰摂取や食物繊維の不足などが考えられます。もし、便が黒っぽい場合には、早急に善玉菌の餌となる野菜や海藻などをたくさんとるように心がけましょう。

毎日便の色を比較する習慣を身につけると、食事と自分の体との関連性が確認できるので、自分に合った食材や量を把握しやすくなりますよ。

◆腸内も肌も弱酸性

腸内細菌は、善玉菌、悪玉菌、日和見菌の3種類に分けることができます。腸内を健康に保つ善玉菌は、乳酸、酪酸、酢酸などの弱酸性の短鎖脂肪酸をつくります。そして、弱酸性の腸内環境は悪玉菌の増殖を防ぎます。

ちなみに、お肌にいる常在菌も有機酸をつくるので健康なお肌は弱酸性にかたむいて、黄色ブドウ球菌や真菌など肌トラブルを起こす菌の繁殖を防いでいます。このように細菌と人はあらゆるところで共存しています。

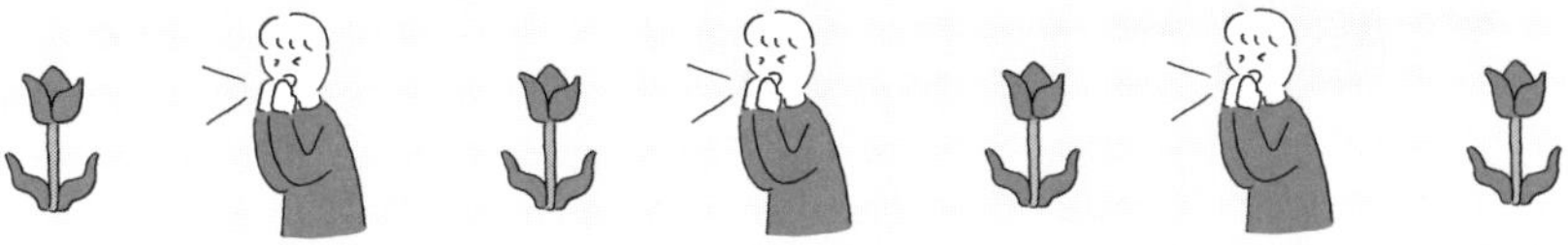

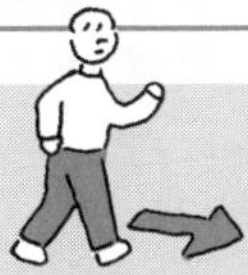

免疫力を上げるポイント

3月は自律神経を整えて免疫力を上げる食薬を提案しています。心と体のどちらかにストレスがかかっていると交感神経が優位になり、顆粒球が増えリンパ球が減ってさまざまな重大な病気へと進行します。ストレスが過度に加わると、免疫の働きをする白血球を通じて、体のピンチを一生懸命教えて休ませようとします。それが、湿疹としてあらわれるのか下痢なのか便秘なのかは人それぞれです。病気ではないけれど、いつもと違う不調を感じるときは、免疫低下の合図です。これを漢方では「未病」と呼びます。

免疫力を上げたいときには、悩みがあるならば、とりあえず忘れてしまうことが一番！ ストレスは考え悩むと増大します。

自律神経は、自分の意志でコントロールできませんが、自分の行動を通して間接的にコントロールすることは可能です。「なんとなく不調かも」と感じたら、副交感神経を優位にするために、今よりも30分早く寝る、週の半分はお風呂につかる、呼吸を深くする、食べ物をよく噛む、など簡単なことから始めましょう。さらに食薬プログラムをとりいれると免疫力アップの効果が期待できますよ。

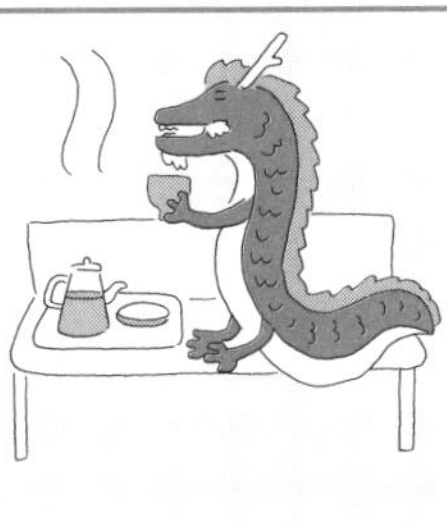

◆未病
検査値などで明確な異常がないのに不調を感じていたり、自覚症状はないけれども検査数値が少しずつ悪化している状態です。未病のときに体からの声に気がついて、対処していくことは、大きな病気を患うリスクを少しずつ減らしていくことに役立ちます。

寒暖差でおこるアレルギーには呼吸と食事を整える

風邪でも花粉症でもないと思ったら神経伝達物質を支える食材でケア

今週は桃の節句がありますね。桃の花が咲くのはもう少し暖かくなってからですが、梅の花は各地で見頃を迎え、春を感じるピンク色の花たちが少しずつ増えていきます。ただ、雨が降ると急に寒くなる日があったりと、あと少し季節の変わり目とのお付き合いが続きます。先月から「腎」を大切にしたり自律神経を整えたりと養生ができていた人は、今月はすごしやすい時期かもしれません。

この時期の定番のお悩みは、花粉症やＰＭ２・５などのアレルギー症状だと思います。しかし、花粉症でも風邪でもないのに鼻づまりや頭痛、肌のかゆみなどを感じる人は、寒暖差アレルギーかもしれません。寒暖差アレルギーとは、自律神経の乱れが原因で起こり、漢方では「肝腎陰虚《かんじんいんきょ》」の体質とされています。西洋医学的には、アレルゲンはなく、「血管運動性鼻炎」と呼ばれます。一日の寒暖差が7度以上のときに起こりやすい、熱や目のかゆみや充血がない、粘り気のある鼻水がでないという特徴があります。不規則な生活だったり、偏食をしていたり、ストレスが多い人に起こりやすいアレルギーです。

そこで、3月1週目の食薬プログラムは、自律神経を整えてアレルギー症状を抑えるために神経伝達物質の合成を支える栄養素をとりいれていきます。

今週のヘルスケア

［鼻のツボ］

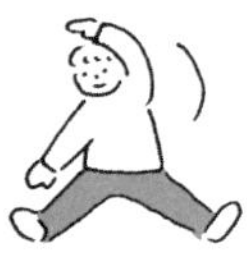

鼻づまり、鼻水がひどいときにはツボ押しがおすすめです。ご紹介するのは「迎《げい》香《こう》」というツボです。小鼻の脇のへこんだ部分の少し外側を人差し指で、頬骨側に向かって10秒間ギューと押して離します。これを5回ほど繰り返します。花粉症で困ったときに試してください。

第1週目
3/1→3/7

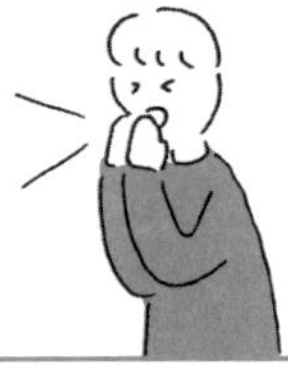

◆今週の食べるとよい食材◆

レバー

神経伝達物質の合成に関わるタンパク質、鉄、ビタミンB群を豊富に含むため、自律神経のバランスを整えるために役立ちます。

また、ビタミンAも豊富に含むため抗酸化作用、のどや鼻、腸などの粘膜の強化、免疫力のサポートにも働きます。栄養の宝庫とも呼ばれ、その吸収率も高く、ほとんどの不定愁訴はなんでも解決するスーパーマンのような食材です。牛、豚、鶏など、どの種類のレバーでも大丈夫です。

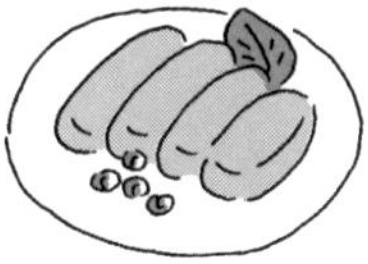

パセリ

鉄分とその吸収を助けるビタミンCの含有量が野菜のなかでトップクラス！ また、粘膜を強化するβカロテン、ビタミンB群、カルシウムなどの栄養素が豊富です。そのため、血を補ったり、自律神経を整えるためにも役立ちます。

脇役に思われがちなパセリですが、栄養素は主役級です。グリーンサラダ、フルーツサラダ、クセのある肉料理のおともなど、たくさん活躍させてくださいね。また、ピネンとアピオールという香りの成分には、腸内環境を整える効果や、抗菌作用があります。

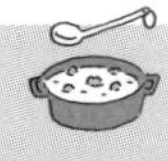

今週のスープ
レバーとパセリのトマトスープ

みじん切りにしたニンニク、食べやすい大きさに切ったタマネギ、セロリやピーマンなどと一緒にレバーを炒めます。さらに、酒、水、塩、コショウ、トマト缶を入れて煮込みます。最後に刻んだパセリをたっぷりかけたら完成です。

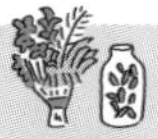

今週のハーブ&スパイス
クミン

リモネンという成分が含まれ、免疫を高める働きがあります。ほかにも抗酸化作用、消化を助ける働き、デトックス作用などがあります。

ラム肉やレバーなどクセの強い食材との相性がいいのも特徴です。

◆クミンの活用法！

レバーの血を洗い、クミンパウダー、おろしニンニク、コショウをまぶして半日ほど冷蔵庫においておきます。食べる直前に、火が通るまで両面を焼いたらレバーのクミンソテーが完成です。

免疫も自律神経も勝ち負けではなくバランスをとる

春のくしゃみ＆鼻水対策には パステルピンクのドリンクで気分もＵＰ

日の出の時間も少しずつ早くなり、長かった冬にもようやくピリオドが打てそうです。道端では、春の草花や昆虫、蝶などを目にするようになって、気分的には華やいでくる時期でしょう。ただ、雨が降った翌日が晴天だと、花粉の量が何倍にも跳ね上がることがあり、先月から花粉症やＰＭ２・５などのアレルギー症状で悩んでいる人は、引き続き試練の毎日かもしれません。

アレルギーは、免疫の働きが異常になることで起こります。そもそも免疫とは細菌やウイルスなどの「自分以外の細胞」を排除する働きのこと。この排除する力が低下すると、風邪などの感染症にかかりやすくなります。アレルギー症状とは、排除する必要のないものまで過剰に攻撃している状態です。つまり、**過不足なく「自分以外の細胞」を排除できる状態のことを「免疫力が高い」といいます。**

免疫の働きは白血球が担当していますが、白血球の中のリンパ球と顆粒球のバランスが大切で、このバランスを決めているのが自律神経です。そこで、３月２週目の食薬プログラムは、自律神経を整えるトリプトファンを多く含む食材と免疫力を高めるために抗酸化作用の高い食材をとりましょう。食事に加え、ストレスをためすぎないことが、アレルギー症状の軽減にもつながります。

今週の美容ケア ［口元］

口まわりの筋肉は、口角が上がり、リンパの流れをうながし、むくみ、ほうれい線、くすみなどの軽減効果はもちろんですが、口呼吸を改善するためにも鍛えておきましょう。口呼吸をしていると唾液の分泌が減少し、口内炎、口臭、歯周病、虫歯、風邪などの感染症や、睡眠時無呼吸症候群になるリスクが高まります。

５００㎖のペットボトルに水を３分の１程度入れ、キャップをくわえます。水量は調整しましょう。

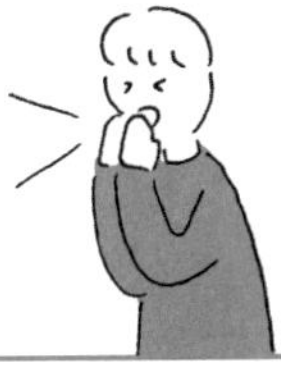

第2週目

3/8→3/14

◆今週の食べるとよい食材◆

バナナ

バナナには、免疫力を高める白血球を増やす作用があります。また、水溶性と不溶性の食物繊維の両方が、バランスよく含まれているので腸内環境の改善に役立ちます。

青いバナナにはレジスタントスターチという消化されにくいデンプンが豊富です。レジスタントスターチは、腸内細菌によって酪酸や酢酸となり、善玉菌が優位な腸内環境にしたり、ミネラルの吸収をうながしたり、便通を改善したり、血糖値の上昇を抑えます。黄色くなるとレジスタントスターチが糖質に変化するので、腸内環境を整えるには青いバナナがおすすめ。

イチゴ

ポリフェノールの一種であるアントシアニンやエラグ酸が含まれ、さらにビタミンCの量も多いのが特徴です。そのため、強い抗酸化作用があり免疫力を高めるために役立ちます。

貧血や便秘は自律神経を乱す要因となりますが、イチゴにはその対策ができる赤血球の材料となる葉酸や便通を改善するペクチンなども含みます。まさに今の時期にぴったりの果物です。

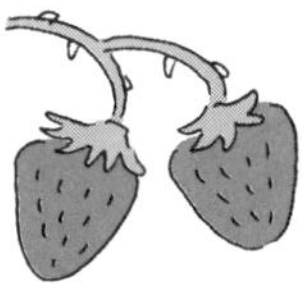

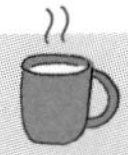

今週のドリンク

ホットスムージー

温かい豆乳200mlにバナナ$\frac{1}{3}$本とイチゴ3～5粒を入れてミキサーにかけます。スプーンで潰しても大丈夫です。甘味が足りなかったらオリゴ糖や甘酒を加えたり、レモン汁を入れてサッパリさせるのもいいですね。

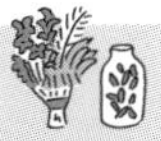

今週のハーブ&スパイス

粒マスタード

アブラナ科の食材なので、特有の香り成分イソチオシアネートが含まれます。この香りが有効成分で、抗酸化・抗糖・殺菌作用などがあり慢性疾患の予防と免疫機能の改善に役立ちます。ワサビや大根もアブラナ科の野菜で、同じ香り成分が含まれます。

◆粒マスタード活用法

焼き野菜や蒸し野菜にトッピングしたり、ドレッシングにしたり、お肉やお魚料理のアクセントに使ったりと大活躍するはずです。見た目も食感も楽しめることに加え、体も強くしてくれるハーブです。

口の力だけで15秒キープ。これを3セット行います。

春風にのって届くやっかいな贈りものには、腸で対抗！

神経伝達物質を支える食材×整腸食品で腸の免疫機能でプロテクト

風にのって春の芽吹きの香りが届く頃ですね。さわやかな春の風だといいのですが、そうとも限りません。3〜5月は中国から偏西風にのって、黄砂やPM2・5などの有害物質が日本に到達します。有害物質の細かい粒子に付着したごみやダニ、ホコリなどのアレルゲンが、目・鼻・のど・皮膚などにくっつくことでアレルギー性鼻炎、アトピー性皮膚炎、アレルギー性結膜炎の原因になります。これらのアレルギーに対抗するために、とくに免疫力を強化しておきたい時期です。

また、漢方では、春分から秋分までを暖かい「陽」の時期、秋分から春分までを寒い「陰」の時期とします。ちょうど今週は春分の日があり、そこを機に「陽」に切り替わる大きな変化があります。この変化に対応するため、一定に体の機能を保つ働きをする自律神経に負担がかかります。そして、**自律神経が乱れると消化器系に負担がかかり、腸内環境が悪化して便秘や下痢という症状があらわれます。**

そこで3月3週目の食薬プログラムは、腸の働きを正常にして自律神経を整える食材をピックアップしていきます。腸には、リンパ小節が集まった免疫組織がたくさんあり、7割以上の免疫細胞が腸にあるといわれます。腸内環境が乱れることは、免疫力低下にも関わってくるので、今週の食薬できちんとケアしていきましょう。

今週の漢方薬

［小青竜湯《しょうせいりゅうとう》］

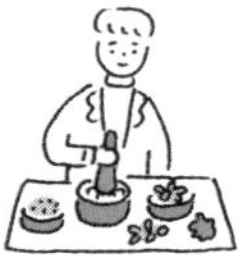

くしゃみ、鼻づまり、薄い水のような鼻水がでるときに使います。

気管支喘息、気管支炎、鼻炎、アレルギー性鼻炎、むくみ、感冒、花粉症などに効能があります。

アレルギー薬の副作用でおこる眠気などが気になる人にもおすすめです。即効性があります。

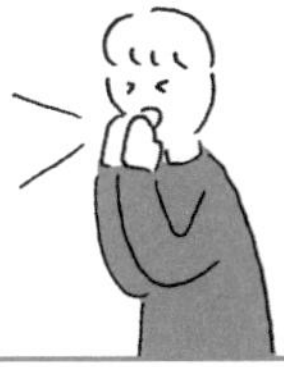

第3週目
3/15→3/21

◆今週の食べるとよい食材◆

セロリ

カルシウム、鉄、カリウム、ビタミンA、ビタミンCが多く含まれています。ファイトケミカルであるアピイン、クマリン、フラボノイド、フェノールカルボン酸、テルペノイドなど、いろいろな種類の抗酸化作用の高い成分が含まれています。セロリの香りには鎮静作用がありイライラを鎮めて自律神経を整えるために役立ちます。

漢方では「気」のめぐりを改善する働きがあるとされ、お腹の張りや便秘にも効果的です。腸内環境を整える食物繊維も多く、キャベジンも含まれるため消化をサポートします。

砂肝

高タンパク低カロリーで体にうれしい食材です。骨を強くしたり止血に働いたりするビタミンK。鉄、ビタミンB_{12}など赤血球の材料になる成分も含まれています。ビタミンCを含むセロリと一緒にとると鉄の吸収率がアップします。

また、ビタミンB群や亜鉛、マグネシウムなどのミネラルも含むので、神経伝達物質の材料となり自律神経を整える効果も期待できます。

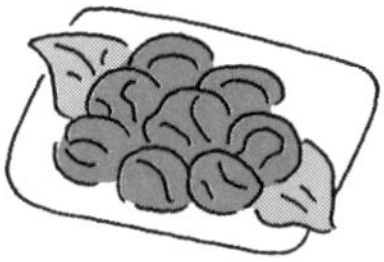

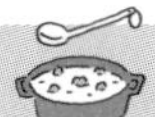

今週のスープ

砂肝とセロリのスープ

砂肝をスライスし、下茹でします。水を入れた鍋に下茹でした砂肝と千切りにした生姜をたっぷりと加え、一口大に切ったセロリ、酒少々も一緒に煮込みます。塩コショウで味を整えたら完成です。

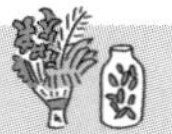

今週のハーブ&スパイス

八角

スターアニスとも呼ばれます。体を温めて血行を改善し、胃腸の働きをよくする効果があります。

砂肝とセロリのスープに八角をプラスして食べるとより深みのある味になり、おいしくいただけます。

◆砂肝活用法

砂肝は家庭で使うイメージがあまりないかもしれませんが、調理が簡単なのでスタメンで活躍できる食材です。

例えば、オリーブオイルで刻んだニンニクを炒め、砂肝とマッシュルームなど好きな具材を入れ、多めの酒、塩コショウ、唐辛子やローズマリーなどで味を整えたら砂肝の酒蒸しができあがります。

春のストレスは風邪の元凶
ミネラルで副腎をいたわって

気分の低下は免疫力の低下！
貝類であっさり解決しよう

桜の開花宣言が少しずつ北上し始める頃ですね。お花見日和の日もあれば、急に寒くなって、せっかく咲いた花を散らすほどの雨が打ちつける日もあります。この時期は、めまぐるしく天候が変化していく傾向があります。

新年度に切り替わって環境が変化するシーズンでもあるので、ストレスに敏感になりやすい人も多くなります。漢方でも、今の時期は自律神経に影響する「肝」の働きにダメージを与え、感情的になりストレスを感じやすくなると考えられています。突然ですが、強いストレスを感じたときに、風邪を引いたりして免疫力の低下を経験した人はいないでしょうか？ ストレスが長期的にかかると活性酸素が発生し体内に炎症が起こり、その炎症を抑えるために副腎からコルチゾールというホルモンが分泌されます。コルチゾールには、体内の炎症を抑える働きがありますが、過剰に分泌されると免疫力を低下させ、風邪やウイルスなどの感染症にかかりやすくなります。ストレス時に体が弱くなったように感じるのはこのためです。

そこで3月4週目の食薬プログラムは、コルチゾールを分泌する副腎を助けてミネラル豊富な食材でストレス対策をしながら、「気」を補い感染症への抵抗力をつける食材をとりいれていきましょう。

今週のアロマ

［ユーカリ］

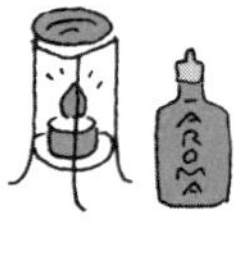

抗菌作用、抗ウイルス作用があり感染症対策にぴったり。また、集中力がアップしたり、リラックス効果があるとされます。

コップに熱湯を注いでユーカリとローズマリーの精油を各1滴ずつたらして香りを楽しみましょう。

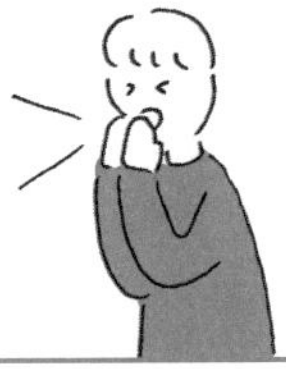

第4週目
3/22→3/28

◆今週の食べるとよい食材◆

高野豆腐

和のスーパーフードです。ストレス時に不足しがちなマグネシウム、カルシウム、鉄、亜鉛、マンガンなどのミネラルが豊富に含まれ「補腎」に役立ちます。

レジスタントタンパク質という物質が腸まで届きコレステロールの排出に役立ちます。レシチンは記憶力を維持する効果があり、原料の大豆に含まれるサポニンには中性脂肪や血圧を安定させる働きがあります。

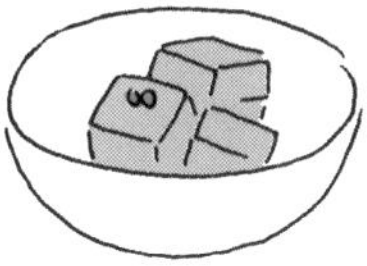

貝類

貝類すべてに共通して、鉄、マグネシウム、亜鉛などの「腎気」を補うミネラルが豊富です。また、自律神経を整えるために必要なビタミンB群、タンパク質も多く含まれます。自律神経が整うと免疫力の向上にもつながります。

アミノ酸の一種であるタウリンも含み、「肝」の機能を強化して、ストレスによるダメージを軽減してくれます。

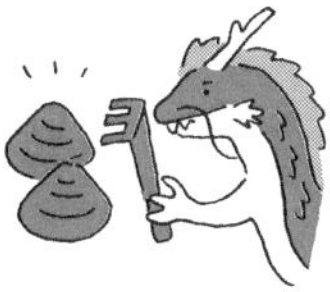

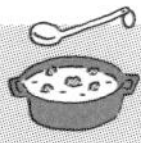

今週のスープ
アサリと高野豆腐のお吸い物

高野豆腐は水で戻して、食べやすいサイズにカットします。アサリは砂抜きします。アサリと高野豆腐を鍋で水から煮て、醤油、みりん、酒などで味を整えたら完成です。

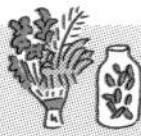

今週のハーブ&スパイス
タイム

抗菌、抗ウイルス作用が強く、過去にペストが中世ヨーロッパで流行したときに使われたともいわれています。

リラックス効果や集中力を高める効果なども期待できます。アサリの酒蒸しやスープ、魚介系と合わせやすいスパイスです。

◆タイムの活用法

自律神経を整えるフレーバーウォーターはいかがですか？ ストレスで滞る「気」のめぐりを改善するオレンジやレモンなどの柑橘系フルーツとフレッシュのタイムやローズマリーをボトルに入れて水をそそぎ、冷蔵庫で一晩寝かせます。腸を冷やさないように常温で飲むのがおすすめです。

最終週
3/29→3/31

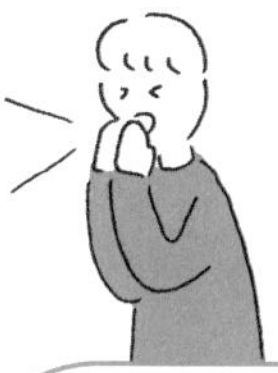

3月の振り返り

バランス感覚を養って、変化をポジティブに受け入れる

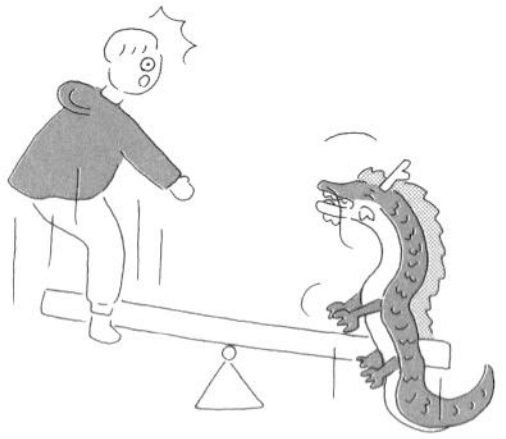

今月は寒暖差、気圧の変化などにより大きく影響を受ける自律神経のバランスを整えることに注目しました。自律神経をケアすることで、免疫機能を担う白血球のバランスを整え、アレルギー症状をはじめとする不調を解決する食薬プログラムを組んでいます。

漢方では人は自然の一部であり、季節の変化や土地の性質など自然と調和することが理想であるとされます。季節の移り変わりをストレスに感じるか、儚く美しいものと受け止めるかはあなたの体のコンディション次第です。

栄養状態が整っているときには、物事に対して余裕ができます。今見ている景色がつらく感じたり悲しく映っている人は、栄養状態に改善点があるはずです。まず今月の食薬プログラムを心がけるだけでも変わってきますよ。

◆自律神経にプラス◆　レバー、パセリ、イチゴ、砂肝
◆腸にプラス◆　バナナ、セロリ
◆「腎」にプラス◆　高野豆腐、貝類

4月　春

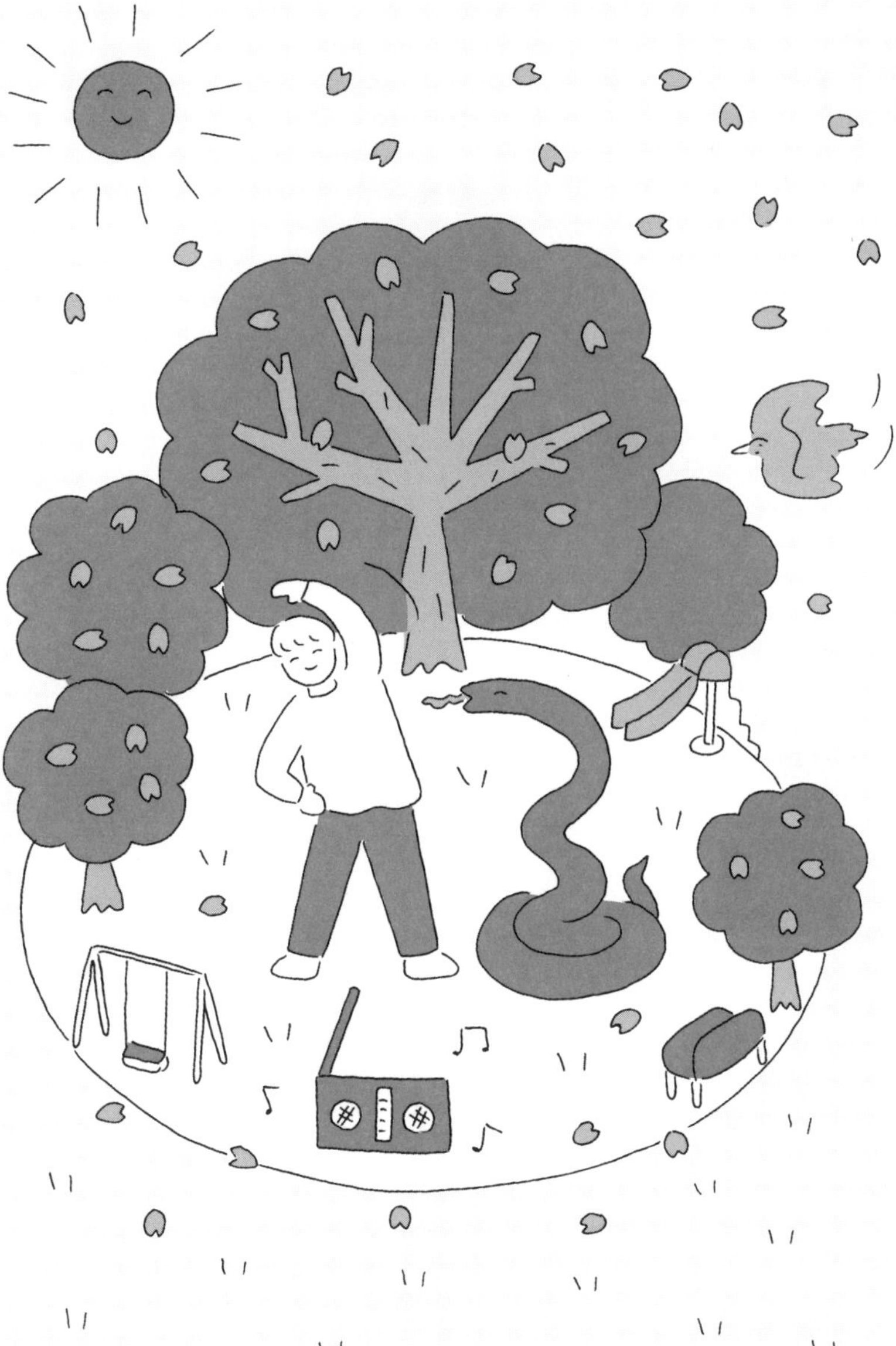

4月は、バテた
目と頭をアップグレード！
ズキズキ・クラクラ対策

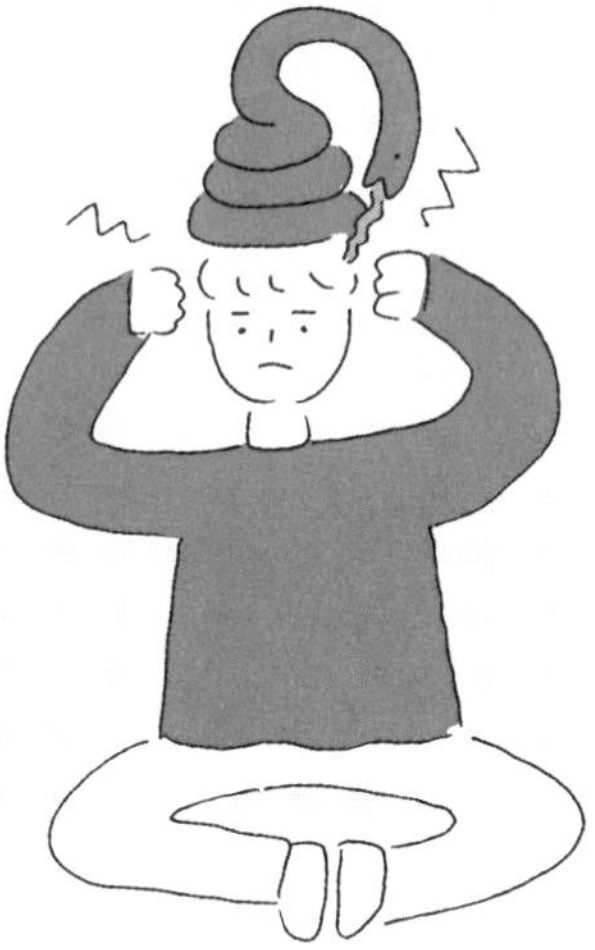

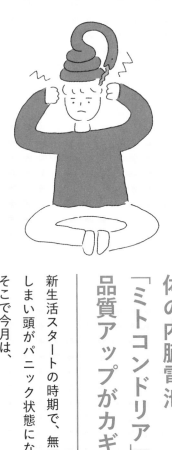

春は、目と頭の
使いすぎで
疲労がたまりやすい月。
体の内臓電池
「ミトコンドリア」の
品質アップがカギ

新生活スタートの時期で、無理を重ねて
しまい頭がパニック状態になることも。
そこで今月は、
1週目　眼精疲労
2週目　頭痛
3週目　脳疲労
4週目　ふらつき
についての食薬プログラムです。

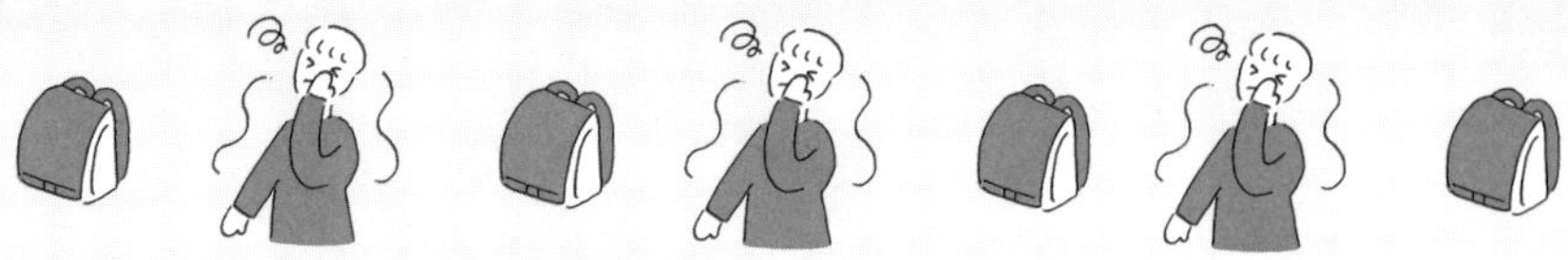

脳と目にこもった余計な熱は アブラナ科の野菜でとりのぞく

春の訪れを全身で感じる4月。植物の淡く優しい色合い、香り、ちょっと強めの風、そして新年度が始まることで環境ががらりと変わるときでもあります。この時期は新しいことを学び始めたり、新しい環境から膨大な情報を目にしたり、調べものからネットサーフィンに夢中になったりすることもあるでしょう。すると、**脳の情報処理力が追いつけなくなり、脳疲労、眼精疲労という症状が出る**ものです。これが続くと、**漢方では「肝《かん》火《か》上《じょう》炎《えん》」といって目の充血や頭痛などの肩よりも上に熱がこもった状態**になってしまいます。改善するには、体にこもっている熱や炎症を抑える清熱作用のあるキャベツ、ブロッコリー、ブロッコリースプラウト、ルッコラ、小松菜、大根、カブ、カリフラワー、菜の花、ケールなど香りの強いアブラナ科の野菜をとるのがおすすめです。

また、新しい人間関係や生活の変化に加え、先月から続く三寒四温などによる体と心に対する複数のストレスが重なり、漢方でストレスを受け止める臓器とされている「肝」が弱りやすい時期と考えられています。「肝」に負担がかかると、目のまわりの筋肉が凝りかたまってドライアイの原因にもなる「肝陰虚」という状態になりやすくなります。ひどい場合には、脳神経にも影響して、めまい、ふらつきを

◆眼精疲労
目には、水晶体というレンズがあります。毛様体筋という筋肉が伸縮することでレンズのピントを合わせています。そして、この筋肉は、自律神経によってコントロールされています。目を使い続けることによって、目の周りの筋肉をたくさん使い、自律神経の乱れにもつながり厄介です。忙しいからと目を酷使しながら仕事を続け、息抜きにゲームや動画……というのはひかえたいですね。

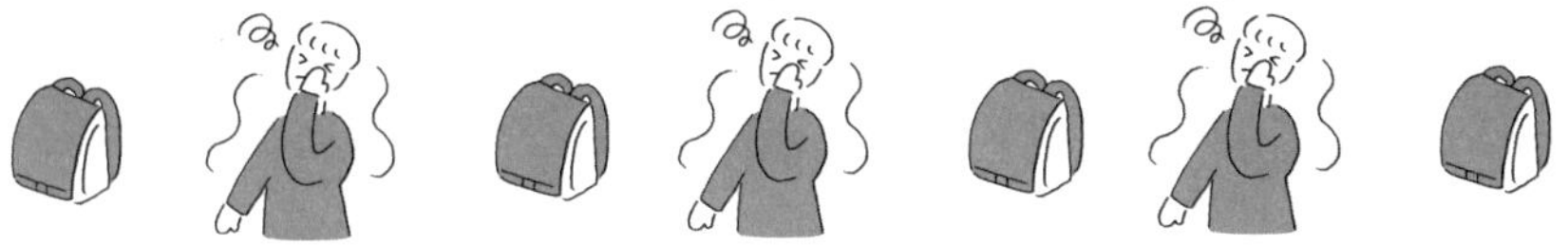

感じることも。4月は、目の充血や頭痛を予防するためにも先ほどのアブラナ科の野菜に加えて、「肝」の働きを補う鉄、ビタミンB群、鉄の吸収を高めるビタミンCを含む肉・魚介類などの動物性タンパク質を意識的にとるようにしましょう。

ミトコンドリアの働きを助ける ビタミンB_2とマグネシウムで頭痛予防

ほかにも頭痛の原因はあります。それは、体を動かすエネルギーをつくっているミトコンドリアの活性が低くなることです。ミトコンドリアの活性が低いことと連動して、脳内の神経伝達物質であるセロトニンの分泌が低下します。セロトニンは脳血管の収縮と拡張の調整をしているので、セロトニンの分泌が減り血管の調節機能がうまく働かないと頭痛を起こしやすくなるのです。**片頭痛の前に、あくびが出る、眠気が強くなる、空腹を感じることがある場合は、脳内でセロトニンの分泌の低下が起こっている合図**です。

そこで、4月はミトコンドリアの働きを助ける栄養素であるビタミンB_2やマグネシウムなどを豊富に含むアーモンド、小魚、大豆、カシューナッツ、ひじきなどをとりいれましょう。ミトコンドリアのエネルギー代謝が活発化して脳内セロトニンが増え、頭痛が改善します。ただ、ミトコンドリアは全身に広がってエネルギーをつくっているので、頭痛の有無にかかわらず活性化できるようにしましょう。

◆アブラナ科の野菜

アブラナ科の野菜には、香りに特徴があるファイトケミカルの「イソチオシアネート」という成分が含まれます。強い殺菌作用、抗酸化作用、抗炎症作用などをもっています。現代では、何かを補うことよりも解毒することは健康維持のために欠かせません。アブラナ科の野菜は、デトックス作用が強いので優先してとりいれましょう。

4月は疲労注意報発令！

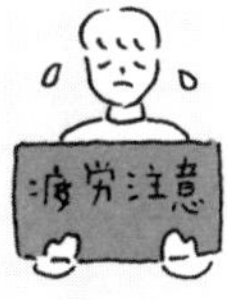

セロトニン増加を後押しする栄養素で頭痛を鎮める

ミトコンドリアの活性の低下にともなって起こる頭痛には、遺伝的な要素もありますが、それだけで「頭痛もち」になるわけではありません。食事や運動不足、ストレス、加齢などの環境による要素が加わることで発症します。ですから、日々の食事で頭痛になりやすい体を変えていくことも可能です。

また、先ほどお伝えしたようにミトコンドリアの働きを助ける栄養素はビタミンB_2やマグネシウムです。これらの栄養素をとりいれ、ミトコンドリアがエネルギー代謝を行うことで、脳内のセロトニンの増加につながり、頭痛が改善されます。この摂取した栄養素がセロトニンに変化していく一連の流れを漢方では「気」の「気化」（P40）の働きと考えます。そのため、**「気化」の働きを強化する栄養素も一緒にとると頭痛改善にさらに役立ちます。**具体的には、消化を助けるキャベツや大根、オクラ、昆布、ビタミンB群の豚肉、エビ、きなこ、タンパク質のイワシとシラス、マグネシウムなどのミネラルが豊富なアサリとアーモンドなどです。

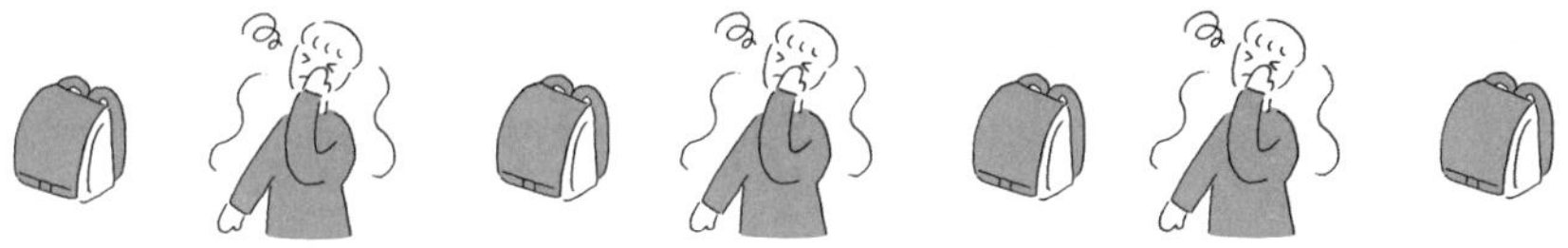

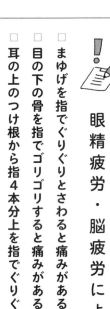

眼精疲労・脳疲労による頭痛チェック

- □まゆげを指でぐりぐりとさわると痛みがある
- □目の下の骨を指でゴリゴリすると痛みがある
- □耳の上のつけ根から指４本分上を指でぐりぐりさわると痛みがある
- □耳の下のつけ根のくぼみを指でぐりぐりさわると痛みがある
- □背中で両手のひらを合わせて合掌できない

２つ以上該当したら、肩、首、眉間、あごまで自然と力が入り、頭部の血流が滞りやすくなっています。耳の鼓膜の奥にある内耳には気圧の変化を感知するセンサーのようなものがあるため、耳周辺の血流が滞っていると内耳のセンサーが敏感に反応してしまいます。その結果、雨の日や台風など気圧の変化が起こるときに過剰に情報が伝わり自律神経が乱れ、頭痛やめまいを起こします。

チェックが多かった人は、頭部の血流をうながすために耳を回してみたり、温かいシャワーを30秒首元にあててみたりと、めぐりを改善するように心がけましょう。

◆内耳センサーと気圧の変化

鳥など野生の動物のなかには、悪天候を事前に察知して行動する動物がいます。じつは人間も天気が悪くなるとき、内耳の前庭器官が気圧の変化を感じとり、その情報が脳へと伝えられていることがわかっています。そのため、天気が悪いときに、頭痛や気持ちの落ち込み、めまい、古傷が痛むなどさまざまな不調が起こることがあります。

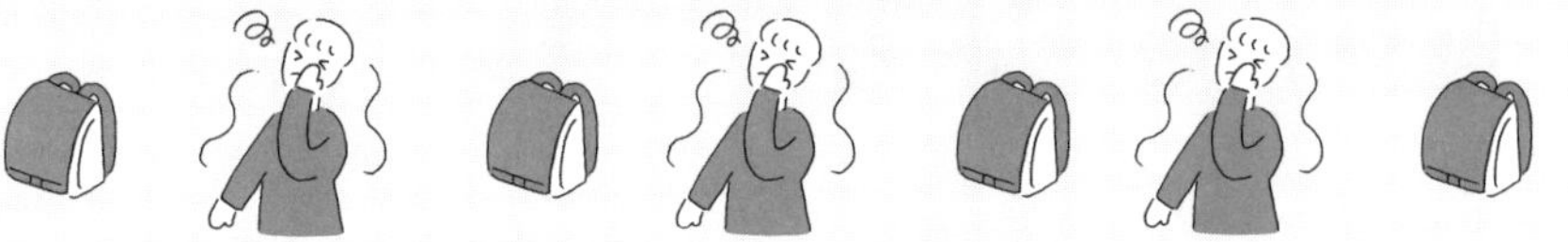

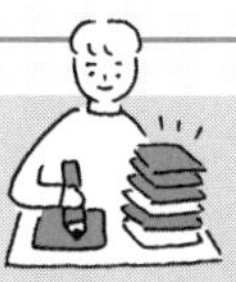

食薬がつづくポイント

季節の変わり目に加えて生活環境も変わっていく4月は、どうしても頭と目を酷使する状況が増えます。

この時期に不調を感じたら、「どうして体調が悪いのかな」とか「なんで頭が痛いんだろう」と考えることはやめて、まずはひと呼吸おくことがおすすめです。あせらないで一旦思考を止めて、頭と目を休めてぼーっとする。それから、できることに少しずつチャレンジしていきましょう。

まずトライしてほしいことは、消化の負担になる食べ物をひかえることです。そして、消化を助けるキャベツ、山芋、大根、カブ、オクラ、モロヘイヤ、梅干しなどの消化補助食品をとりいれて消化器官を整えます。そして、体を少し休ませてから、今月の食薬プログラムを実践してみてください。

栄養の吸収がうまくいっていなかったり、栄養が偏っていたりすることが不調の原因になっていることが多くあります。不調だからとあせらないで、今できることを一つずつクリアしていきましょう。

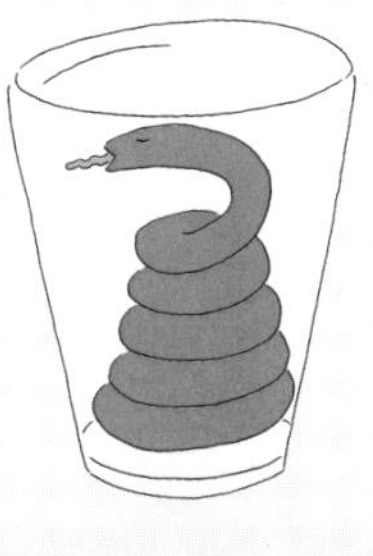

目指せ中途半端！　完璧はやめて「ふーっ」と休憩するのが大事な1週間

ビタミンB12とビタミンAで春に弱りやすい「肝」と目を強化！

新年度がスタートして、新しく手続きをしたり、書類をつくったり、調べものをしたりと頭を使う機会が増える時期ですね。楽しいこともあれば、緊張することもあって、気を張り続けている人も多いと思います。慣れない仕事でパソコンと四六時中にらめっこ状態になっていないでしょうか？　この時期は、目を酷使することが増えるかもしれません。パソコン作業のときは、最低でも1時間おきに休憩しましょう。また、作業中は意識的に瞬きをしたり、視線を下に向けたりするとドライアイを防いで目の負担を軽減できます。

漢方では冬までの季節は、何でも体にためこみやすくなる「閉蔵《へいぞう》」の時期と考えます。**春になるとそのためこんだものを解毒するために「肝」が活発に働き、「肝」が蓄える「血」が不足します。**さらに目を酷使することで「血」を消耗し、「肝血《かんけつ》虚《きょ》」といって**ドライアイ**や**眼精疲労**などを起こしやすくなります。

そこで、4月1週目の食薬プログラムは視覚的に多くの情報を見たり、思考を深くめぐらせることで「血」が不足してしまうので、「血」をためている「肝」の働きを助けるビタミンB12、鉄分、目の粘膜を強化する「気」を補うビタミンAを含む食材をとりいれてください。

今週のヘルスケア
［巻き肩と猫背］

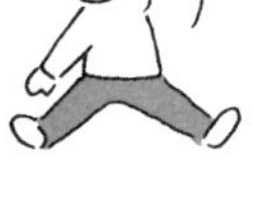

肩こりや頭痛を感じる人は巻き肩や猫背が原因かもしれません。これらを改善する方法をご紹介します。

まっすぐ立ち、力を抜いて手をぶらんと下げます。そして、両手のひらが外側を向くように、肩甲骨を中心に引き寄せるイメージで腕を背中側に回転させます。次に両手の甲同士が向き合うように、肩甲骨を離すイメージで体の前側に腕を回転させます。10回を2〜3セットしてみましょう。

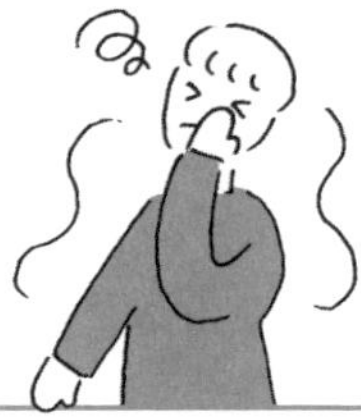

第1週目

4/1→4/7

◆今週の食べるとよい食材◆

ニンジン

ニンジンには、目の粘膜を強化しながら視力の維持にも役立つビタミンAの原料になる栄養素のβカロテンが豊富です。

βカロテンは脂溶性の栄養素なので、炒め物やキャロットラペなどにしてオリーブオイルやアマニ油とあえるなど、油と一緒に食べると吸収率が上がります。また、皮に多く含まれるため皮ごと調理するようにしましょう。

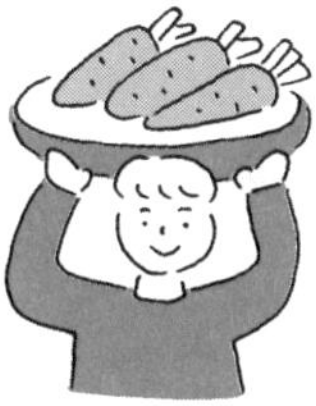

エビ

タンパク質、ビタミンB群、ミネラルが豊富です。さらに肝臓の働きを高めるタウリンやベタインなどが含まれるため、春に弱りやすい「肝血」を補うためには最適です。また、抗酸化作用の高いアスタキサンチンが脳や目の疲労を緩和してくれます。

エビの殻には、動物性の食物繊維であるキチンやキトサンなどが含まれ、腸内環境を整えてくれます。エビの殻でお出汁をとったり、殻ごと食べるのもおすすめ。そして、エビの旨味成分であるグリシンは、睡眠の質を高める栄養素なので、新生活にぴったりの食材ですね。

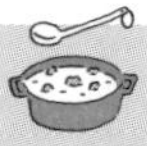

今週のスープ

ニンジンとエビのトマトスープ

食べやすく切ったニンニク、ニンジン、エビ、お好みでブロッコリー、タマネギ、キャベツ、鶏肉などをトマト缶と水で具材がやわらかくなるまで煮込みます。味噌などで味つけをしたら完成です。

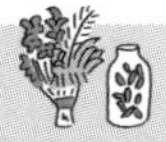

今週のハーブ&スパイス

エルブ・ド・プロバンス

南フランスのプロバンス地方では、庭先で栽培するハーブをつみとって乾燥させ、お料理に使っていることからこの名前がつきました。タイムとローズマリーをベースに、お好みでフェンネル、オレガノ、セージなどを入れたミックススパイスのことをいいます。

◆エルブ・ド・プロバンスの使い方

スープや香草焼き、アヒージョなど幅広く活用できます。お肉料理や魚のソテー、トマト煮込みなど長時間加熱する料理にもぴったり。どんな料理でもプロバンス風になって、おしゃれに仕上がります。

既製品を買ってもいいですが、タイムとローズマリー以外はお好きなハーブをミックスして楽しむのも素敵ですね。

頭痛の「もと」を撃退して 春を楽しめる体を手に入れる

暖

ミトコンドリアを活性化させる食材×活性酸素をとりのぞく食材=頭痛の救世主

かくてすごしやすい気候が続きますね。ただ、忙しさのあまり食生活が乱れたり、お風呂につからないですませていませんか？　体温が高く、栄養の偏りがない体は、エネルギーをつくるミトコンドリア（P16）が活発に働きます。これは、漢方でいう「気」が補われ、体力がキープできている状態です。

では、ミトコンドリアの働きが十分ではないと、どんな症状が起きるでしょうか？　その代表的なものが、頭痛です。ミトコンドリアはエネルギーをつくるときに副産物として活性酸素を出しますが、老朽化したミトコンドリアだと活性酸素の量が多くなります。**活性酸素とは、**体にとって有害なウイルスや細菌などが体へ入り込んできたときに、強い攻撃力で体を守る役割を担いますが、**過剰に発生すると自分の細胞を傷つけて体に炎症が起こり、頭痛や疲労、思考力の低下などにつながります。**

同時に、春は「肝」が弱ることで頭痛を感じやすい時期です。そこで、4月2週目の食薬プログラムは、頭痛の改善に必要なビタミンB2とマグネシウムを含むアーモンドなどのナッツ類をとりいれましょう。さらにミトコンドリアの代謝低下対策として炎症を抑える抗酸化作用の強い食材を食べましょう。

今週の美容ケア

［目元あたため］

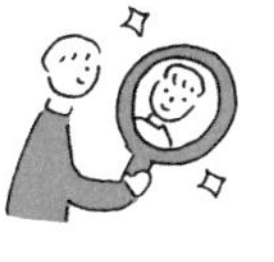

軽くしぼったタオルを電子レンジで600W30秒～1分程度温めて、目元にあてます。また、お風呂に入ったときにシャワーを目元に優しく当てるようにしましょう。

日々酷使されることで眼精疲労や肩こりを起こしている人は、目のまわりの血流が悪くなっています。5分から10分程度温めると眼球のまわりの血流が改善されます。

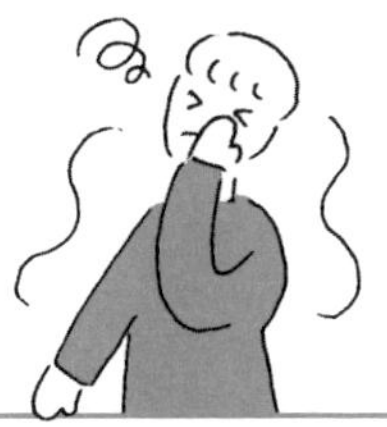

第2週目

4/8→4/14

◆今週の食べるとよい食材◆

ルッコラ

活性酸素による体の炎症を抑えるアリルイソチオシアネート、ビタミンC、βカロテン、ビタミンEなどの抗酸化作用の高い栄養素を含みます。漢方では「肝《かん》気《き》鬱結《うっけつ》」というひどいストレスを受けている状態の改善にいいといわれています。**ストレスで増えた活性酸素が原因で起こる頭痛を改善**するために、抗酸化作用の高いアリルイソチオシアネートを含むルッコラが役立ちます。

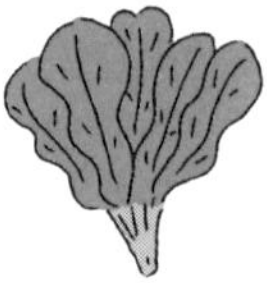

アーモンド

頭痛が起きたときは、ミトコンドリアの働きに必要なビタミンB^{2}やマグネシウムが不足しがちだといわれますが、アーモンドにはそのどちらの栄養素も豊富に含まれています。

さらに、血行を促進するビタミンEも含まれるので、**頭痛予防にぴったりの食材**です。一日に必要なビタミンEの量を摂取するには、**25粒程度食べることが推奨**されています。ただ、脂質量が多いので注意が必要です。胃もたれしない程度に、とりいれましょう。

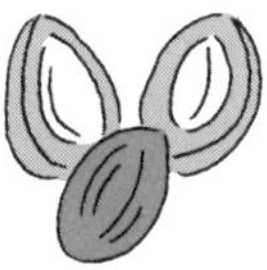

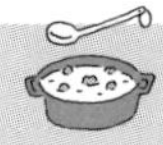

今週のスープ

ルッコラとアーモンドのポタージュ

ルッコラ、タマネギ、マッシュルームなど、お好きな具材を切って、水で煮込みます。具がやわらかくなったらブレンダーにかけて、水と同量のアーモンドミルクを加えて煮立たせます。塩で味を整えて完成です。

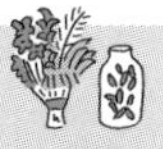

今週のハーブ&スパイス

アニス

紅茶に入れてアニスティーにしたり、お水に入れてアニスウォーターにして使います。口臭予防や胃腸の働きを整える効果があります。アニスに含まれるアネトールは女性ホルモンと似た働きをもつため、更年期障害や月経トラブルの改善にも役立ちます。

◆アニスの使い方

紅茶やお水以外にも、甘味があることからお菓子に使われることがあるスパイスです。

材料を炒めるときや煮込むときに、ホールごとひとつまみ分入れておくだけで大丈夫です。

「肝」の強化で脳のキャパ不足解消 疲れを頭にためこまない

やっぱり旬の野菜は最高の食材！ 春の香りで脳に余裕をつくる

春の気候にもすっかり慣れてきたと思いますが、今月から新生活が始まった人は、そろそろ仕事や勉強が本格的に始まってきた頃でしょうか。

調べものが増えたり、ストレス発散のためにネットに夢中になったり、寝る前に動画を見てしまったりと日々大量の情報を受けとっている人も多いはずです。しかし、**脳がインプットできる情報の量や処理できる量には限りがあります。**さらに、強いストレスも脳を占領します。漢方では思考には「血」が必要とされているため、「血」を蓄えている「肝」に「血」が不足する**「肝血虚《かんけっきょ》」という状態になると考えられ、理解力、記憶力、判断力が低下します。**

そこで、4月3週目の食薬プログラムは、脳に必要な栄養である「肝血」を補い、張りつめた「気」を緩ませる鉄分、ビタミンB群、タンパク質などを含む食材や香り高いファイトケミカルを含む食材をとりいれることです。

また、前頭葉の一部が集中的に使われる状態だと、ストレスによりネガティブな感情に支配されやすくなります。そこで食薬と合わせて、音楽を聴いたり、歌を歌ったり、空を眺めたり、自然が多い場所を散歩してみましょう。これらの行動で脳の大部分である大脳辺縁系を活発にし、ネガティブな感情がリセットされます。

今週の漢方薬
［釣藤散《ちょうとうさん》］

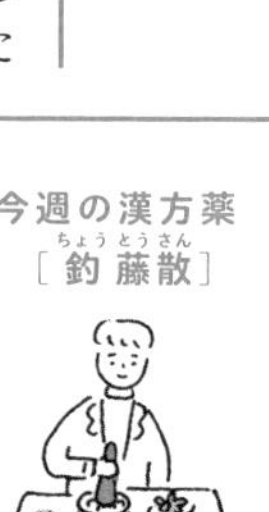

頭痛症状のための代表的な漢方薬です。慢性的な症状や頭が重く感じるときにも使われます。

頭痛以外にもめまいやイライラ、気分の落ち込み、肩こり、耳鳴り、不眠などの緩和にも効果があるとされています。

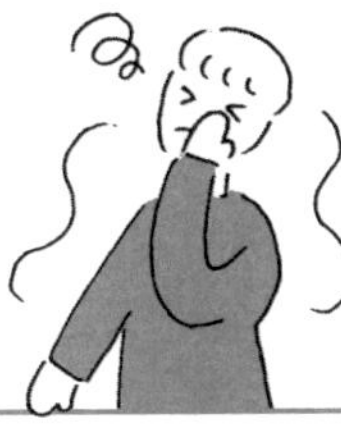

第3週目 4/15→4/21

◆今週の食べるとよい食材◆

ウズラの卵

卵類のなかでも脳の神経細胞の修復に役立ち脳機能を助けるビタミンB_{12}の含有量がトップです。赤血球をつくるのに不可欠な、鉄、ビタミンB_{12}、葉酸、タンパク質が含まれ、「肝血」を補うのに適しています。

また、鶏卵よりもビタミンAが豊富なので、鼻、のど、腸などの粘膜を強化して細菌やウイルスの侵入を防いだり、免疫力を高めたり、目の健康を守る働きもあります。

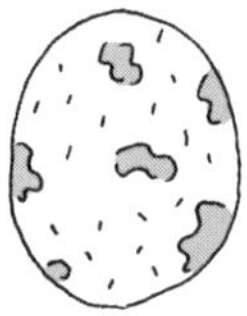

菜の花

春を代表する野菜の1つです。ビタミンA、ビタミンC、ビタミンEが多く活性酸素を除去する抗酸化作用の高いビタミンを含みます。

思考を助ける「肝血」の生成を助けてくれるビタミンCの含有量は野菜の中でもトップクラスです。また、辛み成分であるイソチオシアネートは、免疫力アップや肝臓の解毒機能を高めてくれる効果もあります。

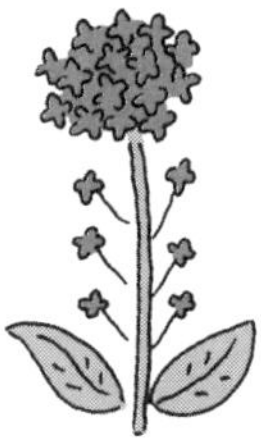

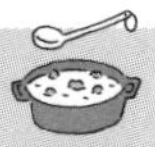

今週のスープ

菜の花とウズラの卵のお吸い物

菜の花、ウズラの卵、シイタケを入れたお吸い物をつくってみましょう。

最後の仕上げにゆずを添えると、さらに「気」のめぐりがよくなります。

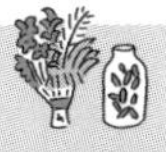

今週のハーブ&スパイス

ラベンダー

ラベンダーに含まれる酢酸リナリルは、心を落ち着かせるセロトニンという物質の分泌を増やします。筋肉の緊張をほぐす効果もあるので、ラベンダーとローズマリーをブレンドしたハーブティーでリラックスしながら血行を促進してみましょう。

たまったものを押し流して頭と耳のグラグラを安定させる

「肝」×「腎」×「めぐり」のサポート食材で春のめまい対策

強い風が吹く日もありますが、ポカポカしたすごしやすい陽気は安定していますね。気候から受けるストレスはあまり感じないものの、大型連休を目前にしても、なかなか遠出できる状況ではなくストレスを感じている人もいるのではないでしょうか。もう新生活に慣れたと思っている人でも、新しい環境へのストレスが少しずつたまっているかもしれません。

こういった**知らないうちにたまっていくストレス、疲労感、運動不足などがあると耳の三半規管が敏感になり、めまいを感じることがあります。**とくに、耳周辺の血流が悪くなると、内耳にある三半規管が敏感になって、気圧の変化の情報が過剰に伝達されてしまいます。そして、気圧の変化に適合するために自律神経が乱れて、めまいなどを感じることがあります。これを漢方では、自律神経の影響を受けやすい「肝」と、耳にダメージを受けやすい「腎」の両方が弱っている「肝腎陰虚《かんじんいんきょ》」と呼びます。

そこで4月4週目の食薬プログラムは、「肝腎陰虚」のサポートをし、血行をうながすことで、気圧の変化にゆるがない体をつくることを目指しましょう。ツーンと香るネギ類に含まれる硫化アリルが血流改善にはおすすめです。

今週のアロマ
［ラベンダー］

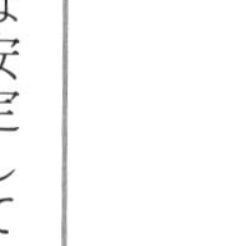

先週はハーブティーとしてラベンダーを楽しみました。今週は、マッサージオイルとして使ってみませんか？ 飲んでもぬっても楽しめる素敵なハーブです。

鎮静作用、鎮痛作用、殺菌作用、抗ウイルス作用などがあり、やけどの治療に100年以上前から使われています。首筋や耳まわりをマッサージすることで、リラックス効果だけではなく、肩こりや頭痛などの緩和が期待できます。血流改善にも役立ち、三半

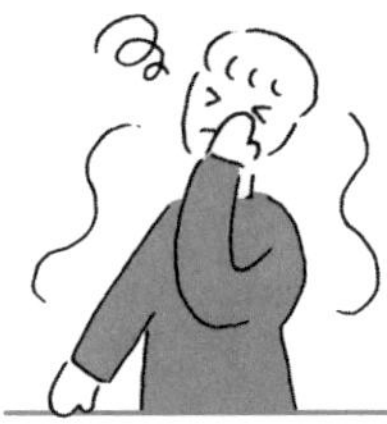

第4週目
4/22→4/28

◆今週の食べるとよい食材◆

タマネギ

硫化アリルはタマネギやニンニク、ネギなどのツーンとする香りの成分です。血液をサラサラにする効果があり、**血のめぐりの改善**になります。また、ビタミンB_1の吸収を促進しその効果を持続させる働きがあります。そのため、ビタミンB_1の作用である代謝をうながし、**疲労回復につなげる効果**も期待できます。

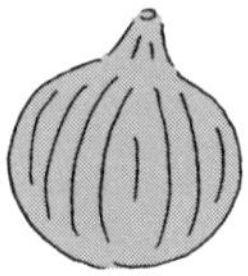

タケノコ

亜鉛、パントテン酸、チロシンが豊富に含まれています。亜鉛は、ストレスによりダメージを受ける副腎を支えるので、**漢方でいう「腎」の働きを助けます。**

また、脳の機能を円滑に動かすために必要な神経伝達物質であるアセチルコリンの材料となるパントテン酸や、自律神経の調整を行う甲状腺ホルモンの材料となるチロシンを含みます。そのため、ストレスが多い時期にも役立ち、**「肝」の働きをサポートしてくれます。**

今週のスープ
タケノコとタマネギのジンジャースープ

食べやすい大きさに切ったタケノコとタマネギ、みじん切りにしたショウガをたっぷり用意して水で煮込みます。塩コショウなどで味を整えたら完成です。お好みで溶いた卵を回し入れてもいいですね。

今週のハーブ&スパイス
たんぽぽの根

ノンカフェインのたんぽぽコーヒーが有名ですね。利尿作用があり、内耳のリンパの腫れなどの軽減に役立つとされます。気圧の変化に弱い人におすすめです。漢方でもたんぽぽの根を蒲公英根《ほこうえいこん》と呼び、ニキビやのどの腫れなどの清熱解毒に使われています。

規管のケアにもおすすめです。

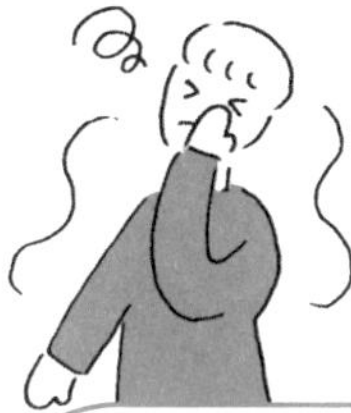

最終週

4/29→4/30

4月の振り返り

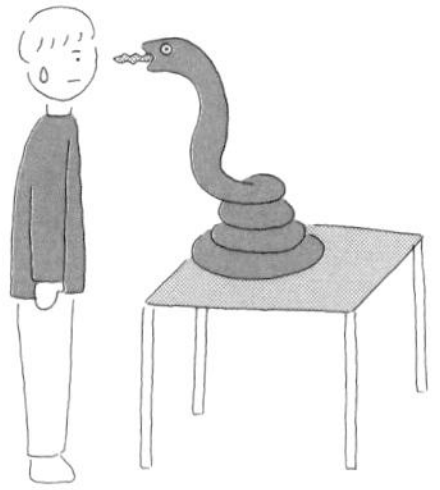

頭まわりにでる春の体バテ。薬よりも食薬で改善を

月に何日ぐらい鎮痛剤を服用していますか？　3日に1回以上飲んでいる人は要注意です。「薬物乱用性頭痛」という、薬がどんどんきかなくなり、むしろ薬を飲むことで悪化する状態に陥っている可能性があります。薬は手軽に購入できるから安全度が高いわけではなく、適切に使わなければ害になります。頭痛予防や軽い痛みでも、念のために飲んでいる場合は、その行動が頭痛の原因になっているかもしれません。一度適切な薬や服用方法を医師や薬剤師に相談してみましょう。

　自律神経の乱れやすい春は、ミトコンドリアの活性が低下して頭痛を起こしやすい時期。なるべく薬に頼らずに食事を通して頭痛を改善していきたいものです。いつも頭痛で悩む人や、まじめな性格でがんばりすぎてしまう「肝」が弱いタイプの人は、とくに今月の食薬プログラムを実践していきましょう。

◆春に弱りやすい「肝」にプラス◆　エビ、ニンジン、ウズラの卵、菜の花、タマネギ、タケノコ

◆頭痛対策にプラス◆　アーモンド、ルッコラ

5月　春

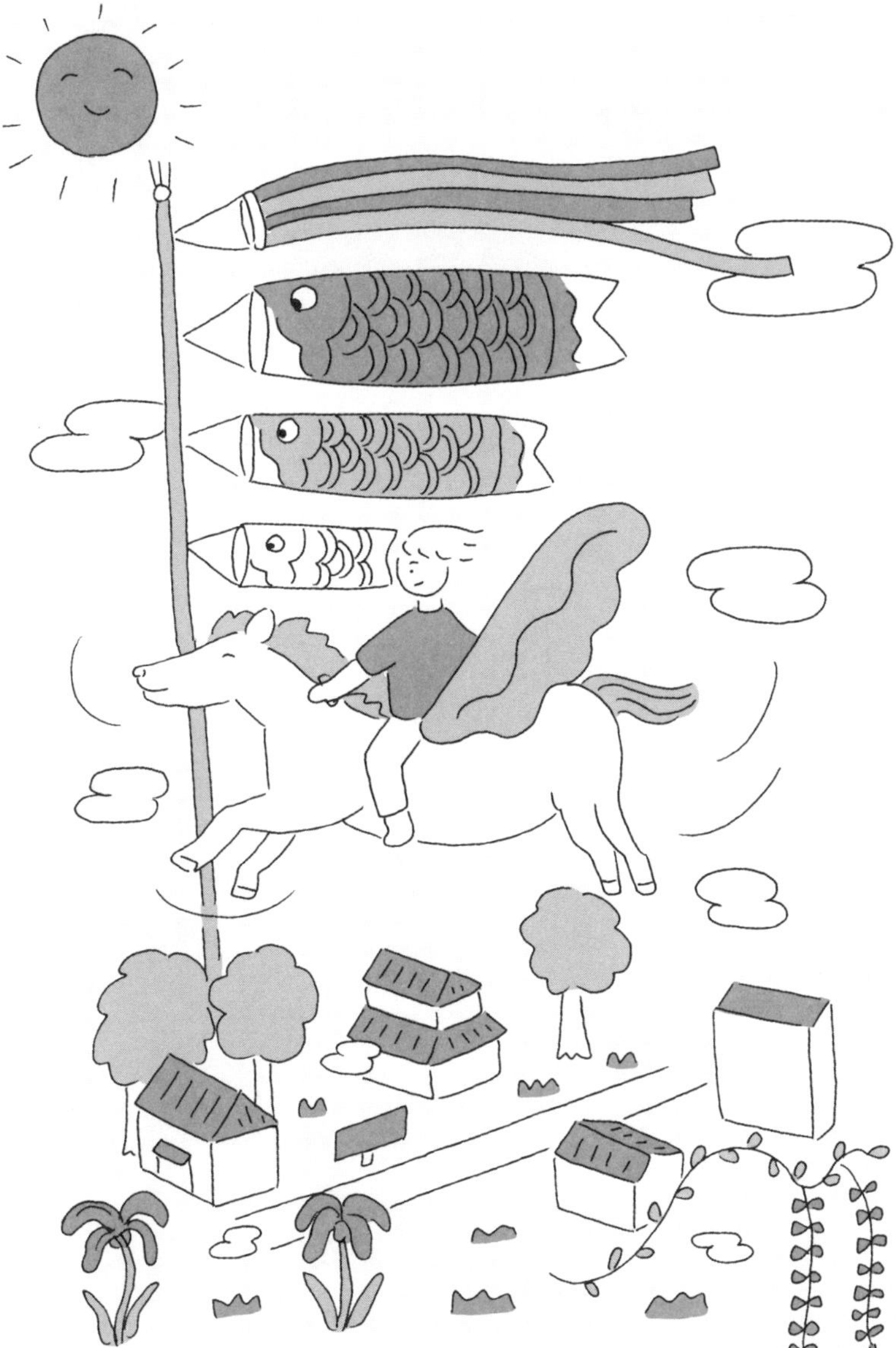

5月は、体のコリと気になるにおいを根本から消す

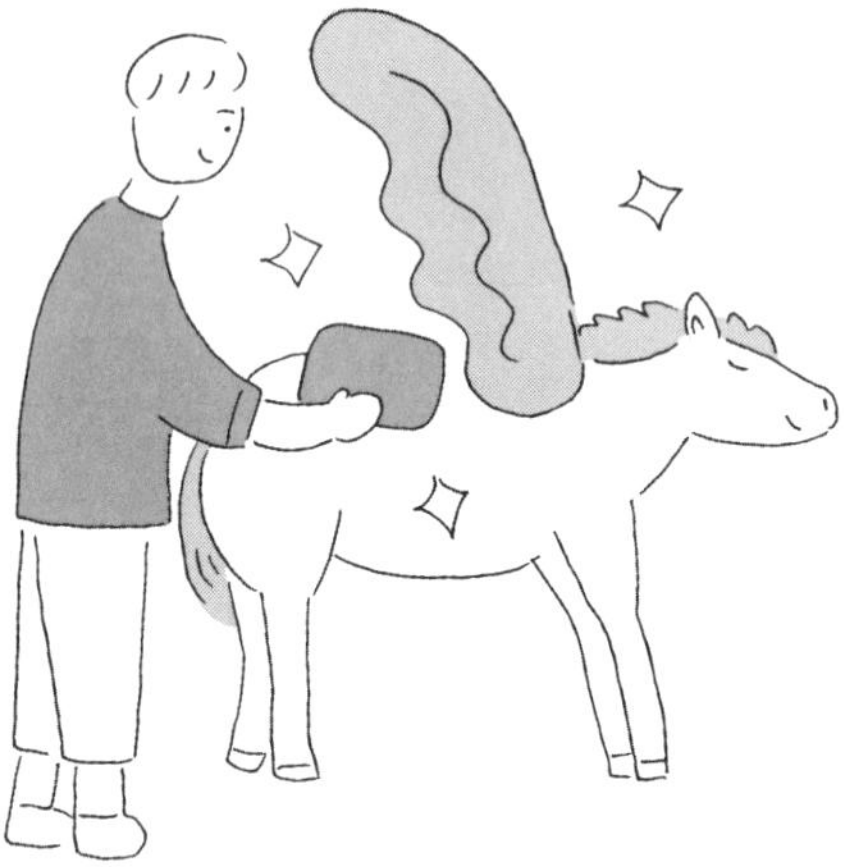

活発に動きたい
季節だけど、痛みや張り、
においが気になる……。
ファイトケミカルで
肝臓と腸から改善。

肩、首、背中、お腹の痛みや張りに加え
体臭や口臭がきつくなるこの時期は、
1週目　肩コリ、首コリ対策
2週目　体臭、口臭予防
3週目　お腹の張り、ガス・ゲップ改善
4週目　歯ぎしり、食いしばり予防
についての食薬プログラムです。

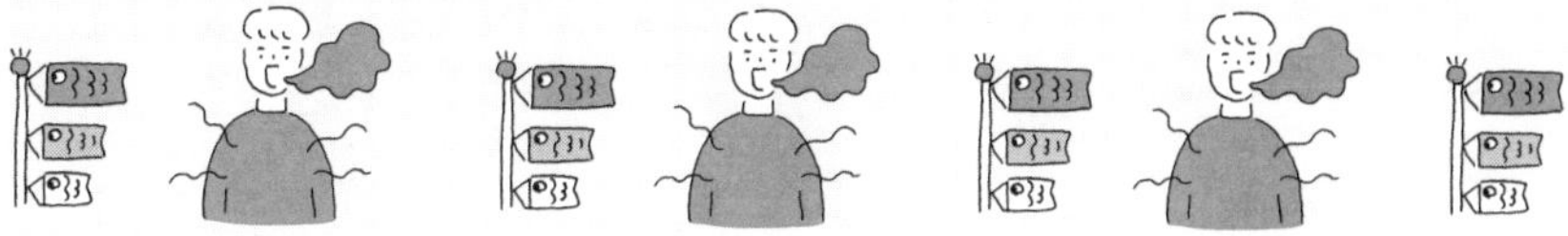

5月の強風とともに 体のなかを「肝風《かんふう》」が吹き荒れる

新緑がまぶしい季節になりました。草花は、冬ごもりの姿からあっという間に華やかに色づき、次々と姿を変えて私たちを楽しませてくれますね。一年の中でも楽しい行事が増える季節ですが、体も心も思うようにいかない日が増えていないでしょうか？

漢方では、5月は強い風が吹く特徴があることから、体の中にもあちこちに痛みやコリなどの不調を感じる「肝風」という風が吹くと考えられます。**上半身にその傾向はあらわれやすく、くるくると風が吹き荒れるようにクラクラとめまいを感じ、首筋、わき腹、肩、背中などに移動する痛みなどを起こします。**とくに新生活で忙しい4月からの疲労や寝不足が蓄積して脳疲労が解消されていない人は、体をうるおす「陰」が不足し、ドライアイや口の乾燥、尿が濃くなる、顔の筋肉がぴくつく、熱がこもり火照る、寝汗をかきやすくなり「肝陰虚《かんいんきょ》」と呼ばれる状態になります。

さらに、「肝風」を制御できなくなり、頭痛やめまいなどの症状が悪化することを「肝陽化風《かんようかふう》」と呼びます。そんなときには、「肝」のサポートに役立つ亜鉛、マグネシウム、セレンなどのミネラルやタウリンを含む食材がおすすめです。タウリンは、肝細胞の再生や胆汁の分泌をうながします。

◆脳疲労
脳は、全体の2割近いエネルギーを消費し、全体の3～5割の酸素を消費するといわれ、活性酸素を大量に発生させます。脳の多くは脂肪からできているので、酸化に弱い場所です。脳にたまる大量の老廃物は睡眠時にクリーンにされるので、頭を使いすぎた状態に加えて睡眠不足が続いてしまうと活性酸素や老廃物が脳に蓄積します。

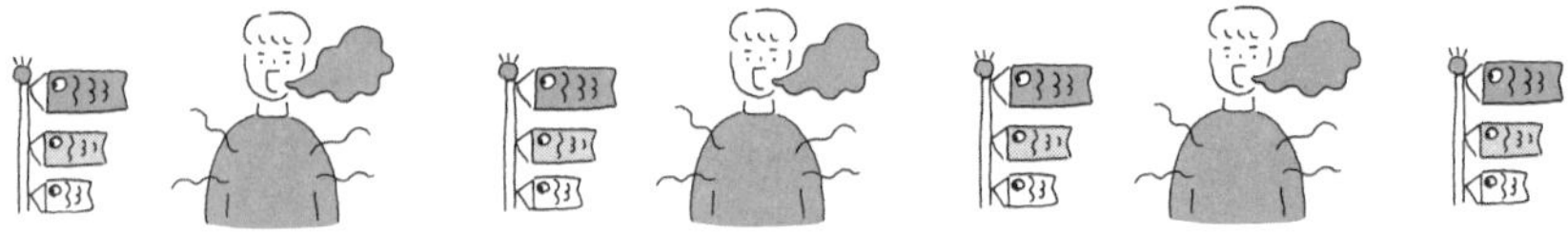

肝臓が疲れることが、肩、頭、首など上半身の痛みの原因になる

肝臓は、右のわき腹から背中にかけて存在しており、漢方では春に弱りやすい臓器といわれます。一番大きい臓器で、成人の場合1〜1・2kgと非常に重いのが特徴です。肝臓自体に神経はないので、不調が起きても痛みは感じません。その代わり、肝臓と隣接する筋肉などに支障を感じます。例えば、**肝臓が疲れたとき、胸や背中側のわき腹に違和感を覚えることがあったり、右側の大胸筋につながる神経や横隔膜が刺激を受け、右肩だけ肩こりになったりすることがあります。**神経は頭や耳や目にもつながっているので、不調の範囲は広がっていきます。

また、私たちはストレスを受けると交感神経が優位になり体にギュッと力が入ります。すると、血流が悪くなって腸の働きが悪くなります。これを漢方では「肝気《かんき》鬱結《うっけつ》」といって「気」のめぐりが悪くなっていると表現します。この状態が続くと、体中にコリや張りをつくり、肩コリ、首コリ、背中やお腹の張りが生じやすくなります。「気」のめぐりを改善するにはバジル、パクチー、春菊、セロリ、オレガノ、クローブなどの香り高い食材やミカンやレモンなどの柑橘類をとりいれます。「気」のめぐりが悪くなると活性酸素が増えるので、抗酸化作用が高いビタミンACEなどを含むアボカド、カボチャ、モロヘイヤなども効果的です。

◆肝臓と活性酸素

肝臓は、内臓のなかで最も大きく、細胞としては約3000億個が集まり、約200種類の酵素をつくり、約500種類の処理を行っています。

その役割は3つあり、1つ目は糖・アミノ酸・脂質・薬物などの代謝、2つ目が異物や薬物やアルコールなど有害物質の解毒。3つ目は脂肪の消化吸収や老廃物を排泄する働きをもつ胆汁の合成です。このために細胞1つ1つにあるミトコンドリアが働き、その過程で大量の活性酸素をつくります。そのため、抗酸化作用の高い食材をとることは肝臓の健康のために大切です。

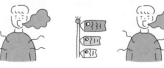

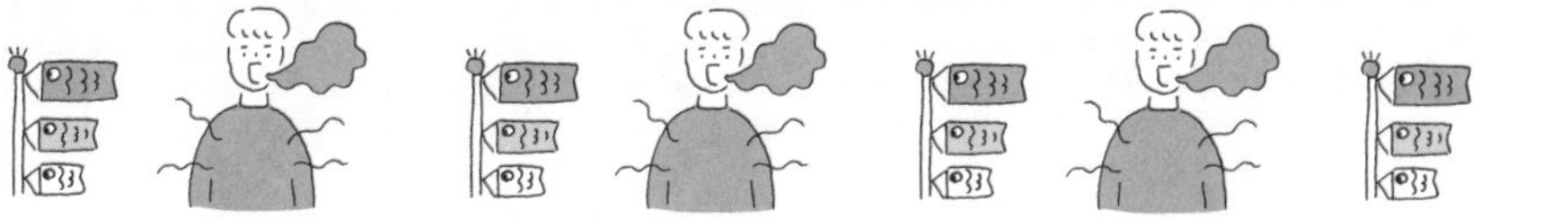

5月は体質改善要請発令！

コリや張り、体臭や口臭を感じやすい月。今までの習慣がつくった結果！

5月の連休に暴飲暴食をしていませんか？　スナック菓子や菓子パンなどの精製された糖質、小麦製品、唐揚げなどの高脂肪食品、アルコール、過剰な肉食は腸内環境を悪化させます。悪玉菌が増えるとアンモニアなどにおいの強い有害物質が発生して肝臓に運ばれます。そして有害物質を無毒化する働きがある肝臓で解毒するという一連の流れを「腸肝循環《ちょうかんじゅんかん》」といいます。

ただ、春は肝臓が弱まる時期なので、アンモニアやアルコールなどの有害物質が多すぎると過度に負担がかかり、**肝臓近くの背中などにコリや張りを感じてしまう**かもしれません。それだけではなく、**肝臓で無毒化できなかったものは血中に流れ、体臭や口臭の原因**になります。

そこで、5月は毒素の排泄をうながす「気」の「推動」（P40）の働きをサポート。オメガ3脂肪酸、スパイス、ビタミンEは、有害物質による炎症を抑え、「気」のめぐりをコントロールする「肝」の負担を軽減します。

◆腸肝循環

肝臓でつくられた胆汁は、小腸に分泌されて油の消化吸収を助けて腸内をきれいにします。そして、胆汁の主成分である胆汁酸は腸から再び肝臓に戻り、約99％再利用されます。このシステムのことを「腸肝循環」といい、1日あたり10回前後行われているそうです。

腸内環境が乱れていると毒性のある胆汁酸が分泌されて肝臓を疲労させます。そして、肝臓で処理しきれない有害物質や悪臭は、血中をめぐり口臭や体臭、肌荒れ、糖尿病、高脂血症などを招くことがあります。

おならで腸内環境チェック

通常のおならは、食べ物と一緒に飲み込んだ空気や、食べ物を腸内細菌が分解してできた水素やメタンガスなどが排出されます。しかし、アンモニアや硫化水素、インドール、スカトールなどのにおいの強い物質が排出されているときは、腸内環境が悪化し、肝臓にも負担がかかっています。ただ、動物性タンパク質や脂肪分を多くとったときには、悪玉菌が活発になり、においを発生させるので、焼肉のあとにおならがくさいのは、仕方のないことです。同様のおならが毎日たくさん出ている状態だと腸内環境に問題があるでしょう。

いつもと同じ生活をしているときにチェックしてください（※ニンニクやタマネギ、焼肉や揚げ物など脂っこい物をたくさん食べた日は参考になりません）。

□ **おならが一日6回以上でることがよくある**
□ **スッキリと音がでないようなおならがでる**
□ **おならに強い悪臭を感じる**
□ **便秘や下痢気味のことが多い**
□ **お腹が張っている**

3つ以上当てはまる場合には、「腸肝循環」が不調をきたし、体に毒素がたまっています。体臭がきつくなる「肝気鬱結」を起こしている場合もあります。

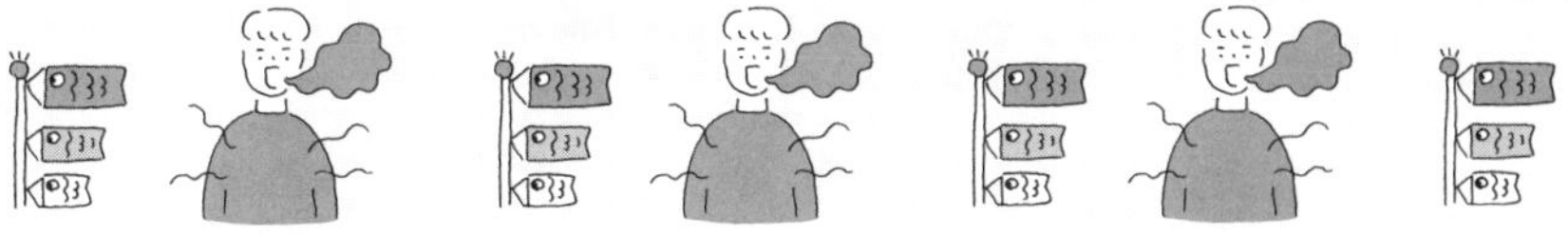

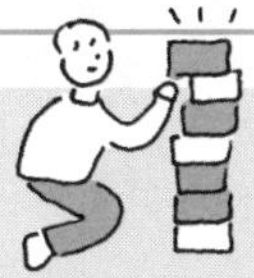

食薬がつづくポイント

「肝」が弱ることで起こる肩こりや背中の張り、頭痛などは慢性的な場合が多く、とくに対策をしない人が多いかもしれません。しかし、この症状を放置すると、体臭、口臭、おなら、便のにおいがきつくなることにつながることもあります。

そこで、不調が気になるけど、どうすればいいかわからない人は、まず飲み物を温かいローズヒップやハイビスカスなどのハーブティーに変えましょう。これらの**ハーブティーには、抗酸化作用のあるビタミンCや肝臓を助けるクエン酸が多く含まれ、この酸味には「肝」の働きをサポートする作用がある**といわれます。そこにチューブのおろしショウガでも実際におろしたショウガでもいいので入れてみてください。強い解毒作用があり、「肝」を強化します。

肩こりや頭痛などの不調と体の嫌なにおいの原因は同じで、肝臓の働きが弱まり毒素がたまることで起こることがあります。鎮痛剤、マウスウオッシュ、香料のきいた柔軟剤やスプレーで、その場しのぎの対策をしていた人は、両方の悩みが同時にクリアできるかもしれませんね。

◆口臭の確認

口臭は自分ではわかりにくく、無自覚に放っていることがほとんどです。そこで、簡単にチェックする方法を紹介します。

①コップでチェック：コップの中に息を吐いて一度手で蓋をします。そして、ひと呼吸おいてからにおいを確認してみましょう。

②鏡でチェック：舌苔がついている人は、口臭が出やすい状態です。口腔内で雑菌が繁殖してにおいがきつくなっているかもしれません。

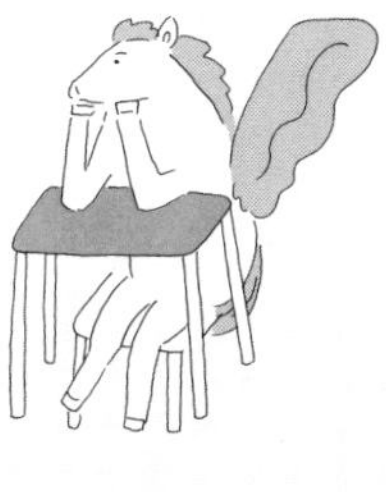

ひどい首・肩のコリには 食薬と腸のストレッチでほぐす

腸と肝臓の毒出しを両方担当
ギネス認定の最強食材でコリを撃退

木々は薄ピンク色から深い緑色へと変わってきています。視線をおろすとツツジが咲き始めて白や濃いピンク色に街並みが染まっていますよね。そして、今週は大型連休がやってきます。4月にがんばった人は、ゆっくり体を休める休暇にしたいものです。

春は「肝」に負担がかかりやすく、「気血」のめぐりが悪くなる特徴があり、首や肩に力が入ることでコリを強く感じることがあります。そこで、5月1週目の食薬プログラムは、肩コリや首コリ改善のために血行を促進させる食材をとりいれていきます。**体のコリは、同じ姿勢を続けることで「血」のめぐりが悪くなって起こるものと、緊張やストレスによって体に力が入り「気」のめぐりが悪くなって起こるものがあります。**そこで血行促進効果のあるビタミンEを多く含む食材や、リラックスさせて「気」のめぐりを改善させる柑橘系の食材をとるのがおすすめです。

また、「肝」の「気」のめぐりが悪くなると、腸と肝臓で起こる解毒の循環も停滞します。そのため、腸と肝臓の解毒を強化する食物繊維やグルタチオンを含む食材もおすすめです。そして、食事と同時に血行を促進させるための運動やマッサージも活用しながら体を整えていきましょう。

今週のヘルスケア
［肝臓を温める］

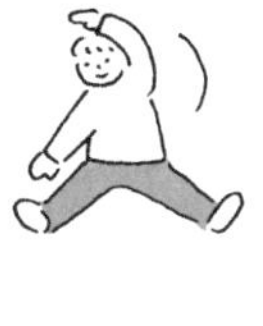

肝臓は、代謝や解毒に関わる大きな臓器です。この働きを助けるには、血流量を上げることが必要なので、体の外から温めることも大切です。肩こり、むくみ、肌のくすみ、頭痛、くま、爪がもろい、二日酔いなど肝臓の働きの低下で起こる不調の改善に役立ちます。肝臓は、右のお腹の上部あたりに位置するので、そこにカイロを貼りましょう。肝臓が下になるように右のお腹を下にして横になると、重力の関係で肝臓に

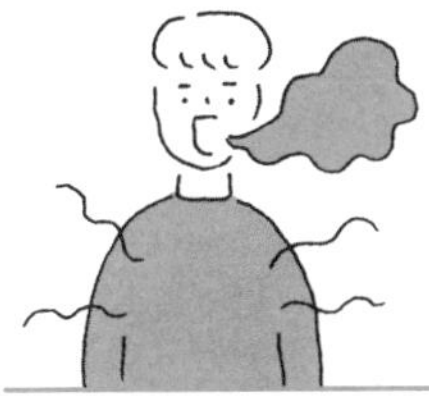

第１週目

5/1→5/7

◆今週の食べるとよい食材◆

アボカド

腸の活動をうながす食物繊維と肝臓の解毒の働きを助けるグルタチオンが含まれています。今月のテーマである「腸肝循環」を整えるのにぴったりの食材です。さらに、**ギネスに載るほどの栄養価の高さを誇り、どんなときでも体をサポートしてくれる**お助け食材です。

抗酸化作用の高いファイトケミカルやビタミンACE、ビタミンB群、カリウム、不飽和脂肪酸などが含まれます。ただ、大きいアボカド1つ（約250g）は300㎉くらいあるので、食べるのは1日半分くらいまでにしておくといいでしょう。

レモン

柑橘類は**リモネンという香り成分を多く含み「気」のめぐりを整えストレスの軽減につながる**食材といわれています。ほかにもリモネンには、胆汁や唾液の分泌をうながしたり、消化器系の働きや血流をうながしたり、抜け毛の予防をしたりとさまざまな効果が期待できます。また、レモンに含まれるクエン酸やビタミンCは肝臓の働きを助けたり、胆石の予防になるとされています。

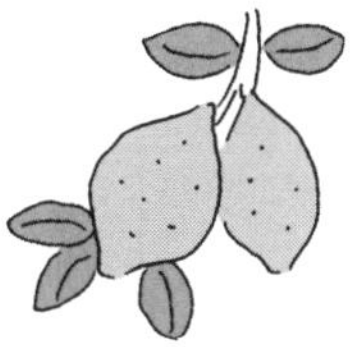

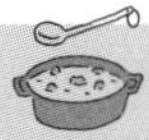

今週のスープ

アボカドのクリーミースープ

アボカド半分を水と豆乳でひと煮立ちさせ、塩コショウとレモン汁で味を整えたら完成。アボカドは、ミキサーを使ってもいいですが、潰したり、一口大にカットしたり、お好みで楽しみましょう。

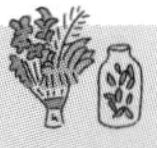

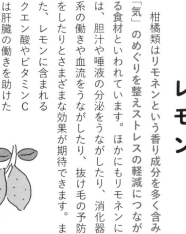

今週のハーブ＆スパイス

マルベリー

ドライフルーツコーナーで見かけることのある桑の実です。漢方では桑椹子といって、目の疲れ、睡眠の改善、エイジングケアや腸の働きを整えるために使われます。栄養素としては、抗酸化作用があるビタミンCやアントシアニンを多く含んでいます。

血液が集中しやすくなり、二日酔いのときなどにおすすめです。足と頭の位置をお腹より少し高くするとより効果的です。

◆腸のストレッチ

足を肩幅に開きまっすぐ立ちます。両手のひじを伸ばして頭の真上まで上げて両手を組みます。軽く息を吸って、その倍の時間をかけて息を吐きながら体を真横に倒します。息をすって元の位置に戻り、逆側も同様に。腸を刺激しながら、首や肩まわりの血行も改善します。

肌荒れとにおいの元凶をデトックス

体をめぐる「くさい有害物質」は さわやかな香りのファイトケミカルで消臭

この季節に吹く強い風は、春の特徴の1つです。この風の影響を受けて、めまいや頭痛、背中の張りなどが風のごとく体の中にめぐりやすいといわれています。このような状態を漢方では「肝陽《かんよう》化《か》風《ふう》」といいます。

そして、先週の大型連休に偏食したり、不規則な生活を送ったりしていた人は、腸内環境が悪化しているかもしれません。腸内の悪玉菌が増えることで、アンモニアなどの有害物質が発生します。体はその**有害物質を肝臓で無毒化する仕組みがありますが、処理が追いつかなくなると血流にのって全身にめぐります。**そして、体臭や口臭の悪化という症状があらわれ、漢方ではこれを「湿熱」がたまっていると考えます。「湿熱」とは、排泄されるべき老廃物や毒素が体中で炎症を起こし、熱をもったり、においを発したり、腫れやかゆみ、粘性をもった分泌物などとしてあらわれることです。ニキビができたときは、体臭や口臭にも気をつけましょう。

そんな5月2週目の食薬プログラムは、肝臓と胃腸の働きを助けるファイトケミカルを多く含む食材をとりましょう。腸と肝臓の関係が悪循環に陥ると毒素である「湿熱」がたまり続けるので、体をクリーンにして、においもお肌も整えていきます。

今週の美容ケア
［デコルテケア］

鎖骨周辺のリンパ節に老廃物がつまると鎖骨がうまって首のシワの原因に。肩こり、頭痛、むくみなども感じやすくなります。そこで、鎖骨下リンパ節、頸部リンパ節、耳下腺リンパ節のつまりをとるマッサージをご紹介します。

①手はグーにして第二関節を使います。お家にあるクリームやオイルを首と鎖骨と肩にぬり、耳の下のくぼみを手でさすりながらほぐします。

②耳の下のくぼみから首の付け根に向か

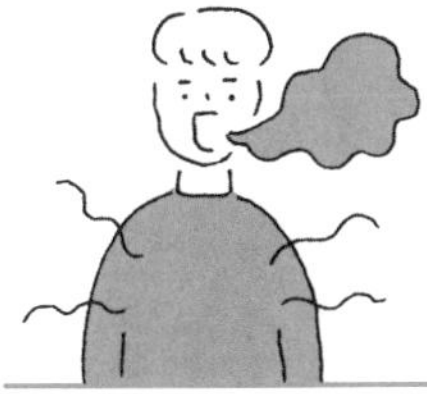

第2週目
5/8→5/14

◆今週の食べるとよい食材◆

グレープフルーツ

グレープフルーツには、肝機能を高めるイノシトールが含まれています。また、グレープフルーツの香りの成分には、**ファイトケミカルであるヌートカトン、ナリンギン、リモネンなどがあります。**ヌートカトンは内臓脂肪の蓄積を抑える作用、ナリンギンは食欲を抑える働き、リモネンにはリラックス効果が期待できます。過食気味で皮脂分泌が増えている人は、ぜひグレープフルーツをおやつにしてみてください。3分茹でて、5分水で冷やすと皮がするっとむきやすくなります。

リンゴ

リンゴに含まれるペクチン、ポリフェノールには、腸内環境を整え、口臭や体臭を抑える効果が期待できます。ファイトケミカルの1つであるペクチンは、腸内で善玉菌の餌となり腸をきれいにするお手伝いをしてくれます。**ペクチンは皮に多く含まれますが、加熱することでさらに増え、整腸作用が高まります。**ポリフェノールは強い抗酸化作用があり、腸内での悪玉菌の増殖を防ぐ作用があります。

ほかにも、悪玉コレステロール値を下げたり、胆石の排泄に役立ったり、血糖値の急上昇を抑えたりと生活習慣病の改善に役立ちます。

今週のドリンク
グレープフルーツとすりおろしリンゴのホットドリンク

皮ごとすりおろしたリンゴとほぐしたグレープフルーツをお湯に入れて、オリゴ糖で甘味をプラスしたら完成。オリゴ糖を蜂蜜にしてもいいですね。ただ、蜂蜜は購入時に加熱や精製がされていないものを選ぶようにしましょう。

今週のハーブティー
ルイボスティー

マグネシウム、亜鉛、カルシウム、リン、カリウム、ナトリウムなど体に似た組成でミネラルが含まれています。また、抗酸化作用や血管を丈夫にする成分も含まれています。アスパラチンというポリフェノールを含み、糖尿病や痛風の対策にもなります。

ってリンパを5回流します。③鎖骨の上のくぼみを内側から外側に5回流します。④鎖骨の下の部分を内側から外側に5回流します。⑤肩から鎖骨のくぼみにむけて5回流します。これを左右行います。

◆蜂蜜の選び方

体にいいという理由で蜂蜜を使っている場合には購入時に注意が必要です。「精製蜂蜜」「加糖蜂蜜」「異性化糖」などの表示があるものは気をつけましょう。安価な蜂蜜には水あめが添加されていることも多いです。

緊張感で唾をゴックン
めぐりをよくしてお腹のガスを追放

ストレスと腸内環境の改善食材は「肝」を支える薬草の王様

ポカポカと暖かい日が続きますが、ときには真夏のような暑い日になることも。5月は穏やかな季節で気持ちよくすごせるはずですが、連休中に無茶をしたりストレスフルにすごした人は、たくさん食べていないのにお腹が張ったり、ガスがたまりやすくなったり、においがきつくベットリした便がでているかもしれません。とくにストレスから暴飲暴食をしていた人は、腸内で悪玉菌が増え毒素がたまり、肝臓に負担がかかっている頃だと思います。これにより、肝臓のある右側のわき腹や背中に違和感を覚えることがあります。

また、私たちはストレスがたまると、唾液をゴックンと飲むクセがあります。「息をのむような緊張感」という表現があるように、空気を無意識に大量に飲み込んでしまうのです。これによってお腹が張り、ガスやゲップが増えたり、のどに異物感を感じることもあります。これを漢方では「肝鬱《かんうつ》気《き》滞《たい》」といって「気」のめぐりが「肝」の働きの低下により滞ってしまうことで引き起こされると考えられています。5月3週目の食薬プログラムは、**過食したくなるストレス、息をのむ緊張感から解放されるために役立つ栄養成分のファイトケミカル**（P172）を含む食材です。先週に引きつづき、肝臓への負担を軽減する食事も心がけましょう。

今週の漢方薬
［桂《けい》枝《し》茯苓《ぶくりょう》丸《がん》］

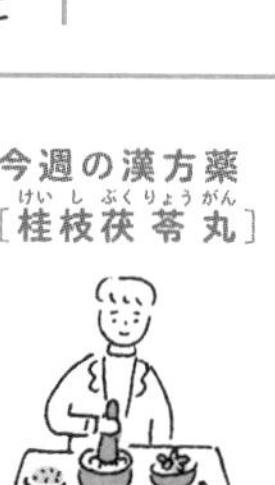

ストレスの緩和というよりは、血のめぐりを改善する目的で使います。肩こり、頭痛、めまい、のぼせ、下半身の冷え、シミ、湿疹、生理痛、更年期障害など多くの人が悩むことを解決できる素晴らしい漢方薬です。

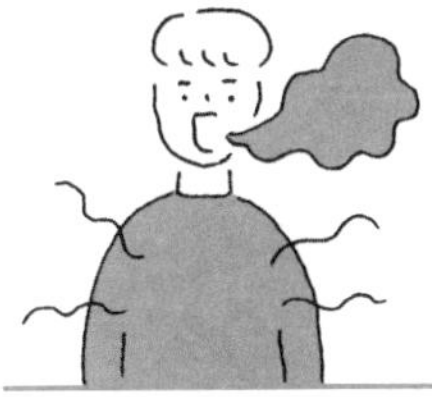

第3週目

5/15→5/21

◆今週の食べるとよい食材◆

バジル

バジルの香りには、ファイトケミカルであるリナロール、カンファー、オイゲノールなどが含まれ、強い抗菌作用、鎮痛作用、防虫効果、リラックス効果などがあります。そのため、「肝」の「気」のめぐりの改善をして、膨満感の緩和にも役立ちます。リーキーガット症候群の原因となるカンジダ菌の除菌にも効果的です。

　抗酸化作用のあるβカロテンやビタミンEを含み、古代ギリシャでは薬効が強いため王様の薬草と呼ばれました。

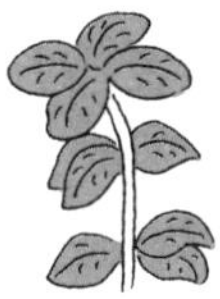

ホタテ

肝機能を改善する代表的な栄養素のタウリンを多く含みます。高タンパクで、亜鉛、鉄など**のミネラルが豊富で栄養バランスのいい食材で**す。さらに、鉄、ビタミンB_{12}、葉酸なども含むため「肝血」を補い「肝」を強化するためにも役立ちます。

　冷凍、おさしみ、貝柱、シーフードミックスなどが売られていますが、どの形状でも問題ないので、ストックしておきましょう。

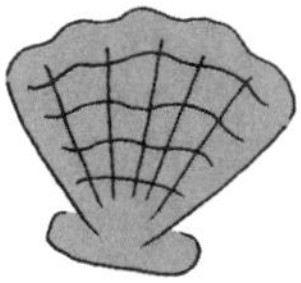

今週のスープ

ホタテとトマトのイタリアンスープ

　トマトジュースにホタテとバジルをたっぷり入れてひと煮立ちさせます。そこにトマトジュースと同量の豆乳を入れて塩コショウで味を整えたら完成です。

今週のハーブ&スパイス

フェンネルシード

　漢方ではウイキョウと呼ばれ、胃薬に配合されています。消化の働きを助け、膨満感や便秘、下痢などお腹の不快感全般に有効です。また、抗菌作用が高く、口臭予防に使われます。インド料理屋さんなどで、たまに食後に出されることがあります。

◆フェンネルシードの使い方

トマトとも相性がいいので、トマトスープにトッピングするのもいいですね。

　甘味があり、リラックス作用やデトックス効果もあるので、ハーブティーにブレンドしてみたり、水だしにしてフェンネルシードウォーターにしてみたりするのはいかがでしょうか？

イライラからくる歯ぎしりを癒やす習慣をとり入れる

今の季節に元気を与えてくれるのはビタミンカラーでスッと香る1杯のお茶

来月からは、ジメジメとした梅雨が始まりますが、その直前の気候はとても穏やかです。寒暖差がなく、暑くも寒くもないのでエアコンも不要、今にも出かけたくなるさわやかな時期です。しかし、五月病という病気があるように、一概にいい時期ともいえません。鬱々とした気分からストレスを感じやすくなり、自然と増えるのが、歯ぎしりや食いしばりです。漢方では、これを「肝《かん》気《き》鬱《うっ》結《けつ》」と呼びます。奥歯から首や肩に力が入っている状態で、**激しい歯ぎしりは100kgもの力が加わることも。**あごから首や肩まで筋肉が硬直すると、肩こりはもちろん、血流、リンパのめぐりなどが悪くなります。**ひどい人は、頭痛になったり、歯が削れたり割れたり、顎関節症になってしまいます。**四六時中あごに力がかかっていることが多く、体は休まる暇がありません。漢方でこのようなタイプの人は、イライラしやすく、せっかちで、怒りっぽい性質があるといわれます。

そこで5月4週目の食薬プログラムは、気分を鎮静してくれるファイトケミカルを含む香りのいい食材と、リラックスさせながら血行も改善してくれる食材をとりいれましょう。「肝」の働きをサポートして「気」のめぐりを改善し、穏やかな時間が続くような栄養を補充します。

今週のアロマ
［レモングラス］

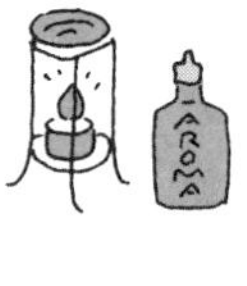

リラックス効果や集中力を高める働き、炎症や痛みを抑える効果、抗菌、抗ウイルス作用や虫よけの作用があります。

今月は肝臓と張っているお腹のマッサージがおすすめ。ホホバオイルやココナッツオイル、オリーブオイルなどのベースオイルを500円玉大の量を手にとり、レモングラスの精油を一滴たらし両手でなじませます。お腹を温めるように両手でさすって深呼吸してみましょう。みぞおちの左側が胃、

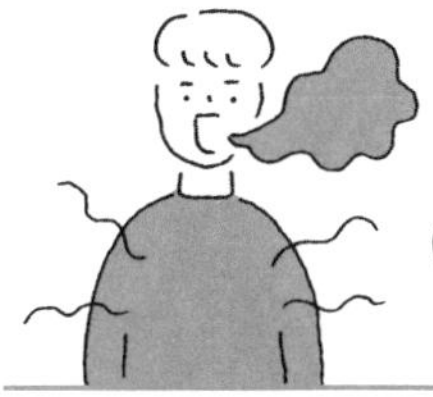

第4週目 5/22→5/28

◆今週の食べるとよい食材◆

ミント

ミントに含まれるファイトケミカルの一種であるメントールは、「気」のめぐりを改善しリフレッシュさせる働きがあります。また、筋肉の緊張を和らげたり、血管を拡張する働きもあるため、**頭痛や肩こりにも効果的**です。抗菌作用もあるため、**体臭や口臭が気になるときにも**活用できます。

整腸作用や腸内の炎症を抑える働きもあるため下痢にも役立ちます。食べるのが苦手でも、においを嗅ぐだけでも効果が期待できます。

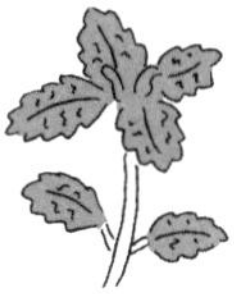

オレンジ

ミカンと比べると食物繊維が多いため、腸内環境を整える目的で食べるならオレンジの方が効果的です。香り成分であるファイトケミカルのリモネンは、リラックス作用があり「気」のめぐりを改善する働きがあります。さらに**唾液の分泌を増やし消化の働きを助けてくれます。**

また、オレンジのスジにあるヘスペリジンは、毛細血管を強くして**血流を促進する働き**があります。カットしてからラップに包み冷凍すると2か月くらい保存できます。

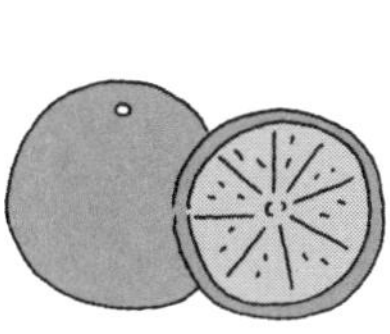

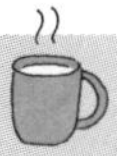

今週のドリンク

オレンジとジンジャーのホットドリンク ミント添え

皮をむいたオレンジをミキサーにかけるか、ビニール袋に入れて潰します。おろしショウガとオリゴ糖と一緒にお湯で溶いてまぜ、ミントを添えたら完成です。

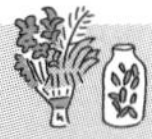

今週のハーブ&スパイス

クローブ

強力な抗菌作用、抗酸化作用、鎮痛作用、抗炎症作用などがあります。胃腸の動きの改善にも働くため、膨満感やしゃっくり、吐き気や感染症予防、歯の痛みや歯肉炎の改善などに使われます。甘味もクセも強く、火鍋に入れたり、お茶にして使われます。

右側が肝臓なので、左右同じように行います。

◆クローブの活用法

お茶にする場合には500㎖あたりホール1～3粒程度で充分香りがします。オリゴ糖にオレンジとクローブを漬けて、お好きなお茶に入れて飲むのもおすすめです。

ヨーロッパでは伝統的に、オレンジにクローブをさしてポマンダーという芳香剤をつくり、魔除けとしていました。

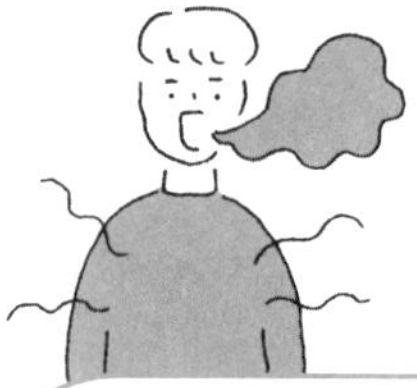

最終週

5/29→5/31

5月の振り返り

小さな不調に感謝 大《おお》事《ごと》になる前に 悪習慣をつみとる

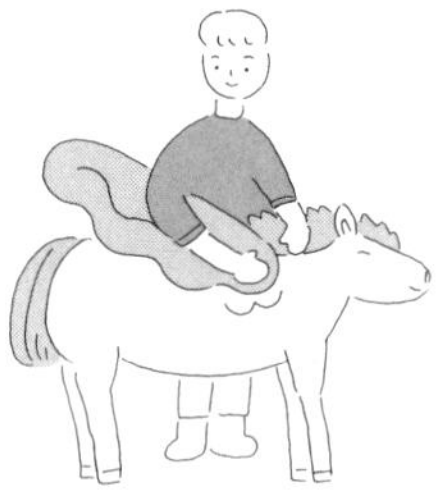

肩こり、おならや体臭、口臭がにおうなどは、小さな悩みのようですが放っておいてもよくなりません。なぜなら、今のあなたの習慣がつくりだしたものだからです。習慣は放っておくと定着します。これらの悩みは、ちょっと恥ずかしいだけでなく、ほかの病気につながっていくこともあります。

免疫の働きを担う腸内や体にたまる有害物質を無毒化してくれる肝臓に負担をかける生活が慢性化すると、季節の変わり目に風邪を引いたり、流行しているウイルスにかかりやすくなったり、少し無茶をしただけで具合が悪くなってしまうことがあるでしょう。腸や肝臓にダメージを与えるアルコール、甘いもの、小麦製品などは極力ひかえることが大切です。今月は、腸や肝臓に負担のかかるものをひかえることをベースとして食薬習慣をとりいれてみてくださいね。

◆「肝」にプラス◆　レモン、グレープフルーツ、ホタテ

◆胃腸にプラス◆　アボカド、リンゴ、ミント、オレンジ、バジル、グレープフルーツ

6月 春から夏へ（長夏）

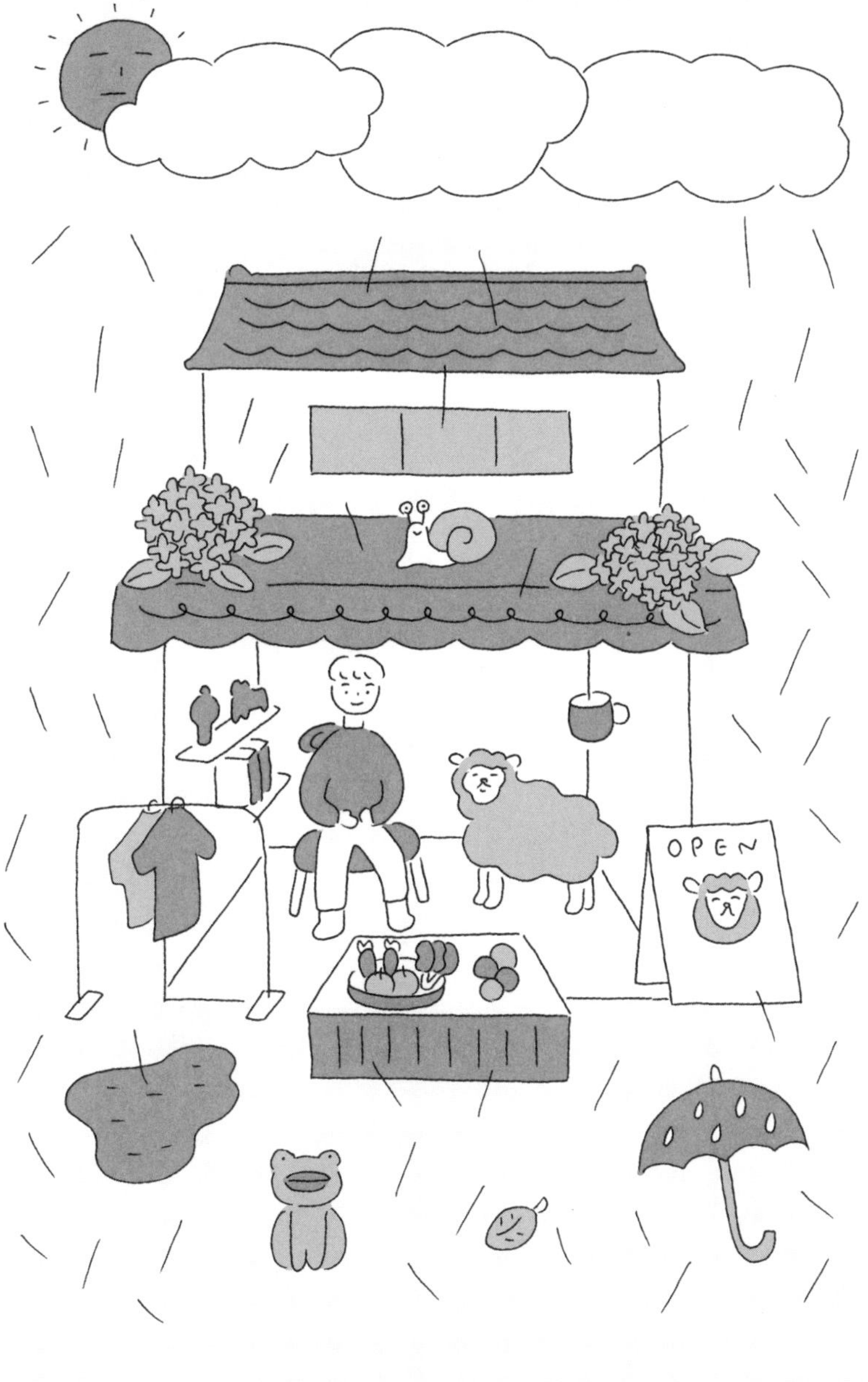

6月は、3割
手放して
体をデトックス

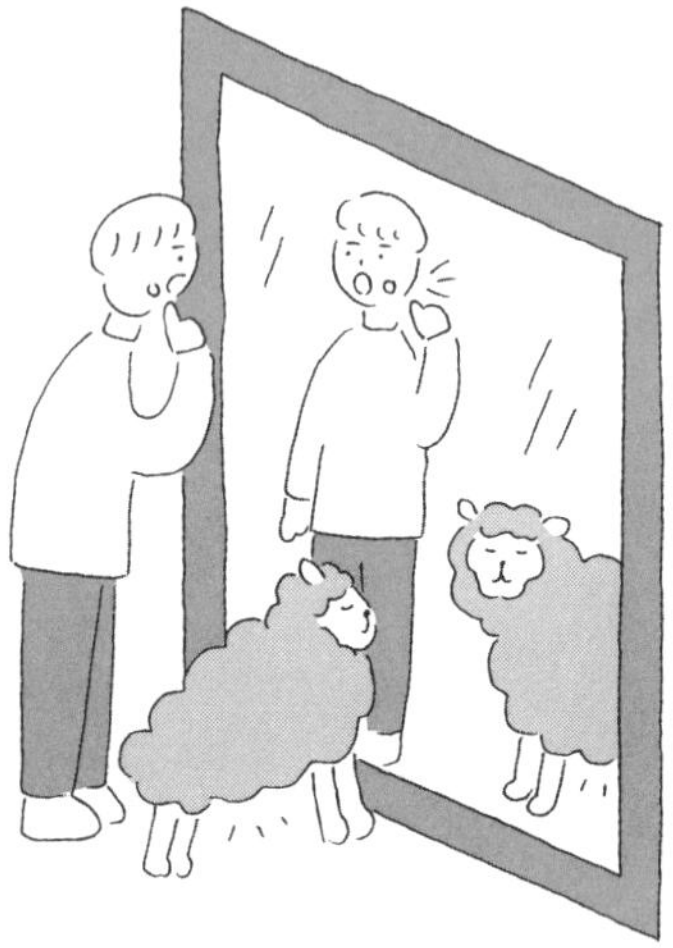

ジメジメ、だる重な
梅雨は、
ほどよい空腹が薬。
元気なミトコンドリアを
増やして、
若返り遺伝子作動！

吹き出物やむくみ、
ポッコリお腹が気になる今月は、
1週目　ニキビ、吹き出物予防
2週目　内臓下垂による血行不良
3週目　むくみ、代謝対策
4週目　血管を強くする
食薬プログラムを紹介します。

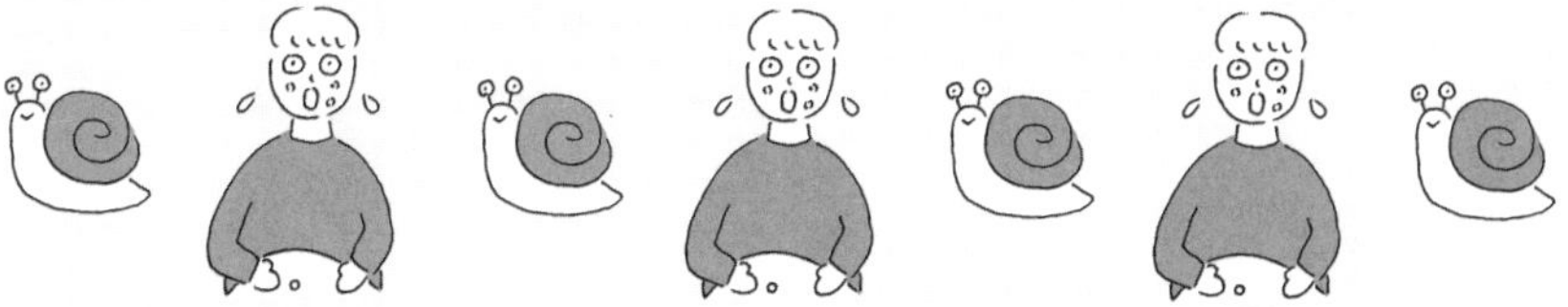

梅雨前線の低気圧対策には、「痰《たん》湿《しつ》」「湿熱」をためこまないことが基本

安定した気候はあっという間にすぎ去ります。6月になって、ちらほら雨の日が増えてきたと思ったらすぐに梅雨入りです。

梅雨前線がきて低気圧のときは、体にかかる圧力が低くなるので、細胞などに含まれていた水分は外側に向かい、体はむくみます。また、空気にかかる圧力が低くなると空気の濃度は薄くなり、その環境になじむために体は副交感神経を優位に働かせます。そのため、だるさや眠気を感じやすくなります。ただ、こういった変化に影響を受けないように働くのが自律神経です。**自律神経が乱れている人は、環境の変化によりむくんだり、だるくなったりしやすいタイプといえます。**

そして漢方では、湿度が高いときには「痰湿」と呼ばれる余分な水分が体にたまりやすく、消化の働きをする「脾」が弱くなります。

体の中にたまった「痰湿」や「湿熱」をとりのぞく働きを「オートファジー」といい、空腹時によく働きます。常に何かを食べていたり空腹を感じない状態では、オートファジーが作動せずに、品質の落ちたとりのぞくべき不良なミトコンドリアも蓄積していきます。**不良なミトコンドリアは活性酸素の発生源となるため、DNAやタンパク質を傷つけ、さまざまな病気の原因となってしまいます。**

◆「脾」が弱っている人の特徴

甘いものやパンやお米が好きで、食後に眠くなるという特徴があります。これは、食べすぎや血糖値のコントロールの不調が原因です。隠れ低血糖がひそんでいる人も。また、オートファジーにはインスリンの分泌をうながして血糖値をコントロールする働きがあることもわかってきました。満腹だとオートファジーの働きが鈍くなるので、「脾気虚」の人は食べすぎに注意です。

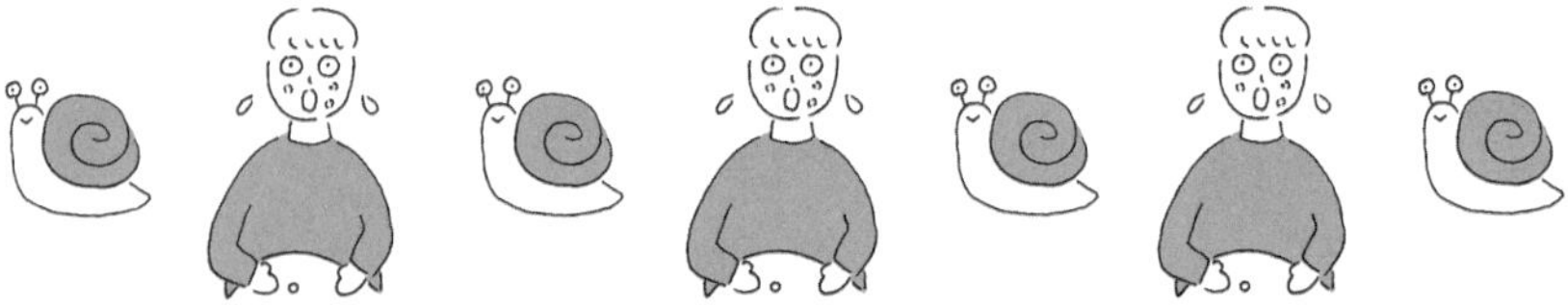

今月は、「何を食べるか」よりも「何を食べないか」、そして腹7分目を目指してみましょう。心も体も軽くなり、意外と続けるのも悪くないなと思ったり、体が重だるいときにとりいれる習慣として役立ちますよ。

姿勢の悪さと高い湿度で代謝が低下して太りやすい体に

また、雨の日が続く6月は、ゲームや動画、テレビなどを見て引きこもりがちになります。そのときに注意したいのが姿勢です。夢中になっていると、無意識に前のめりになっていることはありませんか？　乱れた姿勢が続くと、そこに運動不足も加わって、筋力の低下や体のゆがみが起こり、正しい位置で内臓を支えられなくなります。その結果、内臓下垂を引き起こし、猫背になり下腹がポッコリでてしまうことに。6月は消化機能の「脾」が弱まる時期なので、**内臓下垂によってさらに栄養の消化吸収が悪くなり代謝が低下して、太りやすい体になってしまいます。**これを漢方では「脾《ひ》気《き》下《か》陥《かん》」という言葉であらわします。

湿度から胃腸の働きが低下することに加え、生活習慣による筋力の低下や骨のゆがみから内臓下垂を起こしやすい6月は、意識的に「脾」を整える必要があります。消化補助食品や、筋肉や体力をつけて内臓を支えるために必要なビタミンB群やタンパク質などをとりいれるとよいでしょう。

◆疲れやすい人は要注意！

疲れやすい人は、ミトコンドリアが減少していたり、活性酸素をたくさん発生させる不良のミトコンドリアが除去できていない状態かもしれません。これは、早食い、食べすぎ、カロリーオーバー、糖質過多なども原因になります。体のお掃除役であるオートファジー効果が働くようにムダ食い、ながら食べなどはひかえましょう。

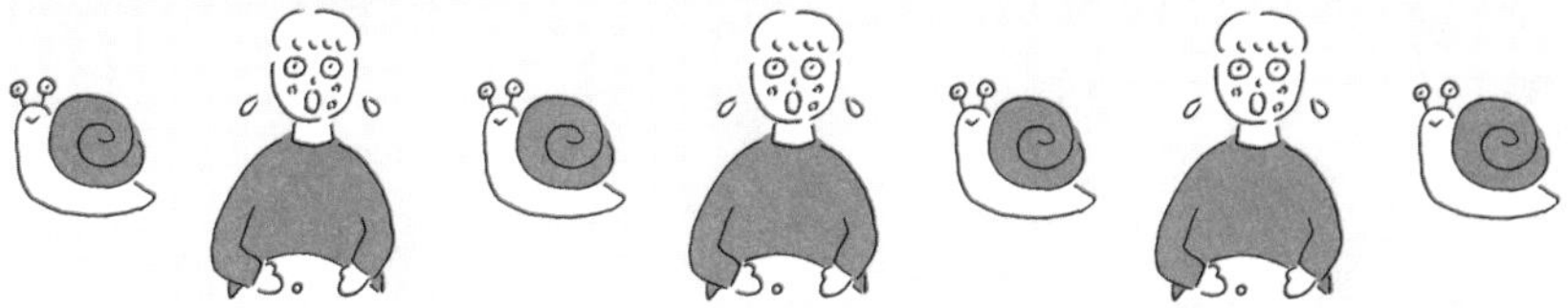

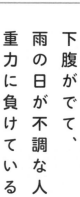

6月は体質改善要請発令！

下腹がでて、雨の日が不調な人は重力に負けている!?

「脾」には、消化以外にも内臓が下垂しないように支える働き、出血をコントロールする働きがあります。「脾」の機能が低下すると胃腸の負担が増えたり、下腹がでたり、太りやすくなったり、吹き出物ができたりします。また、「脾気虚」の体質の人は、あるべきものをあるべき場所に維持する力が弱いため、例えば知らない間にあざができる、鼻や歯茎から血がでる、女性は不正出血や、月経が長く続くといった出血に関わる不調を感じることも。止血に働くビタミンKは、食事からとる以外にも腸内細菌叢でもつくられるので、腸内環境が荒れないようにしましょう。

内臓下垂予防や太りにくくするためには、臓器を支えお腹まわりの筋肉を強くするために「気」の「固摂」を強化させることが必要です。この「気」は、大部分が「脾」でつくられ、残りは呼吸することにより「肺」でつくられます。「脾気」を補うためには、大根やキャベツなどの消化補助食品や肉魚、豆類などのタンパク質の多い食材がおすすめです。

◆若返り遺伝子

若返り（サーチュイン）遺伝子がしっかり働いていると老化を遅らせて、若々しく見えます。その働きは2つあります。①活性酸素の発生を防ぎ、体の設計図である遺伝子やエネルギー工場であるミトコンドリアの老化を防ぐ。②オートファジーが活性化し異常なタンパク質や不良のミトコンドリアを除去する。

そして、若返り遺伝子を働かせるために必要なことは3つあります。①腹7分目の食事を心がける。②キャベツ、ブロッコリー、そら豆、アボカドなどに含まれているビタミンB_3の1つ「NMN」をとる。③ピーナッツの皮やブドウやブルーベリーなどに含まれるポリフェノールの1種「レスベラトロール」をとる。

「脾気《ひき》」が弱まっているかチェック

- □ **平熱が36度を超えない**
- □ **かかとを地面につけたまましゃがむことができない**
- □ **あざができやすい**
- □ **食後下腹部がふくらむ**
- □ **手が黄色い**
- □ **疲れがとれにくい**
- □ **便秘になりやすい**
- □ **あお向けで寝ても下腹部がでる**
- □ **猫背で姿勢が悪い**
- □ **腹筋で起き上がれない**

4つ以上当てはまる人は、「脾気」が不足して体質改善を必要としています。内臓を支える筋力をはじめとして全体的な筋力が低下することで、それぞれの臓器の位置が下垂しているかもしれません。そのため、内臓機能や基礎代謝が低下したり、栄養の吸収・余分なものを排泄する働きが弱くなっている状態が予想されます。**元気の源である「気」をつくる「脾」が弱っていると全身の不調を感じやすくなる**ので、「なんとなく不調」が気になる人はチェックしましょう。

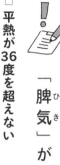

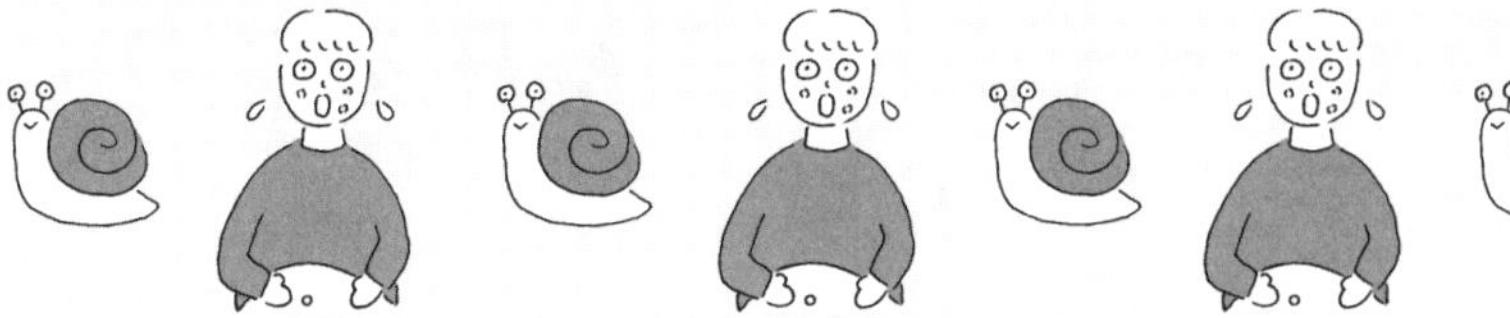

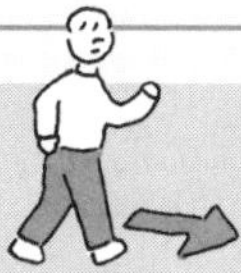

食薬がつづくポイント

梅雨の時期に大切なことは、とりいれることより手放すことです。何事においても、手放すことは難しいものですが、今月はそれが1番大事な1か月となります。

体に悪いとわかっているのに、食べるのをやめられなくて困っている食べ物はありませんか？ その最低購入金額を高めに設定してみましょう。例えば、菓子パンをよく食べている人の場合は、菓子パン1つの最低購入金額を350円以上に設定してみます。その金額より低いものは食べないことにしましょう。すると、菓子パンのなかでも品質の高いものを必ず食べることになり、安いものをたくさん買わなくなります。でも、食べたときの幸福感は、今より増していくはずです。「体によくない食べ物は、高価で貴重なおいしいものしか食べられない」というルールを決めると満足感も健康度もアップしていきますよ。

そして、今月食べた方がいいものは、消化補助食品です。梅雨の時期に体調が傾きやすい人は、とくに意識的にとりいれていきましょう。

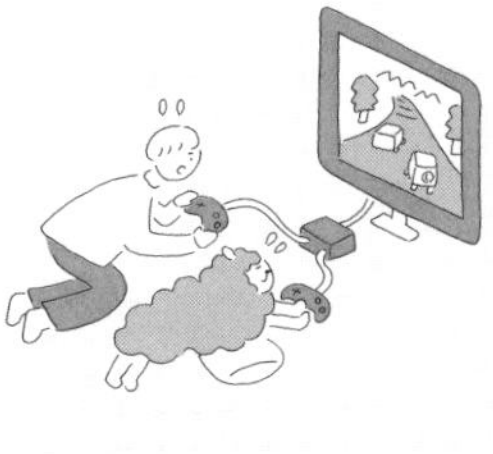

湿疹、オイリー、赤ら顔などの肌トラブルはお腹と相談して予防

「空腹薬」で「脾」をいたわる
消化補助食品で「肌」をいたわる

少しずつ雨の日が増え始めて、梅雨入りまでのカウントダウンが始まります。今後、高温多湿になると漢方では「長夏」という季節になり、胃腸の働きを担う「脾」が弱りやすくなるといわれています。そのため、今胃腸の調子が悪い人は、今後さらに悪化しないように整えておくのが得策です。

今週は胃腸のサポートのため、消化を助ける食材を中心にとりいれることをおすすめしています。そして、甘いものや脂っこいものを食べるクセがある人は要注意。**高温多湿で皮脂分泌の増えるこの時期に食べすぎると、胃腸の負担となり吹き出物やニキビの発生**につながりやすくなります。さらに運動もせずに好きなものばかり食べていると「痰熱内擾《たんねつないじょう》」という炎症を起こす体質になり、肌荒れだけでなく、体のだるさを感じます。常に空腹を感じない状態ですごすと、体のなかをお掃除するシステムの「オートファジー」が作動せずに、不良ミトコンドリアが蓄積して多量の活性酸素を生みだし、症状が悪化します。

そこで、6月1週目の食薬プログラムは、**「満腹まで食べていないか」**、**お腹と相談する週**にしてみましょう。そして、消化を補助するような食材を選び、タンパク質をとりたいときには比較的脂質の少ないものを選んで、胃腸をいたわりましょう。

今週のヘルスケア
［腹筋強化］

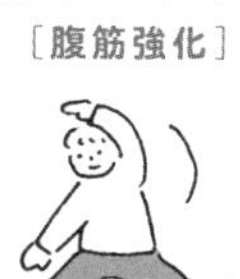

「ドローイン」という言葉を聞いたことありますか？ 内臓を支える筋肉、いわゆるインナーマッスルを鍛えるトレーニングです。これを簡単に行う方法をお伝えします。姿勢を正してお腹を引っ込め、おへそあたりで伸びないリボンや紐を巻きます。そのまま、お腹に紐が食い込まないようにして1日すごすだけです。意外と鍛えられるはずですよ。

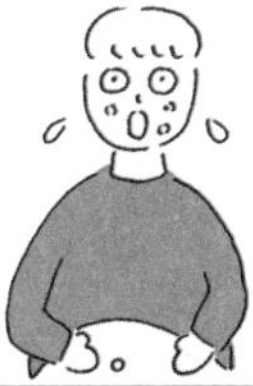

第1週目
6/1→6/7

◆今週の食べるとよい食材◆

キャベツ

キャベツには、胃腸の働きを助けるビタミンUとキャベジン、吹き出物などの炎症を抑えるスルフォラファンと抗酸化作用の高いビタミンCが含まれます。また、**ミトコンドリア（P16）や若返り遺伝子（P141）を活性化させるビタミンB_3の1つであるNMNが含まれ、**活性酸素の除去や代謝アップなどに役立ちます。

「脾」が弱い人は、湿気の多い季節のサラダはキャベツと決めるといいですね。

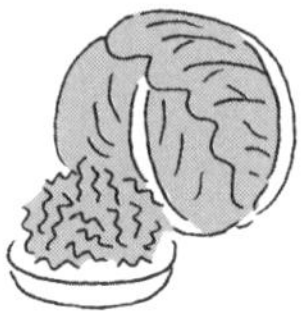

タコ

高タンパク、低脂質、低カロリーです。**タウリンを豊富に含むため「湿熱」の解毒を行う肝臓の機能改善にも役立ちます。**

また、お肌の新陳代謝を整えるビタミンB群やビタミンA、亜鉛なども多く含みます。

タコはほとんどの料理と相性がいい食材です。サラダ、煮物、スープなど何でもOK。サプリのようにさまざまな料理に入れて食べましょう。

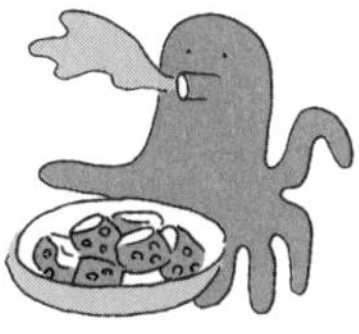

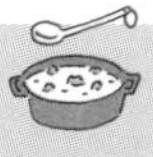

今週のスープ

タコのデトックススープ

殻付きのエビ、タコ、キャベツ、セロリ、トマトを一緒に水で煮込んで、塩で味を整えたら完成。お好みでバジルやオレガノ、ローズマリーなどのハーブを入れてもいいですね。

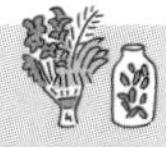

今週のスーパーフード

ニュートリショナルイースト

今回はハーブではないのですが、サトウキビやビートを発酵させて作ったスーパーフードです。味はまるで粉チーズ。高タンパクでビタミンB群、ミネラルを多く含みます。胃腸の調子がよくなくても栄養のある食材を使いたいときにおすすめです。

◆キャベツレシピ

たくさん食べるには、乳酸発酵させたキャベツが便利。キャベツは千切りにします。1玉1キロ程度なので、1玉に対して重量の2%（小さじ4）の塩、オリゴ糖小さじ1、ローリエや鷹の爪などを保存袋に入れて、よくもみます。水を入れたペットボトルなどで重しをして3日程度常温におき、酸っぱい香りがしたら完成です。消毒済みの保存容器に移して、冷蔵庫で1か月くらい保存できます。

頭痛・肩こり・生理痛にどんより スタミナ強化と「背筋伸ばし」で乗り切る

梅

体の痛みには、下垂しない体をつくる「脾気」と「めぐり」と「脾」を助ける食材

雨前線が日本列島を覆い始める時期です。洋服も靴も肌もジメジメとして、気持ち悪さを感じる人も多いかもしれませんね。梅雨に入ると外出が億劫になり、家のなかですごす機会が増えると思いますが、そのとき気をつけたいのが「姿勢」です。

パソコンやスマホに集中して姿勢が崩れると、骨盤がゆがみ、内臓が下がってしまいます。そのため、内臓のまわりの筋肉や血管、リンパなどを圧迫します。そして、漢方では「不通即痛《ふつうそくつう》」といって、血流やリンパの流れに滞りのあるところに痛みが生じやすくなるとされます。そのため、**骨盤まわりの腰が痛む**、**生理痛が悪化するなどの症状**を感じやすくなり、全身的な血行不良にまで及ぶと冷えや肩コリなどさまざまな不調につながります。また、姿勢が悪くなり前かがみになることで呼吸が浅くなり、「気」の不足を招きます。

そこで6月2週目の食薬プログラムは、**代謝の低下や冷えを防ぐ「気」の強化のためにスタミナをつける食事**を選びましょう。ただし、胃腸に負担をかけないように、消化を助けつつタンパク質、ビタミンB群、鉄などの栄養素をとりいれることも大切です。

今週の美容ケア
［16時間ファスティング］

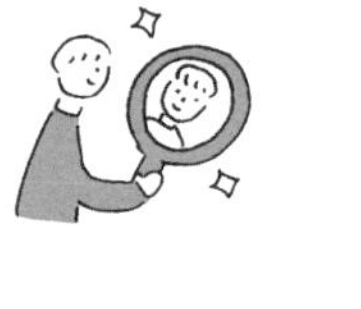

16時間以上食事をとらないと、細胞内の老化や病気の原因となる物質をとりのぞき、体をきれいにするオートファジーが活性化します。

例えば、昼を12〜13時に食べて、翌朝7時くらいに朝ごはんをいただきます。夕飯が食べたい人は20時以降何も食べないようにして、翌日の朝食を抜き12時すぎに昼食をとるパターンでも。これならできそうですよね。

ただ、筋肉量が落ちないように、歯を

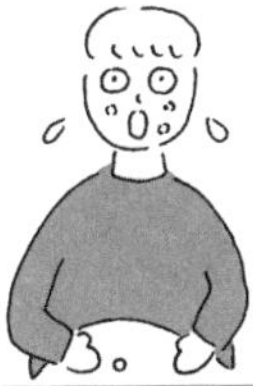

第2週目 6/8→6/14

◆今週の食べるとよい食材◆

大根おろし

大根には、ジアスターゼという消化を補助する酵素が含まれるので、**お肉など消化に負担がかかるメニューと一緒にとる**といいですね。皮と皮付近に栄養が多いので**皮ごとすりおろすのがおすすめです。**

　また、大根はアブラナ科の野菜なので、共通して含まれる抗酸化作用、抗糖化作用のあるイソチオシアネートという辛み成分が「気」のめぐりの改善にも役立ちます。

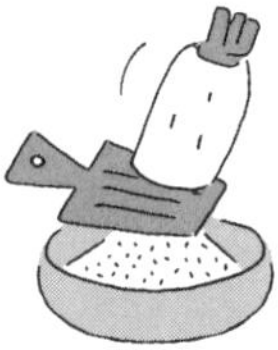

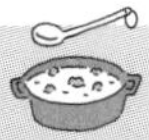

今週のスープ
大根おろし入り豚汁

　いつもの豚汁が完成したら最後に大根おろしをかけて完成です。

　炎症を抑えるイソチオシアネートという成分は、大根をすりおろすと効率よくとりいれることができます。食べる直前に入れましょう。

豚肉

「気」を補う栄養素であるタンパク質、鉄、亜鉛などのミネラル、ビタミンB群が多く含まれ、筋肉に必要な栄養素が内臓下垂を予防し、めぐりの改善を目指せます。とくに**糖質のエネルギー代謝を上げてエネルギーをつくるビタミンB_1を多く含んでいます。**

　また、グルタミン酸、イノシン酸、グアニル酸、抗酸化作用のあるカルノシンなどの旨味成分も豊富に含むため、スープにするとよりおいしくいただけます。

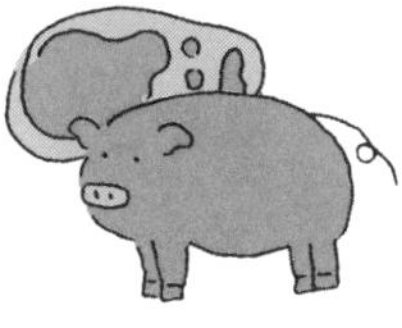

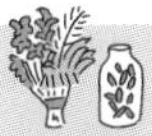

今週のハーブ&スパイス
セージ

　強い殺菌作用や制汗作用、消化器系の改善効果があります。肌トラブルで悩む人は、抗菌作用のあるハーブを上手に活用しましょう。ラム、レバーなどクセの強いお肉との相性がバッチリ。また、ハーブティーや、マウスウォッシュとして活用するのもおすすめです。

磨きながらスクワットをしたり、つま先立ちで歩くようにしたりと筋肉を使うことを忘れないようにしましょう。

　ただし、貧血気味の人や体調のすぐれないときはひかえてください。

◆アブラナ科の野菜の調理法

　大根などのアブラナ科の野菜は、食べる直前に細かく刻んだり、すりおろしたりすると効率的にイソチオシアネートなどの栄養がとれます。アブラナ科の野菜は、ほかにもマスタード、ワサビ、ブロッコリースプラウトなどが含まれます。

「何をやめるか」判断するのがむくみやすい梅雨の鉄則

6 気候の変化×ジャンクフードには優秀な水出し&かさまし食材で対抗

月21日ごろ、太陽は夏の位置に移動して夏至を迎えます。「長夏」に加えて「春」から「夏」へと変化する週です。気温は上昇しますが、夏空は大きな雲の向こうに隠されたままで、しばらく梅雨を堪能することになります。

梅雨は気圧の変化が大きいので胃腸の働きが低下し、体中の水分が円滑にめぐらずにあちこちにたまってしまいます。そこに低気圧が訪れると、体への圧力が下がり水分が体の外側へ移動しようとします。その結果、**血流やリンパの流れが滞って水分がたまりやすい手足などの末端や頭部などに不調を感じ、むくみ、頭痛、めまい、手足が重だるいといった症状があらわれます。**

また、食材が腐りやすい季節なので、傷みにくい手軽なものを食べる機会が多くなっていませんか？ 菓子パンやファストフード、レトルト食品などの味がはっきりしている食べ物は、後を引いて止められなくなるのが特徴です。この時期特有の偏食傾向と気圧による体の膨張傾向が重なり、「痰湿」がたまって太りやすくなります。

そんな6月3週目の食薬プログラムは、何を食べるかではなく、**何をやめるかを意識する1週間**です。抗酸化作用が高く、「かさまし」になる食材で、体にたまった水分と老廃物をひっくるめてドッサリ排泄しちゃいましょう。

今週の漢方薬
［半《はん》夏《げ》白《びゃく》朮《じゅつ》天《てん》麻《ま》湯《とう》］

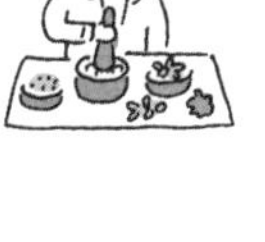

気圧の変化が大きいときに不調を感じる人は多いですよね。半夏白朮天麻湯は、人間天気予報のごとく、頭痛やめまい、耳鳴り、胃腸機能や水分代謝の低下などの不調を感じることで明日の天気を察知してしまう人のための漢方薬です。疲れやすく冷え症気味で、頭痛、めまい、蓄膿症、吐き気、耳鳴りの改善などに効能があります。

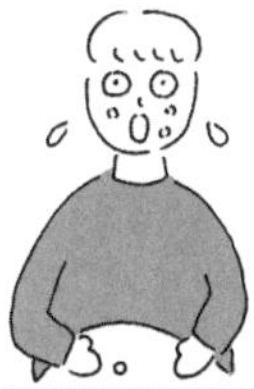

第3週目
6/15→6/21

◆今週の食べるとよい食材◆

サニーレタス

じつは、レタスよりサニーレタスのほうが栄養価の高い野菜です。とくに、抗酸化作用のあるカロテンの量が多く含まれます。また、カリウムも豊富なため、**むくみの改善**にも役立ちます。食物繊維を多く含み腸内をゆっくり移動するため、糖質の吸収が緩やかになったり、腹持ちがよくなったりと**食べすぎの予防にも最適**です。

便秘のときには不溶性食物繊維と水溶性食物繊維の比率が2：1になるのが理想ですが、サニーレタスに含まれる食物繊維の比率はこのバランスに近く、老廃物の排泄にぴったりです。

もやし

安価で低カロリーなので、かさまし食材としてダイエットのときに活用する人も多いですよね。栄養素としては、消化を助けるアミラーゼ、腸内環境を整え、便通をうながす食物繊維が含まれます。

また、「肝血」が不足すると自律神経が乱れ、気候の変化に体調が左右されやすくなります。もやしには**血をつくる鉄分の利用をうながすモリブデンが非常に多く、葉酸も含むため「肝血」**不足の予防にも役立ちます。

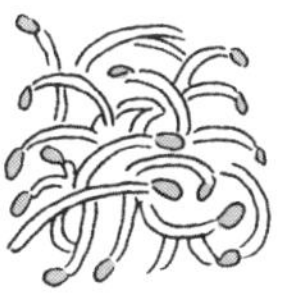

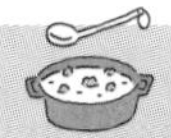

今週のお鍋

レタスともやしとオクラの塩麹スープ

かつお節、刻んだ昆布、もやし、食べやすいサイズに切ったオクラを水から煮込み、溶き卵を回し入れます。最後にレタスを入れてしんなりしたら塩麹で味を整えて完成です。

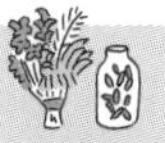

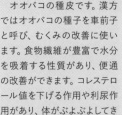

今週のハーブ&スパイス

サイリウム

オオバコの種皮です。漢方ではオオバコの種子を車前子と呼び、むくみの改善に使います。食物繊維が豊富で水分を吸着する性質があり、便通の改善ができます。コレステロール値を下げる作用や利尿作用があり、体がぶよぶよしてきた人におすすめです。

◆サイリウム活用法

片栗粉の代用として、料理にとろみをつけるのが手軽でおすすめです。お湯に溶くとわらび餅にそっくりなものができあがるので、おかずからスイーツまで幅広く使うことができますよ。

早くも夏バテ!?
「気」を補って夏本番に備えよう

梅

「脾気虚」で、いつの間にか体にあざが！ 毛細血管も強くして血流促進

雨雲がきれいになくなる日が増えてきました。梅雨明けまであとわずかなことを実感しますが、蒸し暑さが続くと早くもだるさや疲れを感じて、食欲がない人もいるかもしれません。漢方ではこのタイプを「脾気虚《ひききょ》」といい、胃腸が弱い、筋力が弱い、代謝が低い、疲れやすい、冷えやすいという特徴があります。そのため、夏には冷たい食べ物や冷房でお腹をこわしたり、食欲がなくなり栄養不足で体力がなくなったり、最悪のコンディションになります。

そして、「脾気」の「固摂」（P40）には、出血のコントロールをする働きもあります。そのため、「脾気虚」の人は、あざができやすい、生理のときに出血が続く、傷の治りが遅いなどの傾向があります。これは毛細血管が弱っていることが原因です。**全身に張りめぐらされた毛細血管を強くして、十分な栄養と酸素を体中に届けて代謝を上げることが必要です。**さらに、ケガの治りが悪い、シミが増えた、冷えやすくなった、風邪の治りが悪いなどは不良ミトコンドリア（P16）の増加とともに活性酸素が増え、テロメア（P23）が短縮して細胞の再生を邪魔している可能性もあります。そこで6月4週目の食薬プログラムは、胃腸が弱っているときでもとれる低脂質で抗酸化作用もある「脾気」を補う食材がおすすめです。

今週のアロマ
［グレープフルーツ］

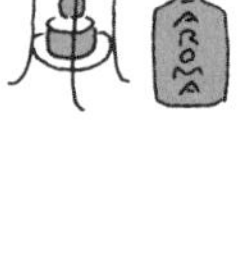

グレープフルーツの精油はストレスを緩和して「気」のめぐりを改善する働きや、食欲のコントロールをする作用があり、夏に向けてダイエットを始める人におすすめです。そこで、汗がまとわりつく気候にぴったりのデオドラントスプレーの作り方を紹介します。スプレー容器に、水95㎖、無水エタノール5㎖、グレープフルーツ10滴、ラベンダー5滴、ティートゥリー5滴をよく混ぜて使います。炎症を抑えるラベン

第4週目
6/22→6/28

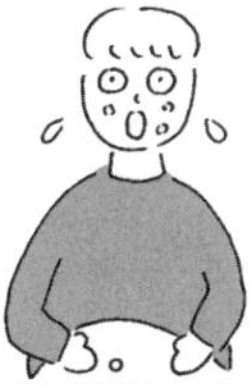

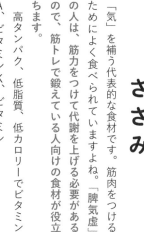

◆今週の食べるとよい食材◆

ささみ

「気」を補う代表的な食材です。筋肉をつけるためによく食べられていますよね。「脾気虚」**の人は、筋力をつけて代謝を上げる必要があるので、筋トレで鍛えている人向けの食材が役立ちます。**

高タンパク、低脂質、低カロリーでビタミンA、ビタミンK、ビタミンC、ビタミンB群、ミネラルも豊富なので疲労回復、美容、ダイエットと多くの効果が期待できます。

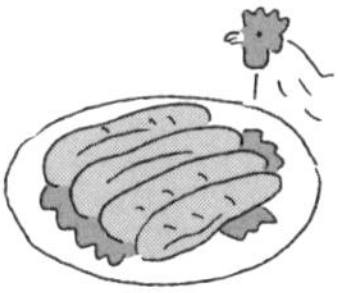

そら豆

そら豆にはビタミンB群が豊富で、毛細血管を広げることで血流をうながし、冷えの解消に役立ちます。また、ビタミンB_3の1つであるNMNは、若返り遺伝子（P141）の活性にも役立つとされ、**代謝を上げて体を温めたい人にもおすすめ。**

ほかにも、鉄やカルシウムなどのミネラル、タンパク質、食物繊維が豊富。薄皮には抗酸化作用があり、血管を丈夫にするポリフェノールが多いので、新鮮な皮なら一緒に食べましょう。

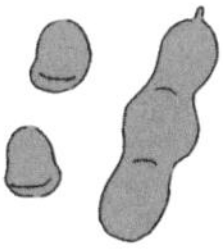

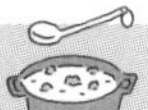

今週のスープ
ささみとそら豆のお吸い物

ささみは下茹でします。ほぐしたささみ、干しシイタケとその戻し汁、そら豆、千切りのショウガ、カツオ節、とろろ昆布を水に入れて煮込みます。醤油とみりんで味を整えたら、完成です。

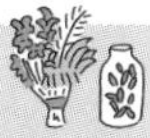

今週のハーブ＆スパイス
ピュアココア

抗酸化作用が高いレスベラトロールというポリフェノールが含まれます。異常なタンパク質や不良ミトコンドリアを除去するオートファジー効果が期待できます。レスベラトロールは、ほかにピーナッツの皮やクランベリー、ぶどうなどにも含まれます。

ダーと抗菌作用のあるティートゥリーを合わせることで、肌荒れや消臭に役立ちます。

◆ブルーベリーもおすすめ！

ブルーベリーに含まれるレスベラトロールには、全身のエネルギーをつくりだすミトコンドリアを増やす作用もあります。さらに、若返り遺伝子を活性化する効果も期待できるので、気軽にとりいれてみましょう。

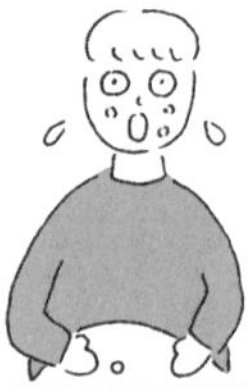

最終週

6/29→6/30

6月の振り返り

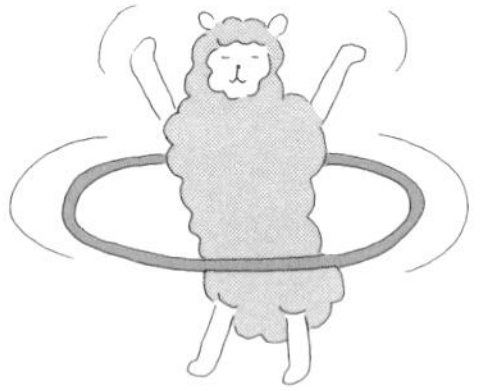

ポッコリお腹、湿疹、痛みは内臓のお疲れサイン

下垂した内臓は、骨盤で食い止められて圧迫されます。すると脂肪が多いわけでもないのにお腹がでて、血行が悪くなり消化不良や便秘になります。ほかにも、代謝が下がって太りやすい、疲れやすい、冷えやすい、腸内環境が悪化して肌トラブルが起きるなど、さまざまな不調がでます。女性の場合は、生理痛の悪化や不妊症の原因になることも。

骨盤から肋骨までの間には、生きていくうえでしっかり機能させないといけないものしかつまっていません。体からの合図を深刻に受け止めていく必要があります。ポッコリした下腹もニキビのできやすい体質も、それは体からの大切な合図です。見つけたら「ラッキー」と思い、内臓に負担をかけている事実を真摯に受け止めて、食薬プログラムをとりいれていきましょう。

◆「脾」にプラス◆　キャベツ、大根
◆腸にプラス◆　サニーレタス、もやし
◆「肝」にプラス◆　タコ、そら豆
◆「気」を補う◆　豚肉、ささみ

7月　夏（長夏）

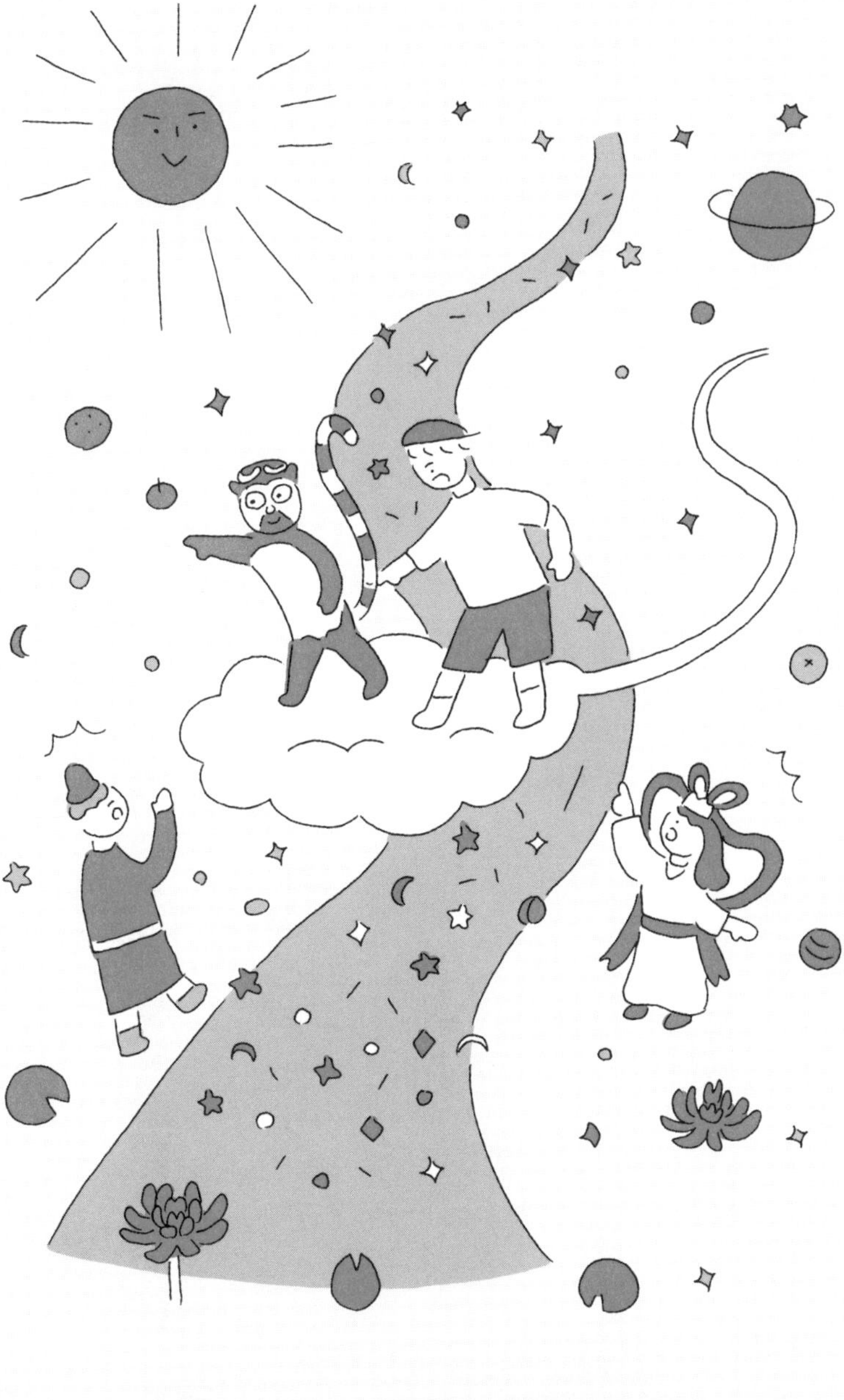

7月は、失った汗と体力をミネラルで充電

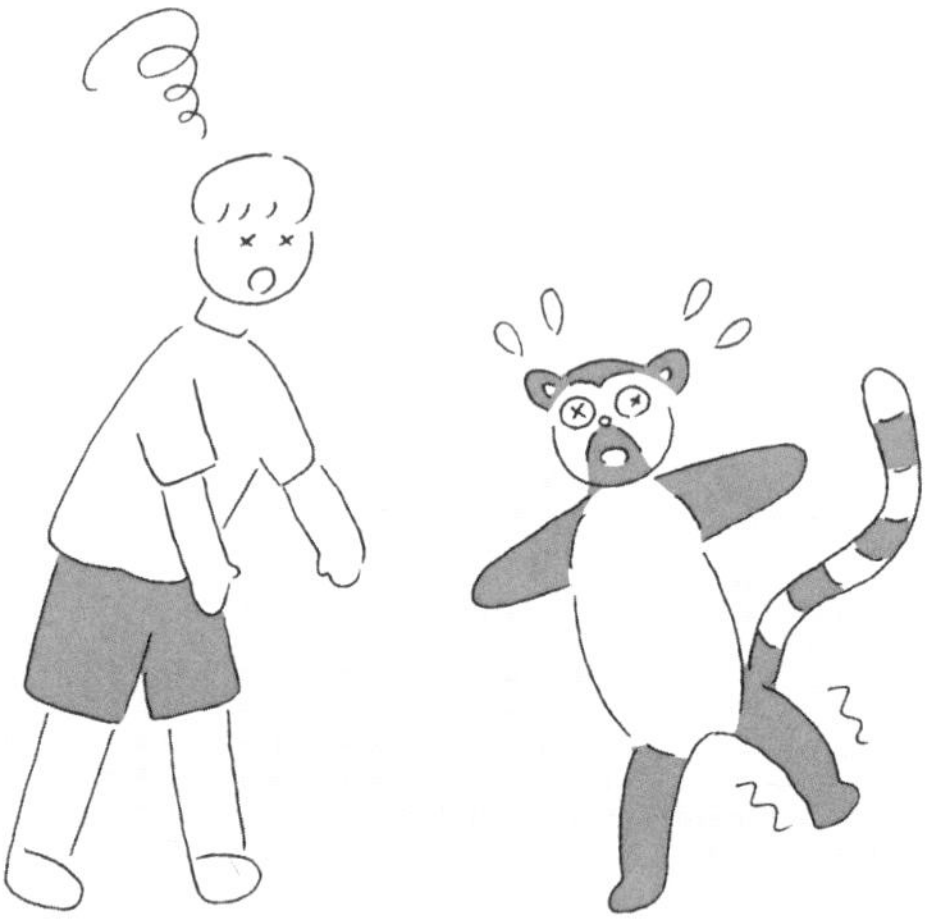

夏バテでショート寸前。
筋肉や神経に必要な
電解質を
「夏野菜×ナッツ」で
フルチャージ！

気づかないうちに出る汗で
体のバランスが崩れる7月は、
1週目　熱中症と夏バテ予防
2週目　気圧の変化対策
3週目　消化機能アップ
4週目　夏風邪予防
についての食薬プログラムです。

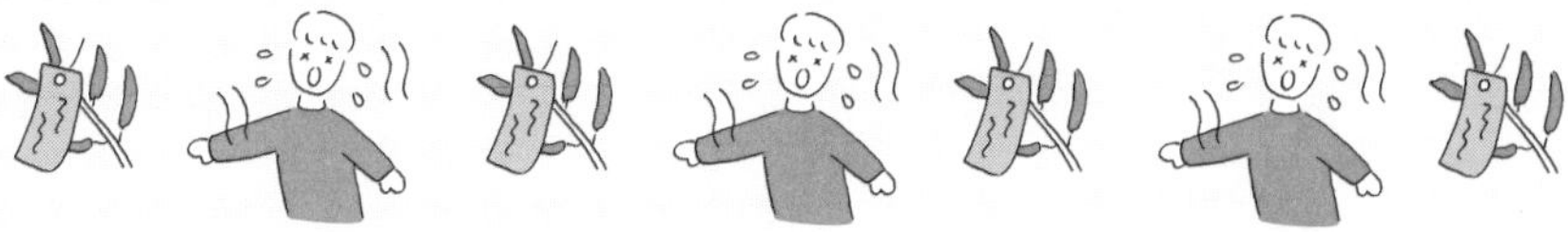

汗で水分とミネラルを消耗して筋肉や関節の痛みが発生！

梅雨から夏本番へと移り変わる時期です。真夏日を観測する日もでてきて、睡眠時に汗をかく気温になってきますが、日中の水分補給量を意識的に増やしている人は少ないかもしれません。今月は、真夏を目前にして失いがちな水分とミネラルの摂取について注目してみましょう。

汗は水分とともにミネラルも一緒に消耗します。これにより起こるのが、電解質の陽イオンと陰イオンのバランスの異常です。例えば、体は、細胞内外でナトリウムイオンやカリウムイオンなどイオンの組成が異なっていることにより電気エネルギーをつくります。そして、電気エネルギーが隣の細胞へ次々とリレー形式でつながり体を動かしています。このイオンのことを電解質と呼びます。水に溶けると、電気を通す性質をもち、陽イオンと陰イオンに分かれます。電解質は、筋肉や神経細胞の働きや細胞の浸透圧などの働きに関わっています。

電解質の異常が起こると筋肉の収縮、神経の伝達、全身の水分量の調整などが乱れ、これを漢方では、「脾陰虚《ひいんきょ》」といいます。夏の夜、寝ている間にこむら返りなど筋肉の痛みや関節の痛みなどを感じたことはありませんか？ これは電解質の乱れの合図で、筋肉の収縮をコントロールできない状態になることが原因です。

◆便から考える
水分補給量

便をして「すっきりした」と思える量は約150gと言われます。便の構成は、80％（120g）が水分、20％（30g）は、食べかす（10g）、腸内細菌（10g）、腸の粘膜（10g）です。飲んだ水分の10分の1が便になることから、必要な水分量を逆算すると1・2Lになります。ただ、一度に飲んでも吸収されないので5～6回にわけてとりましょう。カフェイン、アルコールの含まれるものはカウントしないでくださいね。これは目安なので汗をかいたときはもう少し多かったり、お腹に水がたまるような音がするときは減らすなど、自分の体の状態と相談しながら摂取しましょう。

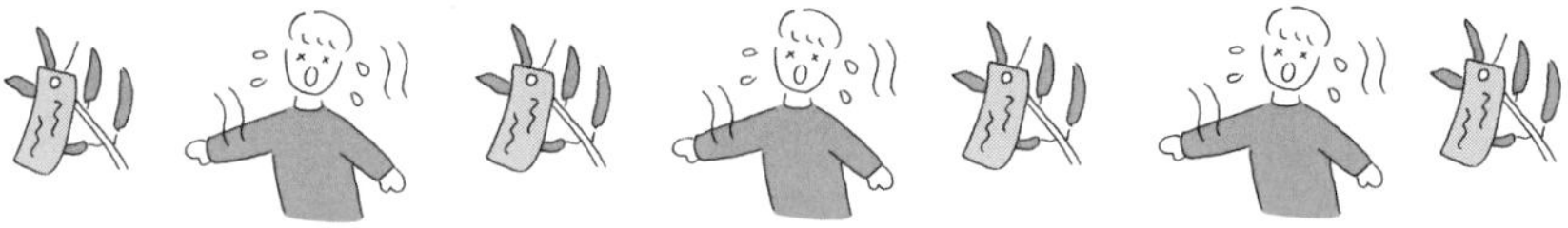

電解質バランスを整える 常温のお水×夏野菜×ナッツ

夏は暑いからといって、単純に水だけを飲めばいいわけではありません。ナトリウム、カリウム、カルシウム、マグネシウム、リンなどのミネラルをとって電解質のバランスを整える必要があります。また、ミネラルは体内で合成されないので、飲食物からとり入れて、基本的には腸から吸収されます。そのため、暑い時期に下痢をしたときや下剤を飲んでいるときはとくにミネラルを吸収しにくくなり、電解質が乱れやすくなります。また、下痢のときは、脱水気味になりやすく体内への水分吸収が不十分だったり、腸の水分が不足することで便がかたくなったり便秘になったりします。そこで暑くなり始める7月は、**ミネラル豊富な食材である夏野菜、ナッツ、動物性タンパク質をとりいれて電解質バランスを意識的に整えましょう。**

また、水分のとり方にも気をつけてほしいことがあります。単純に冷たい水を一気に飲むことはやめましょう。水の冷たい刺激で血管が収縮し、胃腸の働きが低下します。**常温以上のお水がおすすめ**ですが、冷たい飲み物しかないときには、水分をゆっくり噛むようにして飲みましょう。また、人が一度に吸収できる水分量は150～200㎖といわれています。たくさん飲んだとしても、排泄されてしまうので、30分くらいの間隔をあけて少しずつ飲むようにしましょう。

◆脾陰虚

「陰」とは、体の中のイオンの状態を表しています。夏は高温多湿に弱い「脾」がダメージを受ける季節なので、食事の内容や胃腸の不調により「脾」が弱まることが原因で「陰」（イオン）がバランスを乱している状態となります。

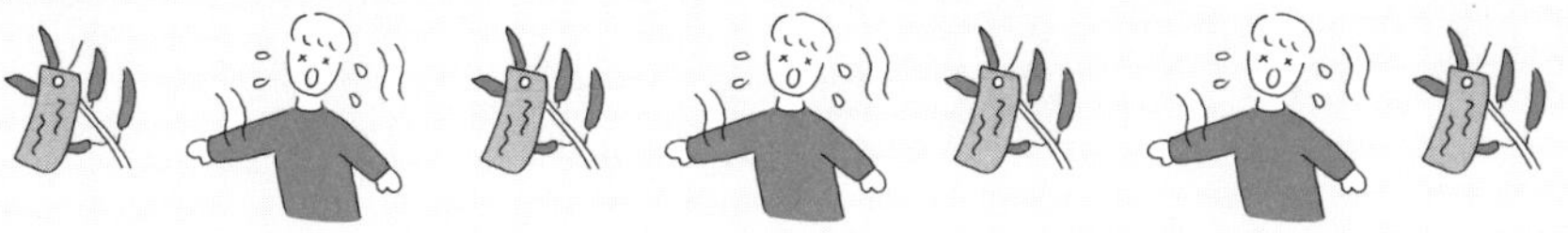

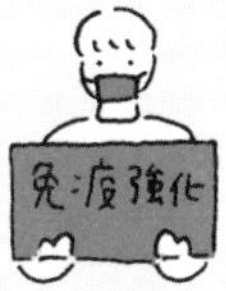

7月は免疫強化要請発令！

関節・筋肉痛、夏風邪に備えて、免疫を高める

冷たい飲食物で内臓が冷える、暑苦しさからの寝不足、暑さで食欲減退、間違ったダイエットからの栄養不足、室外と室内との温度差で自律神経が乱れる、汗で電解質が乱れる……。少し不調の原因をあげただけでもこれだけの要素があり、これから8月にかけて体力とともに免疫力も低下します。「夏バテ」というように、夏に栄養状態が悪くなり体力と免疫力が低下することを「脾気虚《ひききょ》」といいます。

風邪は基本的にウイルスによって引き起こされますが、体力や免疫力が低下しているとウイルスに感染しやすくなります。この時期の代表的なものは、お腹に症状のでるエンテロウイルス、のどに症状のでるアデノウイルスです。長引くこともあるので、できるだけ体力や免疫力が低下し始めた「脾気虚」の早めの段階で対策をとりましょう。そのためには免疫力を高めて「気」の「防御」を強化するビタミンDが多い**魚**や**キノコ**類、抗酸化作用の高いビタミンCやAが多い**夏野菜**、整腸作用が期待できる**発酵食品**、海藻、**葉物野菜**や**豆類**などをとりいれましょう。

◆夏のウイルス

夏風邪は、せきやくしゃみなどの飛沫感染や、ウイルスのついた手やタオルで顔にふれることで接触感染・経口感染します。代表的な夏のウイルスは2種類あります。

・エンテロウイルス：エンテロは腸管という意味ですが、腸管で増殖するので便が感染源になることがあります。ヘルパンギーナや手足口病をおこします。

・アデノウイルス：上気道炎、肺炎、咽頭炎、咽頭結膜熱、流行性結膜炎などさまざまな症状を起こします。

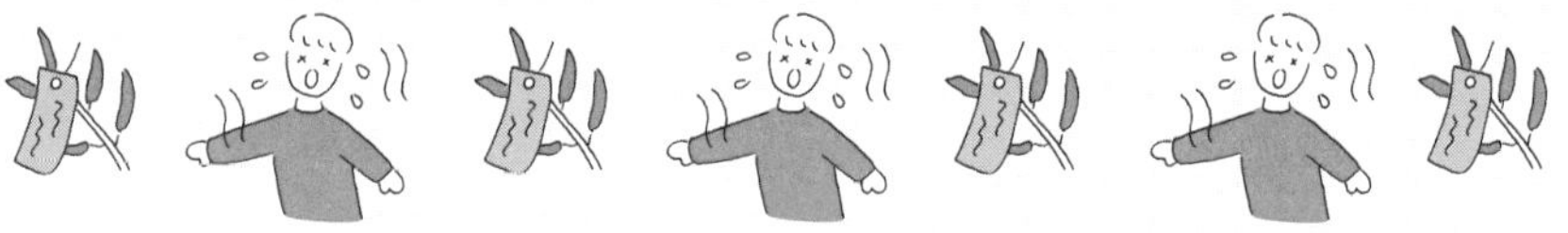

自律神経の乱れをチェック

電解質は飲食物からとることで意識的に調整できますが、自律神経は自力で調整しにくいものです。**自律神経が乱れることで胃腸の働きや睡眠の質が下がって、免疫力の低下へとつながってしまいます。**強い体をつくるためには、自律神経の働きを整えることが大切。不調をよせつけないためにも、まずは今のあなたの自律神経の状態をチェックしましょう。

- □ **お腹が張りやすい**
- □ **貧乏ゆすり・爪を噛む・髪を触るなどの回数が増えた**
- □ **食いしばりがある**
- □ **のどに何もつまっていないのに、何かつまっている感じがある**
- □ **呼吸が浅くなりやすい**
- □ **微熱がある、または低体温**

2つ以上該当する人は、自律神経が乱れている可能性があるので、一旦今の食事を見直してみましょう。食欲がないからといって、冷やし中華やそうめんなど食べやすいものばかり食べていては栄養が糖質に偏り免疫力が弱くなります。夏風邪を引いたり、夏バテが進行しないように、食薬プログラムを参考に今必要な栄養を含む食事を意識しましょう。

◆冷やし中華とそうめん
のど越しがいいので、夏に食べる機会が増えると思いますが、必要なミネラルやビタミン、タンパク質などが不足しがちです。1品で食事が終わることもあり、栄養バランスが糖質に偏ります。さらに麺類は、精製された糖質なので血糖値が急上昇をおこし、ダルさを感じさせることも。そうめんなどは、氷をいれて冷たくして食べることがあるので、お腹をダイレクトに冷やす可能性があります。

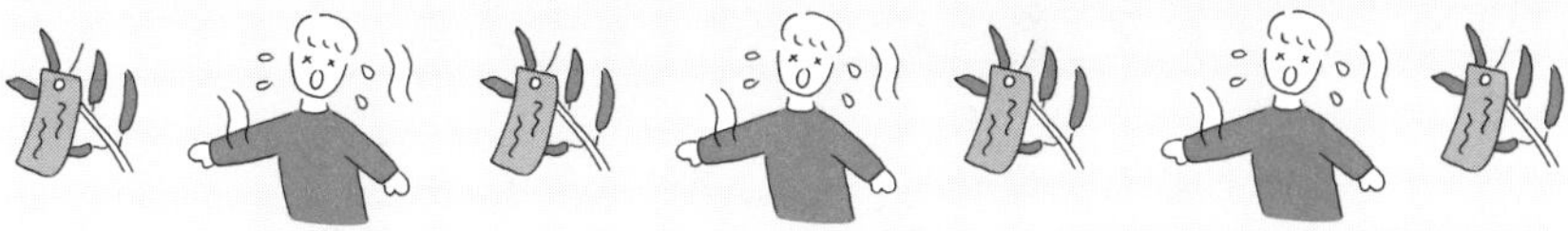

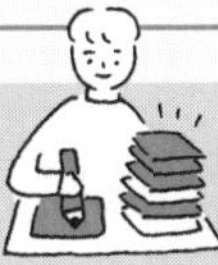

食薬がつづくポイント

関節・筋肉痛、夏風邪の対策には、電解質と自律神経を整えることが必要です。難しそうに感じるかもしれませんが、**やるべきことはすごくシンプルでたった3つ**です。

1つ目は、体に熱がこもっているときには**夏野菜**で熱をとることです。夏野菜には、電解質を整えるミネラルや、免疫力を上げるファイトケミカル、ビタミンCなどが豊富に含まれています。

2つ目は、**冷たい飲食物をひかえる**ようにすること。内臓を直接冷やしてしまうと、消化能力が低下して栄養の吸収率が下がります。また、消化器系の機能は副交感神経が優位であるときに働くため、急に冷たい飲食物で自律神経を乱すことがあります。

3つ目は、起床時と就寝前に**常温以上のお水をコップ1杯飲む**こと。睡眠時には、汗として500㎖から多くて1Lもの水分が排泄されます。汗をかきやすい気候なので、水分摂取は意識してとるようにしましょう。

7月から9月のお彼岸の頃までは、この3つを続けるようにとると不眠やこむら返りなどの不調の緩和に役立ちます。

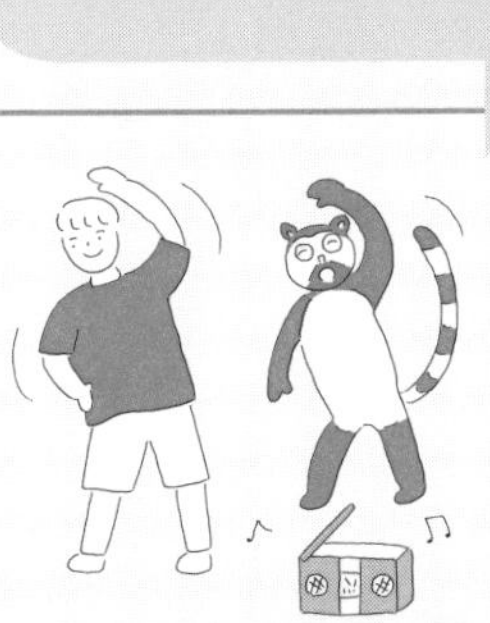

顔がぴくぴく、足はつる……。筋肉の異変は夏のしらせ

梅

野菜×ナッツ類のミネラルで筋肉のこわばりを防御

雨のジメジメした空気のなか、エアコンの設定を除湿か冷房か、それとも何もつけないでいようかと悩む気候だと思います。夏に向かう最中の今、先月と比べると汗の量は少しずつ増えていきます。

ここで気になるのが、体内の水分量です。猛暑ではないこの時期は、汗の量に対して補う水分量が不足しがちになります。また、汗をかくときには水分と同時にミネラルも消耗するので、一緒に補給する意識が必要です。

漢方で「脾」は飲食物を消化して、体にとって利用しやすい状態に変換する臓器と考えます。ただ、体内の栄養バランスが悪いとうまく変換できません。体の中で水分をきちんと利用するには、汗で失った分のミネラルも必要です。**ミネラルが足りないと、体内で水分が利用できずにそのまま尿として排泄されます。**これを「脾陰虚」といいます。「陰虚」は体内の水分不足、電解質が乱れている状態を意味していて、筋肉のこわばりや就寝中のこむら返り、顔がぴくぴくするなどの筋肉の違和感を覚えやすくなります。そこで、7月1週目の食薬プログラムは、ミネラルの多いナッツと水分代謝を整えるカリウムを多く含む野菜をとります。水分とミネラル不足は熱中症や夏バテの原因にもなるので、早めに改善しておきましょう。

今週のヘルスケア
［ハンドマッサージ］

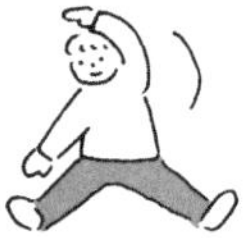

手にはツボがたくさんあるので、難しいことは考えずに全体的に刺激しましょう。ツボを意識しなくても、全身の反射区を刺激できるので、血行改善、筋肉がほぐれる、むくみ改善、自律神経が整うなど多くのメリットがあります。

ハンドクリームやオイルを手になじませ、小さく円を描くようにマッサージします。指を一本ずつ反対の手ではさむようにもち、指先に向けてぐりぐり刺激したり、指の間の付け

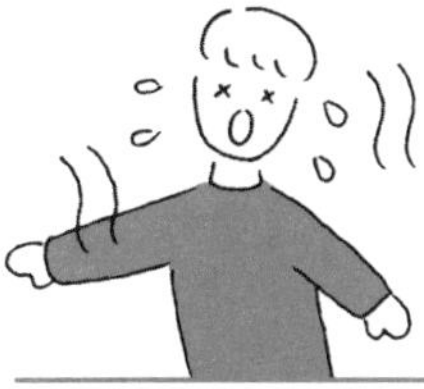

第１週目 7/1→7/7

◆今週の食べるとよい食材◆

カシューナッツ

カリウム、ナトリウム、カルシウムなどのミネラルが汗と一緒に消耗されますが、ナッツ全般にミネラルが豊富に含まれています。そして、その中でもカシューナッツはビタミンB_1が非常に多いので、糖質をエネルギーに変えて疲労や筋肉痛の改善につながります。

カシューナッツはスーパーやコンビニで手軽に買えるので便利な食材です。中華料理で炒め物に入ったり、ビーガン料理では乳製品の代わりに使われるなど、とりいれやすいナッツです。**塩がかかっていないものや油で揚げていないものを選びましょう。**

カリフラワー

体内で水分保持の働きをするカリウムを多く含みます。**脱水が起きているときには、絶対に必要なミネラル**です。カリフラワーはキャベツを品種改良した野菜なので、キャベツと同様に胃の働きを整える「脾」を強化します。食欲がなく疲れやすいときにもおすすめです。

また、抗酸化作用があるビタミンCを多く含むため、活性酸素の発生を抑える効果があり、**紫外線が強くなってきている今の時期にぴったり**です。夏に向けてダイエットを考えている人はお米の代わりにカリフラワーライスにするのもいいでしょう。

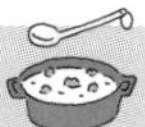

今週のスープ
カシューナッツとカリフラワーのクリーミーポタージュ

カシューナッツは1～2時間浸水させ、カリフラワーと玉ねぎは適当な大きさに切って炒めます。すべての具を水で煮込み、最後にブレンダーでポタージュに。塩麹か味噌、塩コショウなどお好きな調味料で味つけをして完成。

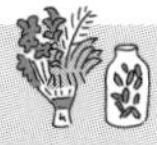

今週のハーブ&スパイス
ターメリック

黄色が印象的なスパイスです。筋肉の痛みを緩和したり、肝機能を整えたり、胃の働きを整えたりする働きがあります。スープに混ぜたり、ごはんと一緒に炊いてターメリックライスにしたりと使いやすいので、ぜひチャレンジしてみましょう。

根をつまみながらもみほぐします。不調に働きかける効果と、手を美しくするケアを同時にできておすすめです。

◆カリフラワーライスの作り方

カリフラワーをみじん切りにしたり、フードプロセッサーで細かくして、米粒大のサイズにします。カレーや炒飯、リゾットなどのお米の代わりに使うと糖質オフしながら食物繊維をとれるので、ダイエットに最適です。密閉袋に入れて冷凍保存することもできます。

気圧の変化に負けるな！
梅雨前線を乗り越えよう！

梅

低気圧がつれてくる頭痛・神経痛には 消化補助食品×「脾気」を補う食材

雨明けが待ち遠しく天気予報が気になる時期ですが、体の痛みや違和感から、次の日の天気を当ててしまう人はいませんか？　昔から雨の日には古傷が痛むといわれ、実際雨の日に関節の痛みや頭痛を感じる人は多いようです。これは、雨の日の気圧低下と関係します。**低気圧によって体内の水分が膨張傾向になり、血管が拡張したり、自律神経が乱れたり、神経が圧迫されたりして、関節や頭などで痛みを感じます。**漢方では、気圧の変化が大きいと消化吸収や水分代謝を担う「脾」の働きが弱くなるとされます。水分代謝が悪いと、鼻水がつまる、むくむ、下痢をするという特徴があります。気圧に敏感な人は、このような悩みはないでしょうか？

さらに、「脾」の働きが低下すると、「脾気虚」といって疲労感がとれず、免疫力が低下して夏バテや夏風邪にかかりやすくなります。

そこで、7月2週目の食薬プログラムは、「脾」の働きを助けるしそや大根、キャベツなどの消化補助食品が必須です。さらに、ミネラル、タンパク質、ビタミンB群もバランスよく含まれる動物性タンパク質をとることで、水分代謝を整え、体力と免疫力を養います。豚肉や牛肉などは、「お腹に重いな」と感じるかもしれませんが、そんなときこそ消化補助食品を一緒にとって栄養不足を回避しましょう。

今週の美容ケア
［ノーファンデ］

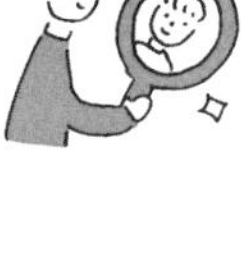

暑くなると皮脂の分泌が増え、毛穴がつまります。酸化した皮脂は角栓となり、毛穴の黒ずみの原因に。また、強い紫外線でターンオーバーが乱れ、肌トラブルが起こりやすい時期。そこで、思い切って1週間だけノーファンデにしませんか？　ただ、紫外線対策は美肌のために必須なので、日焼け止めはぬりましょう。ノーファンデですごすと乾燥を感じたときにすぐに保湿できるので、より一層美肌へ近づくはずです。

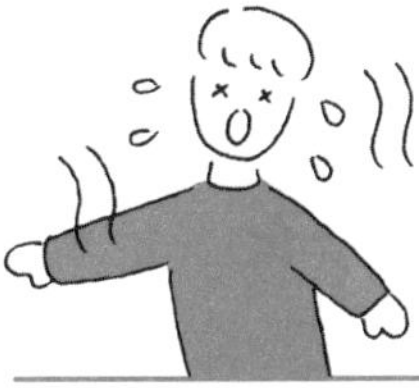

第2週目
7/8→7/14

◆今週の食べるとよい食材◆

しそ

しその香り成分には、夏に弱りやすい「脾」の働きを助けてくれるペリルアルデヒドが含まれ、胃液の分泌をうながすので、食欲増進の効果が期待できます。またこの成分には、抗菌作用、抗ウイルス作用、抗炎症作用などもあり、**夏風邪の予防にも最適**です。

さらにリラックス作用もあるため、天気の変化や暑さで**自律神経が乱れてしまっているとき**にもおすすめです。

βカロテンの含有量は野菜の中でもトップクラスで、抗酸化作用と粘膜の強化が期待でき、免疫力をサポートしてくれます。

鶏ひき肉

消化の機能を担っている「脾」の力を補うために必要なビタミンB群、タンパク質、鉄、マグネシウム、カルシム、カリウムなどのミネラルをバランスよく含むので、とても栄養価の高い食材です。また、肉類の中でも**脂肪分が少なめなので、胃腸が弱っているときでもとりいれやすいのが特徴**です。食道や胃腸をはじめとした全身の粘膜を強化するビタミンAが豊富なので、免疫力をアップしたい人にもおすすめです。

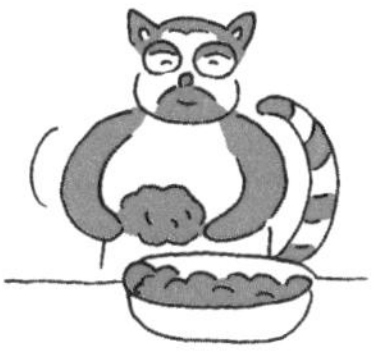

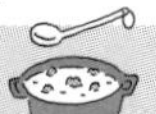

今週のスープ
ショウガ鶏スープ しそ添え

鶏ひき肉は、簡単に鶏ガラスープがとれる素材です。鶏ひき肉と千切りにしたショウガをたっぷりと用意して、鍋で10分ほど煮込みます。さらに、好きな野菜をトッピング。仕上げに刻んだしそを散らして完成です。

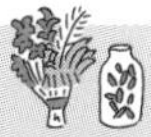

今週の ハーブ&スパイス
レモンバーベナ

レモンのようなスッキリした香りがするハーブです。

胃腸の働きを整え、炎症や吐き気を抑えてくれます。園芸初心者向けのハーブなので、購入はホームセンターや園芸店になります。いい気分転換にもなるので、お家で育ててみてはいかがでしょうか？

高価な化粧品を使わなくても、結果はしっかりついてくると思いますよ。

◆レモンバーベナの使い方

葉っぱからレモンのようなさわやかな香りがします。ハーブティーにしたり炭酸水に入れたりと手軽に使えます。また、肉料理との相性がばっちり。オリーブオイルにお肉とレモンバーベナを漬けてから焼くとおいしくいただけます。

夏風邪体質は
お腹をあたためて克服する

梅

きたる暑さとウイルスへの対策は「腹巻」×「夏野菜」×「お肉」

雨明け目前ですね、蒸し暑さに慣れてきた頃でしょうか。でも、冷房をつけて寝ると寒さで目が覚めたり、タイマーをかけると暑苦しさで起きたり、冷たいものでお腹がゆるくなったり……こんな過酷な状況には慣れませんよね。

梅雨明けすると、今の状況に強い暑さと紫外線が加わり、体調管理がどんどん難しくなります。**この時期の不調を放っておくと、基礎代謝や免疫力を下げてしまい、夏に流行するウイルスに負けてしまうので早めの対策が大切です。**毎年夏風邪を引いてしまう人は、「脾気虚」という体質で、消化機能を担っている「脾」が弱い人です。漢方では、「腎」に関する体質改善には時間がかかりますが、「脾」に関わる体質の改善は比較的早く結果が出るとされています。

そこで、7月3週目の食薬プログラムは、「脾」を支えるために、体にこもる熱を冷ます夏野菜です。ただ、脂肪の多いお腹やお尻は冷えやすいので、冷房が効いた部屋にいたり、就寝中に布団をはぎとるとお腹が冷えてしまいます。飲食物の温度も意識したいポイントですが、消化機能を下げないために腹巻などでお腹を温めましょう。携帯して室内にいるときだけ腹巻をつけるのもいいですね。また、汗で失いやすいミネラルを補って「気」を強化する動物性のタンパク質も忘れずにとりましょう。

今週の漢方薬
［芍薬甘草湯《しゃくやくかんぞうとう》］

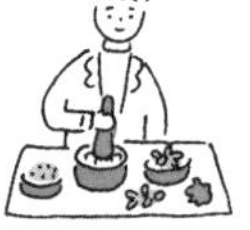

最も即効性のある漢方薬といわれています。筋肉の痛みを感じたときや足がつってしまったときに服用してみてください。かなり早い段階で効果を感じられると思います。ゴルフや山登りなどで足をつりやすい人は、携帯していることが多いようです。

効能は、こむら返り、筋肉のけいれん、腹痛、腰痛です。

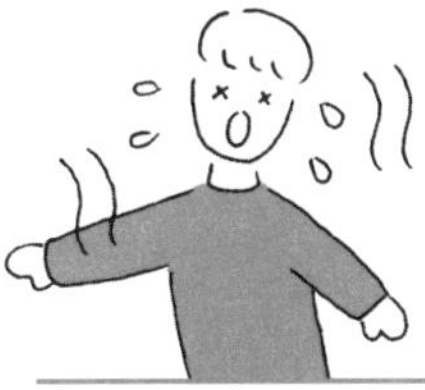

第3週目
7/15→7/21

◆今週の食べるとよい食材◆

枝豆

夏にとれる緑黄色野菜ということで、体にこもった熱を冷ます働きがあります。枝豆は大豆が未熟な時期の野菜なので、タンパク質が豊富です。そして、夏に必要な水分量を調節するカリウムを多く含み、高温多湿のだるさの解消に役立つ糖、脂質、タンパク質の代謝に必要なビタミンB_1やB_2が多く含まれます。

また、メチオニンという肝機能を助けるアミノ酸も含まれ、**暑くなってアルコールを飲む機会が増える人にもおすすめ。**大豆よりも枝豆の方が抗酸化作用のあるビタミンCやβカロテンなどを多く含みます。

牛肉

梅雨のだるさがひどい人には、牛肉が「脾」の力をたっぷり補ってくれるので、ぜひ食べてほしい食材です。ミネラルが豊富で、必須アミノ酸もバランスよく含まれ、**暑さや湿気に弱った体に活力を与えてくれます。**さらに、ユビデカレノンという成分が含まれていて、血行をよくし、低血圧の改善をするために役立ちます。最近、夕方になるとひどい疲労感を覚える人は、いつもの自分を取り戻すために牛肉を食べましょう。

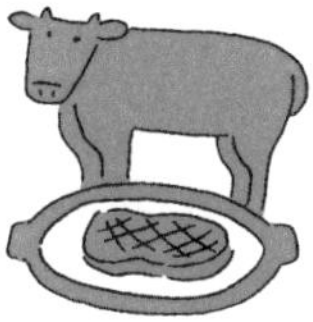

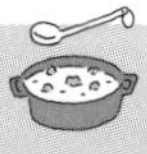

今週のお鍋
牛肉と枝豆のスープ

食べやすいサイズに切った牛肉に、醤油、みりん、おろしニンニク（お好み）をもみこんでおくことがポイントです。下味のついた牛肉を炒めて、枝豆とお好みの具材と水を加えて煮込みます。塩コショウで味を整えたら完成です。

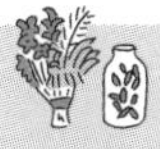

今週のハーブ&スパイス
豆鼓

豆鼓は、大豆や黒豆に塩を加えて発酵させた調味料です。中華料理コーナーに売られています。味はかなりしょっぱいので細かく刻んで使います。旨味成分のアミノ酸がたっぷり含まれ、中華料理だけではなく、炒め物などの隠し味として活躍します。

◆豆鼓活用法

炒め物やホイル焼き、スープなど料理に深みをつけたいときに使うとコクがでます。ナンプラー、しょっつる、いしりなどの魚醤と同じような感覚で使います。

暑さに立ち向かえる体の土台づくり

冷たい飲み物の一気飲みはNG 消化を助ける食材でホッとしよう

年々暑くなっている本格的な夏がとうとうやってきます。外出して室内に入ると冷たい飲み物が欲しくなりますよね。一気にごくごくと流し込んで、クールダウンするとちょっとは体が楽になったように感じますが、じつはこの行動が**体を内側から冷やし、免疫、代謝、消化機能などを低下させ「脾気」を消耗させます**。さらに、内臓が冷えると交感神経が優位になり、ウイルスと戦って体を守る働きをするリンパ球が減少します。ですから、キンキンに冷えた物を飲みつづけていると、夏風邪を引いてしまうことにつながりかねません。

また、**夏バテで食欲がない、ダイエットをしていて栄養状態が悪い人は、ミネラル不足が心配**です。水分だけではなくミネラルも補給しないと、ひどいむくみ、のどが異常にかわく、頭がぼーっとするなどの脱水症状を起こすことがあります。冷房をつけないで寝たときや朝起きたときなど、気づかないうちに汗をかいている状況だとこういった症状が増えます。

そこで7月4週目の食薬プログラムは、体の組成を整えるミネラルを梅干しや海藻などで補うことです。このタイミングで夏風邪を引くと、さらに過酷な8月の暑さに体がバテきってしまいます。夏風邪にかかる前に、今日から対策をとっていきましょう。

今週のアロマ

［ベルガモットとレモングラス］

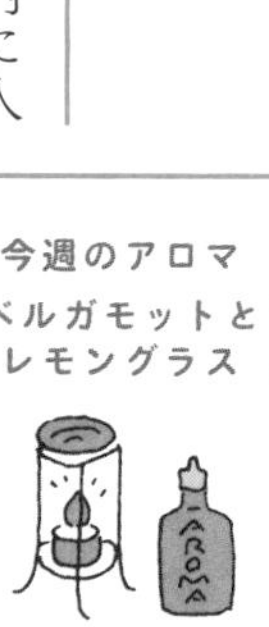

ベルガモットは、緊張をほぐし寝つきをよくします。レモングラスは、体臭を抑える働きがあります。睡眠の質が下がる時期ですが、眠れない日がつづくと免疫力低下にもつながります。

そこで、アロマオイルでローションをつくってみましょう。ドラッグストアなどで販売されているグリセリンを10mlほど用意します。そこに、ベルガモットとレモングラスの精油を1滴ずつブレンドしたら完成。お風呂

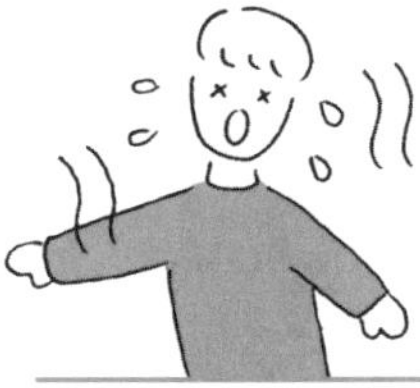

第４週目 7/22→7/28

◆今週の食べるとよい食材◆

梅干し

梅干しに含まれるクエン酸は、胃の働きを助けてくれたり、疲労を回復してくれたり、肝臓の働きを助け、高温多湿によってバテた体を癒やしてくれます。

クエン酸のほかにも、リンゴ酸、ピクリン酸、カテキン酸、コハク酸、酒石酸、ピルビン酸などの有機酸や梅リグナンを含むため抗菌作用、抗ウイルス作用などが期待できます。また、口腔内の抗菌効果もあり、口臭予防にもなります。ただ、食べすぎると塩分過多になるので注意が必要ですが、**夏に必要なミネラルが豊富な食材**です。

めかぶ

カルシウム、マグネシウム、カリウム、カルシウムなどのミネラルが豊富です。さらに、**ネバネバの成分であるフコイダンやアルギン酸などの水溶性食物繊維が腸内環境を整え、免疫力をサポート**します。血圧や血糖値、コレステロール値などを安定させる効果があります。セルロースなどの不溶性食物繊維の量はワカメのおよそ１・５倍も含まれています。

体の中にたまっている老廃物などを排泄する働きもあるため、汗をかくようになって、体臭が気になる人にもおすすめです。体臭は体の中の毒素がたまっている状態をあらわしています。

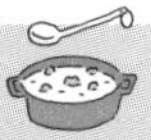

今週のスープ
梅干しめかぶ味噌汁

いつものお味噌汁をつくるときに梅干しとめかぶを入れたら完成です。調子の悪いときの薬だと思って飲んでみてくださいね。

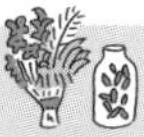

今週のハーブ＆スパイス
パプリカパウダー

赤い色が特徴ですが、辛味はありません。栄養素として、新陳代謝に必要なビタミンB群や鉄、マグネシウム、抗酸化作用のあるビタミンAなどが多く含まれています。そのため、夏バテしたときや、紫外線による肌トラブルが気になるときなどにもおすすめです。

上がりの体にマッサージしながらぬってみましょう。

◆パプリカパウダーの活用

食卓が地味な色になったときに、お皿を華やかな雰囲気にしてくれます。スペインのガリシア地方の料理で、オリーブオイルと塩で味つけしたタコに、パプリカパウダーをかけたものが有名です。

◆お茶

夏はミネラルを多く含む麦茶やルイボスティーがおすすめです。何を飲むか迷ったときは、どちらかを選択してみましょう。

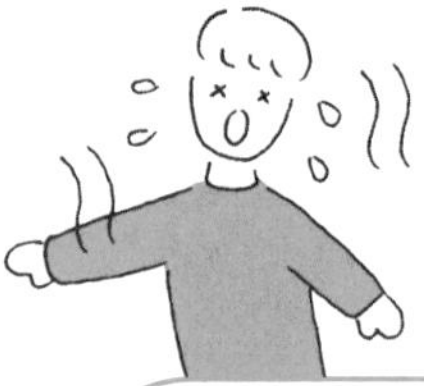

最終週
7/29→7/31

7月の振り返り

夏バテは
もったいない！
体しだいで
有意義な夏になる

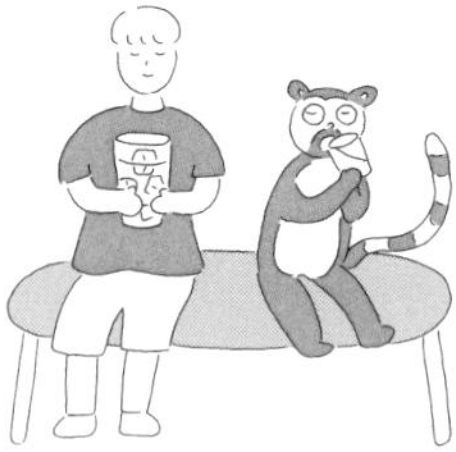

水分とミネラルの補給、消化の働きを整える、睡眠の質を上げることが、体力と免疫力を下げずに夏を元気にすごす秘訣です。とはいえ、実行するのは難しいかもしれません。その場合まず気にしてほしいことは、自律神経を整えることです。例えば、食事中によく噛む、温かい汁もので胃腸をいたわる、神経が集まっている首周辺を温める、半身浴をする、深呼吸をする、お腹をマッサージする、などというふうに自律神経のセルフケア方法はたくさんあります。

　不調には必ず理由があります。毎年、夏風邪や夏バテになる人は、今年は、どんな習慣が自分の不調の原因になっているか、一度見直してみましょう。

◆「脾」にプラス◆　カリフラワー、しそ、鶏ひき肉、牛肉

◆熱を冷ます食材◆　枝豆、夏野菜、しそ、麦茶、ルイボスティー

◆ミネラル補給◆　カシューナッツ、梅干し、めかぶ、麦茶、ルイボスティー、牛肉、鶏肉

8月 夏（長夏）

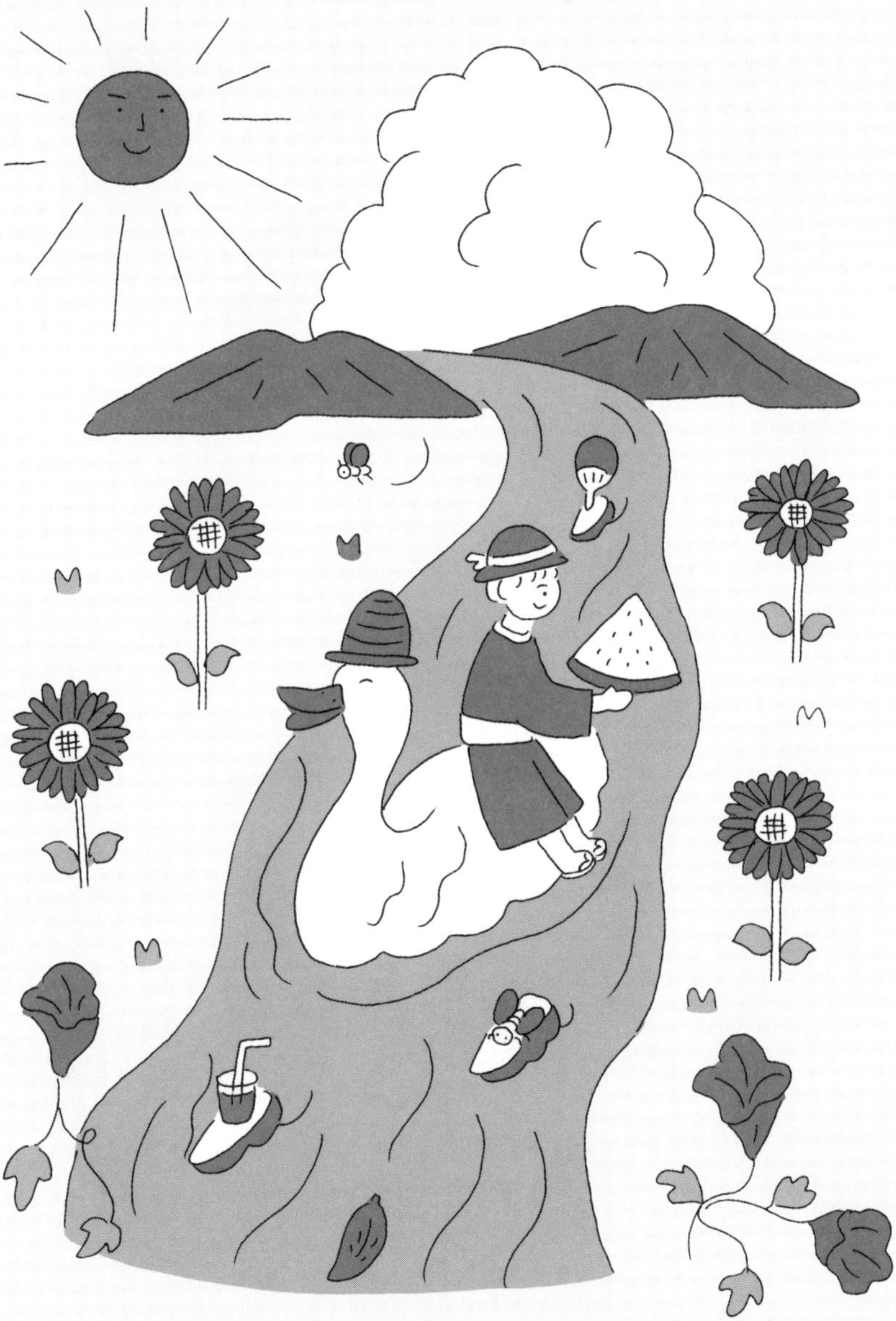

8月は、強烈な太陽による細胞レベルの体バテを支える

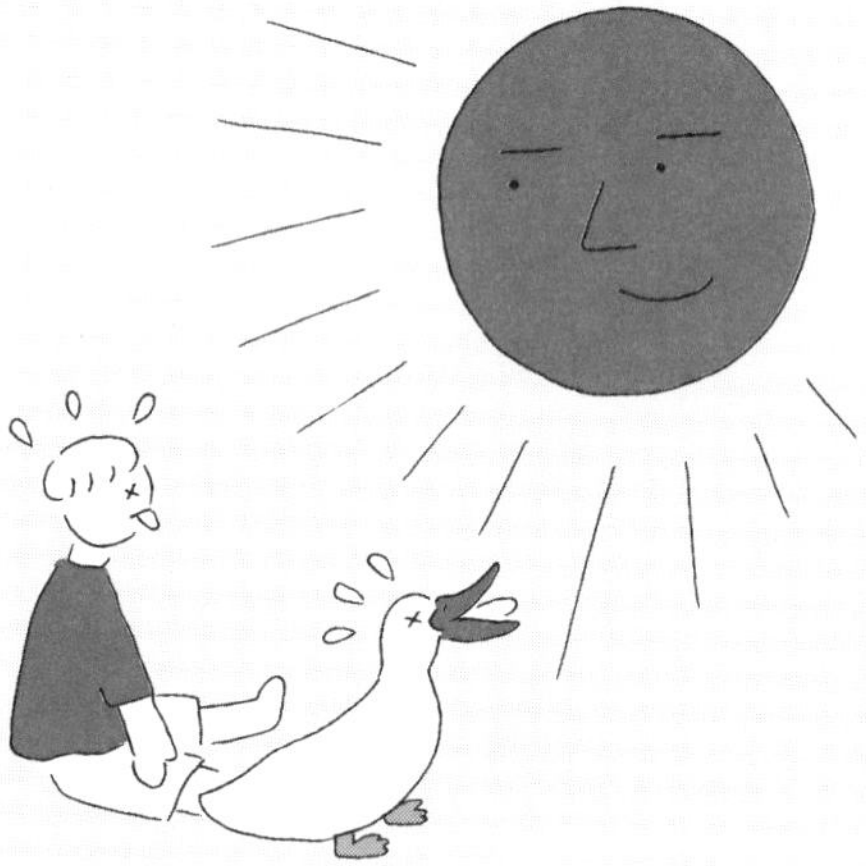

カラフルな夏野菜とオメガ3脂肪酸で紫外線による深刻な活性酸素をノックダウン！

強烈な日差し、エアコンや冷たい飲食物による不調を感じる今月は、
1週目　内臓の冷え
2週目　紫外線による不調
3週目　シミ・シワ対策
4週目　夏の疲れ
についての食薬プログラムです。

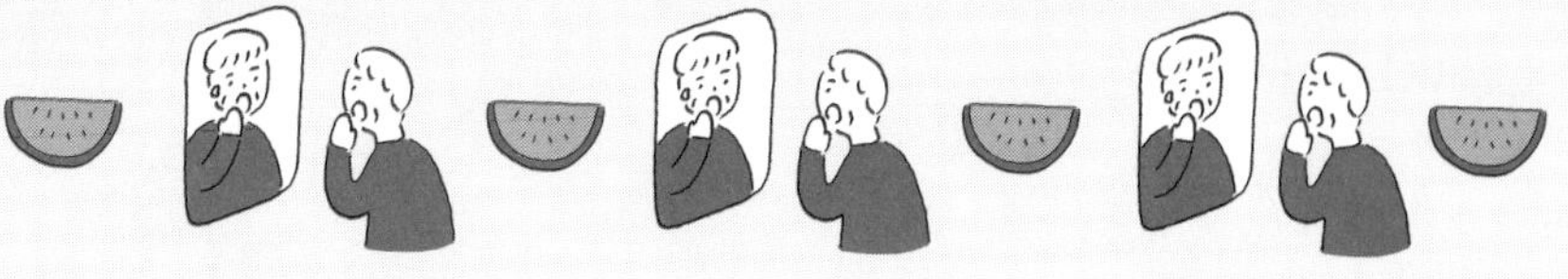

紫外線による活性酸素の影響で ぼーっとして思考力が低下

8月は外出することが多く、太陽の日差しを浴びる機会が増えますね。真夏の太陽の下にいて強い疲労感を覚えたことはありませんか？　これは、紫外線によって発生する活性酸素の影響です。**活性酸素は体を動かすエンジンの役割をしているミトコンドリア（P16）にダメージを与えることから、紫外線の影響はシミやシワが増えるだけではなく、疲労感、思考力低下にまでおよびます。**紫外線による活性酸素で細胞が傷つき、炎症が生じることを漢方では「熱」、思考力の低下にまでも影響する状態を「心熱」といいます。また、紫外線が神経細胞を傷つけることで自律神経が乱れ、交感神経が過剰な緊張状態になると、消化の働きや水分代謝が低下して体にとって不要な「痰」が生じます。さらに、緊張感や不眠などの神経過敏な状態になり「熱」症状が加速することを「痰熱内擾《たんねつないじょう》」と呼びます。

ミトコンドリアと活性酸素の関係について見てみましょう。例えば、がんばりすぎて寝不足の日々が続くと頭が働かなくなったり、目がかすんだり、頭痛が起こったという経験をしたことはありませんか？　これは、無理をしたことによって、体内で活性酸素が発生しているからです。脳や筋肉を使うときには、体を動かすエンジンであるミトコンドリアが働きますが、エネルギーの副産物として細胞を傷つけ

◆紫外線の種類

ジリジリと皮膚をこんがり焼く紫外線をUVBといい、シミやそばかすの原因になります。UVAという種類の紫外線は、くもりの日でも、窓ガラス越しでも影響を受けます。肌の奥深くまで入りこみ、弾力をつくるコラーゲンやエラスチンなどを劣化させてシワやたるみの原因になります。窓際にいるときや車の運転時にも紫外線対策を忘れないようにしましょう。

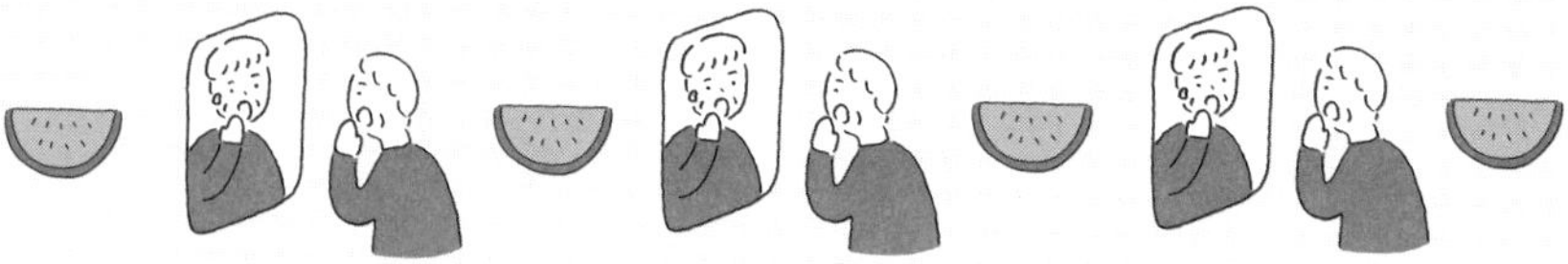

る活性酸素が発生します。活性酸素は、体内に侵入するウイルスや細菌を撃退するためにも役立ちますが、量が過剰だと害になります。ミトコンドリアは全身の細胞にあり、なかでも常に働いている脳、血管、胃腸、膀胱、気管、目などに多く存在するため、活性酸素が大量に発生すると疲れを感じたり、思考力が低下したり、目が疲れたり、頭痛が起きます。

「オメガ3脂肪酸」×「ビタミンACE」で紫外線から体と心を守る

寝不足のときよりも、もっと多くの活性酸素を発生させるのが紫外線です。活性酸素対策には、脳細胞の修復に役立つオメガ3脂肪酸が含まれる青魚やナッツ類、活性酸素の除去が期待できるビタミンACE、ファイトケミカルなどが豊富なカラフルで香り高い食材などをとりいれましょう。

また、もともと人に備わっている活性酸素を除去する力として、抗酸化酵素SODがあります。これは20歳をすぎると加齢にともない機能が低下するので、抗酸化酵素SODをサポートする亜鉛、マンガン、銅などが必要です。先月に続き、汗で失うミネラル摂取のために肉や魚や貝類なども欠かせません。紫外線は、目からも入りこみ、脳に情報が伝わって活性酸素を発生させます。日焼け止めや日傘だけではなく、サングラスもつけて体と心を守りましょう。

◆ファイトケミカル
動くことのできない植物が日差しなど気候の影響や虫などに負けずに生きるためにつくり出した植物性化学物質です。例えば、赤いリコピン、オレンジのβカロテン、茶色のケルセチン、香り成分のアリシン、イソチオシアネートなどのことを指します。紫外線から身を守るためにカラフルになったり、害虫から身を守るために独特の香りを放っています。根付いた土地や季節に対応して強く生きるために作られた成分の恩恵を私たちはお裾分けしてもらっています。

◆抗酸化酵素SOD
活性酸素を除去する酵素には、SODのほかにもカタラーゼ、グルタチオンペルオキシダーゼなどがあります。活性酸素を多く発生するミトコン

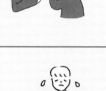

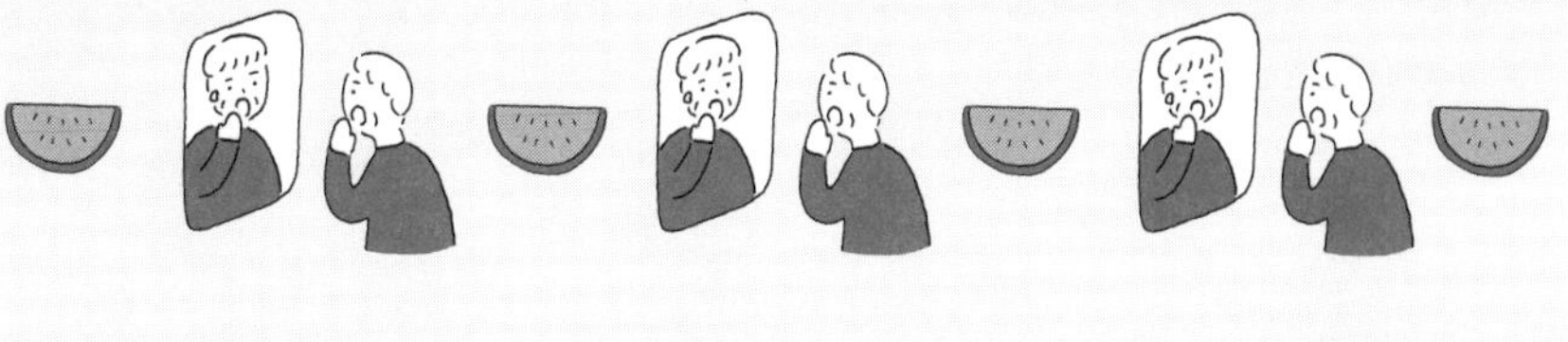

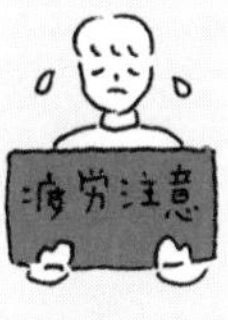

8月は疲労注意報発令！

日差しに疲労を感じたら、シミ・シワ・自律神経の乱れに注意

強烈な太陽の光が、私たちの体力と気力と美肌を奪い、疲れを蓄積させる季節ですね。無防備でいると自然のパワーに負けてしまいます。年々強くなる紫外線は止められないので、私たちが対策をとるしかありません。とくに、疲労感が常にある夏バテ状態だとすべてにやる気がなくなり、食事も紫外線対策も生活リズムも適当になってしまい、どんどん体バテが進行していきます。

夏バテしてキンキンに冷えたジュースやビール、食べやすい麺、パン、アイス、果物など糖質類の摂取が増えている人は栄養が偏り、自律神経が乱れ、お腹も冷えるので要注意。**紫外線対策や抗酸化作用のあるファイトケミカルをたっぷり含むカラフルな夏野菜**をとることが必要です。さらに、エネルギーをつくりだすために、**代謝をサポートするビタミン**をとることも意識してみましょう。糖質にはビタミンB_1、脂質にはビタミンB_2、タンパク質にはビタミンB_6が代謝を助けエネルギーをつくりだし、疲労を改善して「気」の「気化」（P40）の働きを強化してくれます。

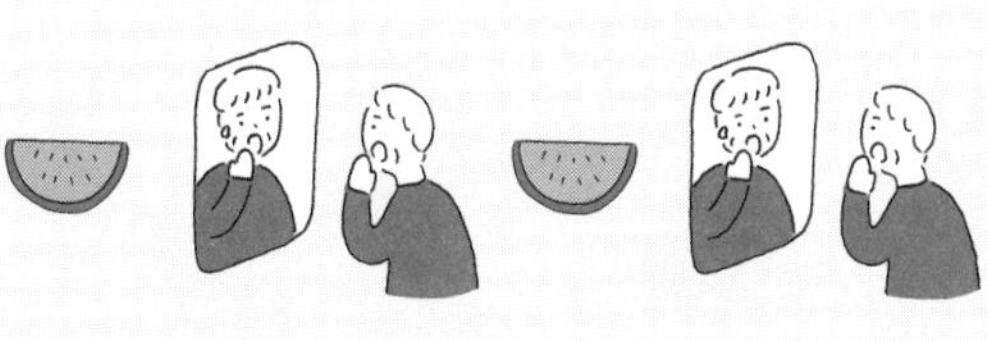

ドリアのなかに存在しています。

内臓の冷えをチェック

暑がりだから冷えていないと感じていても、じつは内臓が冷えている場合があります。冷たい飲食物のとりすぎ、お風呂に入らずシャワーですませる、冷房で体をいつも冷やしている人は、冷えて代謝が低下することで疲れやすい体質になっているかも。これでは、猛暑の夏には体力も気力もなくなってしまいます。そこで内臓が冷えていないか確認してみましょう。

□ **他の人より汗をかきやすい**
□ **お腹をさわると冷たい**
□ **手足の先が冷たい**
□ **だるさや疲れやすさを感じる**
□ **太りやすい**
□ **風邪を引きやすい**
□ **運動不足**
□ **下痢や便秘になりやすい**

3つ以上当てはまる人は、内臓が冷えて、代謝、胃腸の働き、免疫などが低下している「気虚《ききょ》」の状態かもしれません。今月はしっかり食薬プログラムをとりいれ、内臓から体を温めて夏の不調に強い体をつくっていきましょう。

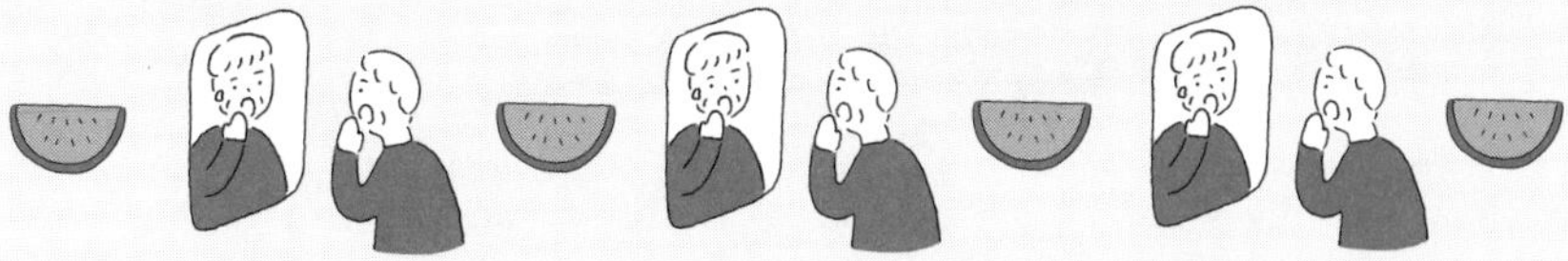

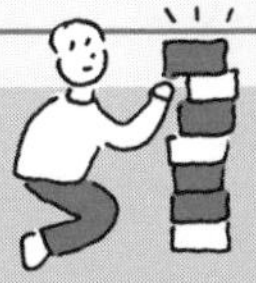

食薬がつづくポイント

夏の紫外線対策にとりいれたい抗酸化作用の高い食材を見分けるポイントは2つあります。まず1つ目は、カラフルなことです。具体的には、赤のトマト、緑のピーマン、黄の玉ねぎ、オレンジのトウモロコシ、紫のナスなど色の鮮やかな野菜です。

2つめは、香りに特徴があること。ミョウガやわさび、粒マスタード、ルッコラ、ニンニク、ネギ、しそなどです。**抗酸化作用の高いファイトケミカルは、色素や香りの成分に多く含まれます。**

さらに、今が旬の野菜を選ぶようにすると、余分な熱をとりのぞく作用も加わります。漢方でいう「心熱」や「痰熱内擾」のような状態で、体に熱がこもりやすかったり、自律神経が乱れてソワソワして寝つきが悪くなったりしている人は、自然と体調が整うはずです。また、**海の幸全般には、ミネラルやオメガ3脂肪酸が豊富に含まれ抗酸化作用があり、傷ついた細胞の修復に役立ちます。**

8月の食事に迷ったときには、毎週の食薬プログラムに加え、カラフルで香りが特徴的な旬の野菜に海の幸を加えて食べるようにしましょうね。

◆余分な熱とは

暑くて熱がこもるときには、私たちは自律神経を働かせ体温を調節します。発汗したり、皮膚に近い血管を拡張させたりして体を冷やそうと働きます。しかし、うまく発汗できなかったり、冷房などの影響で自律神経が乱れていたりすると熱が体にこもった状態がつづきます。

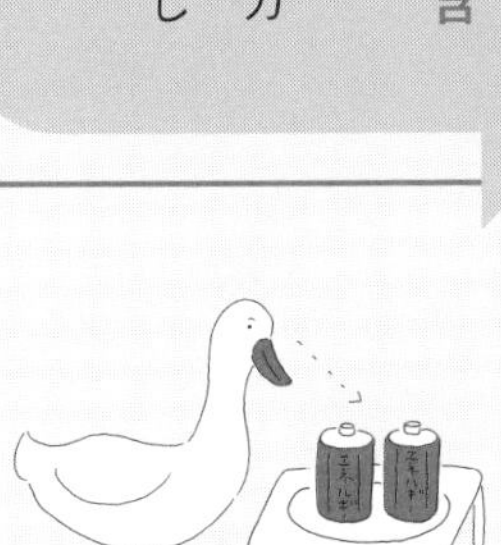

1年で最も冷えを気にすべきとき
人間だもの……ほどほどの環境がベスト

温い夏野菜料理で余分な熱をとりながら、内臓を温める

猛暑の8月が始まりましたね。暑くてもエアコンをつけずに大汗をかきながら我慢しているという話をたまに耳にしますが、夏を快適にすごせる条件は、温度28度前後、湿度60%ぐらいです。熱中症は自宅での発症が一番多いので、この条件を大きく外れているときは、エアコンなどの対策をとりましょう。そして、熱中症の状態を漢方では「痰《たん》火《か》擾心《じょうしん》」といいます。

逆のタイプも存在します。寒いぐらいに冷房がきいた場所にいる時間が多くなっていませんか？　寒い環境に加え、薄着で冷たいものを食べる機会が増え、**1年で体が最も冷える時期は夏ともいわれます。**そう、夏は冷えの季節なんです。内臓まで冷えると、胃もたれ、下痢、便秘、むくみ、生理痛、膀胱炎、食欲不振などの不調が増えます。そして、夏でもエアコンの影響を受けて内臓の冷えが気になる人は、漢方で「脾腎陽虚《ひじんようきょ》」と表現します。

8月1週目の食薬プログラムでは、体内に余分な熱がこもるので、熱を冷ます旬の野菜をとりいれます。ただ、**内臓を冷やさないようにスープや煮物など温かく調理して食べましょう。**さらに、汗で消耗するミネラルと代謝を上げる肉や魚も必要です。暑さへの苦手意識をもたず、季節と共存できる体をつくりましょう。

今週のヘルスケア
［寒いときに鍼シール］

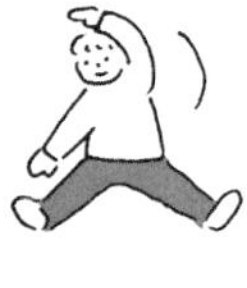

冷房で寒いとき、ブランケットをかけたり、レッグウォーマーや腹巻をつけたりという対策に加え、プラスαでできることを紹介します。

それは、足の血行を促進するツボを刺激することです。単純にツボを刺激してもいいですが、鍼シールを貼ると簡単です。シールには、ツボを刺激する極小の針や粒状のものがついています。ドラッグストアなどでいろいろな種類のものが販売されているので、好きなものを見つけ

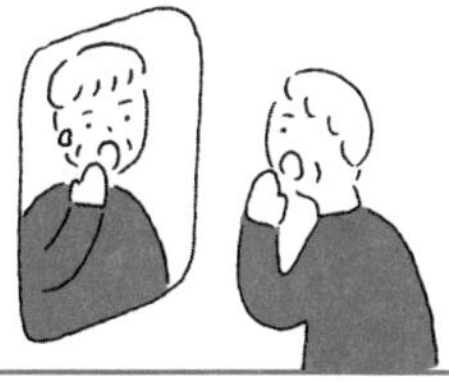

第1週目
8/1→8/7

◆今週の食べるとよい食材◆

イカ

高タンパク質、低脂質、低糖質、ビタミンB群、ビタミンE、DHA、EPAなどが豊富に含まれるため、代謝を上げたり、血行の改善に役立ちます。とくにタウリンが多く含まれるため、疲労回復効果もあります。

タウリンのほかにもアスパラギン酸、ベタインなどの旨味成分が含まれていてスープにするといい味がでるのでおすすめです。冷凍のイカもスーパーで販売されているので、ぜひ常備してみてください。

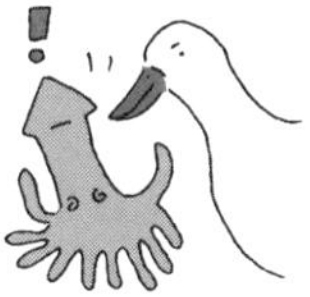

トマト

夏野菜の特徴である、体内にこもった熱や炎症を抑える働きをもつクエン酸やリンゴ酸などが含まれています。また、カリウム、カルシウム、マグネシウムなどのミネラルも豊富です。さらに、紫外線対策にぴったりの抗酸化作用のあるビタミンACE、リコピンも多く、暑い夏にはおすすめの食材です。

トマト缶やトマトパックなどを購入すれば保存もきくので使いやすい食材です。丸ごと冷凍保存もできます。

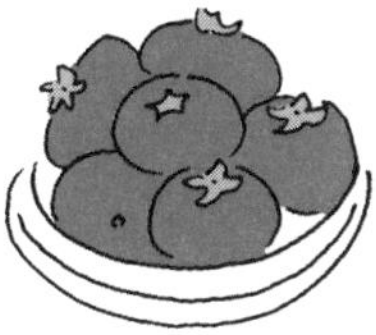

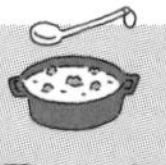

今週のお鍋
イカのトマトスープ

夏場の内臓の冷えには、イカとトマトのスープはいかがでしょうか？　2つとも旨味のある食材なので、味が決まりやすくて便利です。

セロリやレタス、夏野菜と合わせたアレンジもいいですね。意外にキムチとの相性もいいので試してみてください。

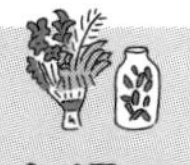

今週のハーブ&スパイス
ローリエ

世界で最も使われているハーブといわれています。シネオールという成分が、消化促進、整腸作用など胃腸の働きを整えます。血流や冷えの改善にも。また、ピネンやサビネンという成分が、炎症を抑える作用があるので関節痛や神経痛の緩和にも役立ちます。

てみましょう。おすすめのツボは、三陰交、血海、足三里。3つとも有名でわかりやすいツボです。

◆ローリエの使い方

肉や魚のくさみを消してくれます。ポトフやラタトゥイユなどの煮込み料理に1枚入れるだけで、上品な香りに包まれたワンランク上の一品に仕上がります。

傷ついた体と細胞をエンジンオイルで修復

紫外線による体のだるさに夏の抗酸化食材×魚の油

今週はお盆休みが始まるので、外出予定がある人もいるでしょう。遠出をひかえる人も、趣味の時間を充実させたりとのんびりした時間をすごせるのではないでしょうか。ただ、楽しいお休みの日なのに、朝から体がぐったり、家族との会話が上の空……なんてことはありませんか？　もしかしたら、それは紫外線のせいかもしれません。

紫外線と聞いて思い浮かべるのは、肌や頭皮の老化ですよね。紫外線を浴びると人の体は、その害から身を守るために大量の活性酸素をつくります。この防御反応の結果、コラーゲンの減少やエラスチンの破壊が起き、肌の弾力低下やシワができたり、メラノサイトが活性化してシミやそばかすができたりします。このように目に見える変化以外にも**脳内で活性酸素が発生し、自律神経が乱れて寝つきが悪くなる、強い疲労感、不安感、緊張感などを生じさせます。**

そこで、8月2週目の食薬プログラムは、紫外線がもたらす夏の不調を撃退するために活性酸素を除去する対策をとりましょう。抗酸化作用があるアクセントのある薬味で体にこもった熱をさまします。さらに傷ついた細胞を修復して脳を活性化させる油を含む魚もとりいれましょう。

今週の美容ケア
［美白・シミシワ］

美白で最も大事なことは、高価な化粧品をそろえるよりも日焼け止めによる紫外線対策です。

日焼け止めは汗をかくと落ちるので、2時間に1度ぬり直すのが理想。屋外では、トイレに行くタイミングでぬり直すなど自分のルールを決めておきましょう。

また、日焼け止めを使うと肌が乾燥しやすくなります。気になる人は、ワセリンなど刺激の少ないもので保護してから日焼け止めを重ねるのがおすすめです。

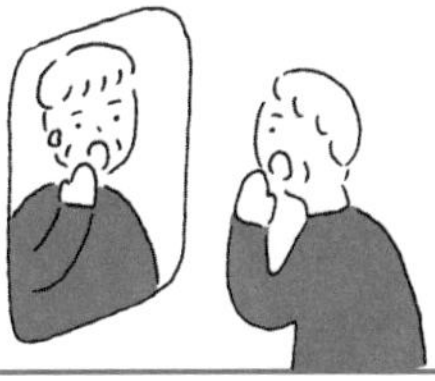

第2週目 8/8→8/14

◆今週の食べるとよい食材◆

カツオ

夏の味覚であるカツオは、良質のタンパク質、ビタミンD、ビタミンB群、ミネラルが豊富です。赤血球の生成に必要なビタミンB_{12}も多く含みます。**カツオの油には脳細胞を活性化するDHAが多く、低下した思考力を取り戻してくれます。**だるさや、夏の疲労で免疫が低下しているときにおすすめです。

カツオ節には、カツオ節オリゴペプチドという成分が含まれ、血圧を調整する働きがあるため、さまざまな基礎疾患の予防になります。

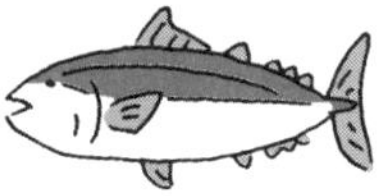

ミョウガ

ミョウガは夏野菜なので、**体の余分な熱を冷ます働きをもちます。**さらに、香りと辛み成分であるα-ピネンやミョウガジアールには、むくみ改善効果があり、冷房などで血流が悪くなった体にぴったりです。

また、α-ピネンやカンフェンという成分には免疫力アップ、抗菌、抗ウイルス作用もあるので夏風邪予防にもなります。抗酸化酵素SOD（P172）を活性するマンガンも多く含まれているので紫外線対策にもなります。夏に旬を迎える野菜には、**夏のダメージから体を守る成分がたくさん含まれています。**

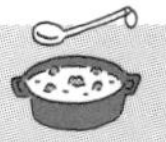

今週のお鍋
ミョウガスープ

カツオ節で出汁をとったスープに、斜め薄切りにしたミョウガを入れます。さらにたっぷりのカツオ節を入れ、お好みで溶き卵やショウガ、タマネギなどの好きな食材を加えて、醤油で味を整えたら完成です。

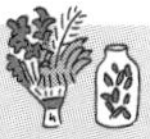

今週のハーブ&スパイス
ガラムマサラ

シナモン、クローブ、ナツメグが基本となった3〜10種類で構成されたミックススパイスです。

胃腸の働きを整えたり、冷え症の改善をしたり、抗菌作用があったりと弱った体をサポートしてくれます。

◆ガラムマサラの使い方

カレーのイメージが強いかもしれませんが、和風スープとも相性がいいです。かつお出汁のスープや味噌汁などに少しプラスするとスパイシーな一品に変身します。簡易的なチャイもつくれますよ。

目立ってきたシミ・シワには食べる日焼け止めで対策

夏

2つの若返りフルーツで 2種類の紫外線から肌を守る

休みはゆっくりできたでしょうか？　お盆休みが終わると暑さがほんの少し落ち着きますよね。ただ、これから台風やゲリラ豪雨などが発生する時期なので、湿度が高くすごしにくい気候はまだ終わりません。そんななか、鏡を見て目元のシミやシワが濃くなったと感じている人も多いかもしれません。

この時期にシミができやすくなる理由は、紫外線のUVB（P171）によりシミのもとであるメラニンが生成されやすくなることと、ターンオーバーの乱れによりメラニンが蓄積するためです。また、もう1つの**紫外線UVAは室内にいてもお天気の悪い日でも肌に影響を与え、コラーゲンやエラスチンにダメージをもたらし、お肌の弾力を減少させてシワやたるみのもとになります。**

漢方では、肌トラブルを含む心身ともにダメージがある状態を「痰《たん》火《か》擾《じょう》心《しん》」といい、紫外線はこれに追いうちをかけてしまいます。対策としては、日焼け止めクリーム、サングラス、日傘などに加え、**活性酸素を除去することとターンオーバーを整える栄養素をとることです。**そこで8月3週目は、体のなかから紫外線対策ができる食薬プログラムがおすすめ。活性酸素を除去し、乱れたターンオーバーを整える抗酸化物質をたっぷり含むフルーツ類をとりましょう。

今週の漢方薬
加味帰脾湯《かみきひとう》

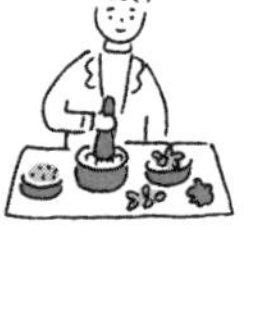

今の時期は寝苦しく、胃腸にダメージを与え、神経過敏になります。この悩みには、加味帰脾湯を。体力をつけ、熱を冷まし、心を安定させて良質な睡眠を助けます。

健康の基本である食べて寝ることの邪魔をされる夏には、そのサポートとなる漢方を常備していると安心ですね。

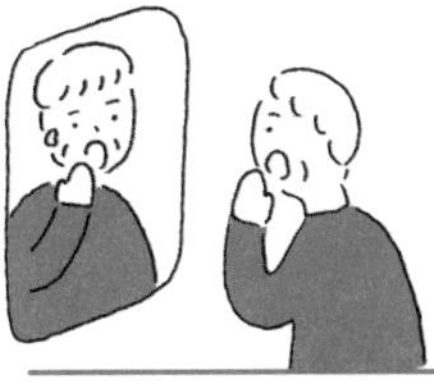

第3週目
8/15→8/21

◆今週の食べるとよい食材◆

キウイ

ビタミンCが非常に多く含まれているため、抗酸化作用が高くメラニンの生成を抑えたり、コラーゲンの生成を助けたりと夏に疲れやすい肌の強い味方です。また、紫外線の影響による心バテや神経過敏な状態を抑えて安定させます。

さらに、鉄分の吸収をうながし、アクチニジンというタンパク質の分解をサポートする成分も。ターンオーバーを整えたいとき、体力をつけたいときにぴったり。朝食やデザートとして、ぜひ選んでほしいフルーツです。

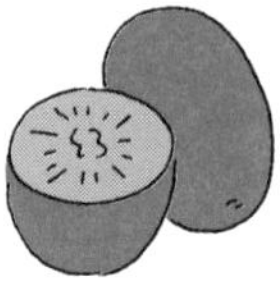

ブルーベリー

目にいい食材として知られるブルーベリーは抗酸化作用が最も高い食品群に属しているといわれています。その成分として、青い色素の成分・アントシアニン、ビタミンA、ビタミンC、ビタミンE、マンガン、亜鉛などが豊富に含まれています。

また、抗酸化酵素SODを生成し、若返り遺伝子に作用することでミトコンドリアの働きを活性化する「レスベラトロール」が含まれています。

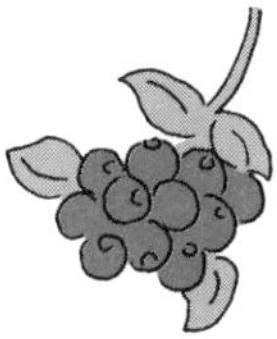

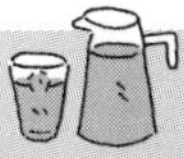

今週のドリンク
デトックスウォーター

ミネラルやビタミンの補充ができて、ほんのりフルーツの香りがする飲み物です。水にブルーベリー、キウイ、ミント、グレープフルーツなど好きなフルーツやハーブを加えて3～4時間放置したら完成。体の冷えが気になる人は、ホットティーにフルーツをトッピングしてもいいですね。

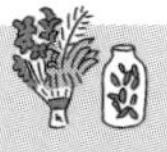

今週のハーブ＆スパイス
ミント

体の余分な熱を冷ましたり、殺菌作用や胃腸の働きを整えたりする働きがあり、夏バテや夏風邪におすすめ。ハーブティーやサラダ、お風呂に入れるなど幅広く利用できます。また、ミントは繁殖力が強く簡単に育てられるので、栽培してみるのもいいですね。

◆おすすめ！
デトックスウォーター

夏は、スポーツドリンクや炭酸ジュースなど糖質が多い飲み物を摂取して、血糖値が高くなるペットボトル症候群の危険性が高まります。そこで、甘い飲み物が欲しいときは、デトックスウォーターを。お水より風味を楽しめますよ。

また、ミネラル豊富な温かいルイボスティーにデトックスウォーターで残ったキウイとブルーベリーをプラスして、仕上げにミントをのせるのも素敵ですね。

夏の疲れをリセット 秋支度を始めよう

青と緑の涼しげな食材で 夏疲労を瞬間リカバリー

暑い夏も半分以上すぎましたが、台風などによる気圧の変化は体にこたえますよね。気圧の変化で生じる関節痛、腰痛、頭痛などの痛みが増えていないでしょうか？　ほかにも紫外線によって発生した活性酸素の影響で体のだるさが増す、シミやシワが増える、冷たい飲食物で内臓が冷える、エアコンで手足がむくむなど、いよいよ夏の疲れを本格的に感じる頃だと思います。この状況を漢方では「心脾両虚《しんぴりょうきょ》」、「脾気虚《ひききょ》」という言葉であらわします。

この状態に加え、免疫力が低下し夏風邪を引いてしまったら、本当につらい思いをします。高温多湿ですごしづらい気候は、9月の秋分の日前後まで続きます。**夏の疲れを引きずると秋から流行するアレルギーや感染症などでダメージを受けること**になるかもしれません。そうならないためにも、早めに修復しておくことをおすすめします。

そこで、8月4週目の食薬プログラムは、夏の疲れが重症化する前にスタミナアップ、解毒力アップに役立つ**今が旬の野菜**を食べましょう。それと同時に、夏の疲れに弱った体と心をリカバリーする**オメガ3脂肪酸が含まれた青魚**をとりいれることがおすすめです。

今週のアロマ
［ローズマリー］

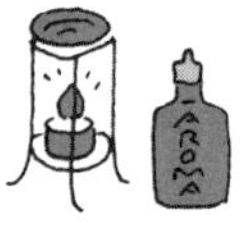

ローズマリーの香りには、精神的な疲労を軽減し血行をうながす働きがあります。そこで、内臓の冷えやむくみ改善のためにバスソルトとして活用してみるのはいかがでしょうか？

大さじ3の塩に対してローズマリーの精油とリンパのめぐりを促進するグレープフルーツの精油を3滴ずつたらしてお湯に溶かします。めぐりの悪さは、その日のうちにリセットしたいですね。

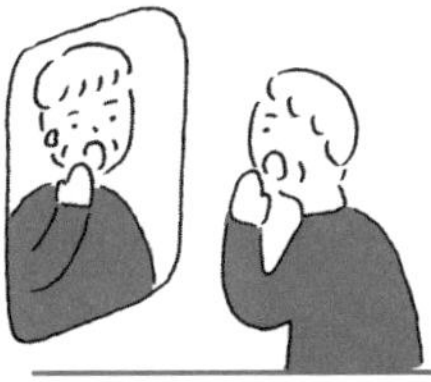

第4週目

8/22→8/28

◆今週の食べるとよい食材◆

アスパラガス

アスパラガスに豊富に含まれることが理由で名づけられたアスパラギン酸は、スタミナを増やす効果があり、栄養ドリンクなどにも配合されます。エネルギー代謝や新陳代謝をアップさせる作用があります。さらに、体に有毒なアンモニアの解毒をして、利尿をうながす働きも。疲労回復、美肌、むくみなど夏のあらゆる悩みに役立つ食材です。また、今の時期に消耗しやすいミネラルを体に吸収しやすくするので、夏バテ予防にもなります。

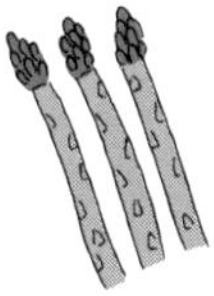

青魚

青魚には、オメガ3脂肪酸やタウリンが多く含まれています。オメガ3脂肪酸は、アジ、イワシ、サバ、サンマなどの油に多く含まれる必須脂肪酸です。活性酸素から細胞膜を守り、全身がサビつくのを防いでくれる優秀な油なので、ぜひとりいれましょう。

オメガ3脂肪酸と対極の油は、お肉や揚げ物に含まれるオメガ6脂肪酸です。オメガ6脂肪酸の摂取量が多い人は、痛み、アレルギーなどを感じやすくなるので今週は魚を選んでみて。魚介類全般に含まれるタウリンは、血行を促進し、冷えやむくみなどの解消に役立ちます。

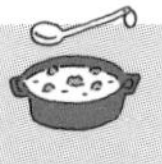

今週のスープ
簡単アクアパッツア

お好きな魚とアサリ、アスパラやトマト、セロリなど入れたい野菜を用意します。オリーブオイルとニンニクで魚と野菜を焼いて、アサリ、白ワイン、水を加えて軽く煮ます。アサリの口が開いたら塩コショウで味つけしてバジルを散らしたら完成です。

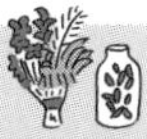

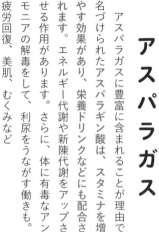

今週のハーブ&スパイス
バジル

オイゲノールという成分を含むため抗菌作用が非常に高く、風邪などの感染症や口内炎、カンジダ菌の除菌などにも効果的です。さらに、胃腸の働きを整えたり、リラックス作用があるため自律神経が乱れやすい高温多湿の時期にはおすすめです。

◆アクアパッツアの材料は？

魚は、使い道に迷うお刺身の残りものを使ってもいいでしょう。調理しやすく、食べやすいので試してみてください。

◆バジルの使い方

バジルはトマトを使った料理と相性がいいので、夏によく登場するハーブです。

ミントと同じくらい育てるのが簡単なので、栽培してみるのもおすすめです。

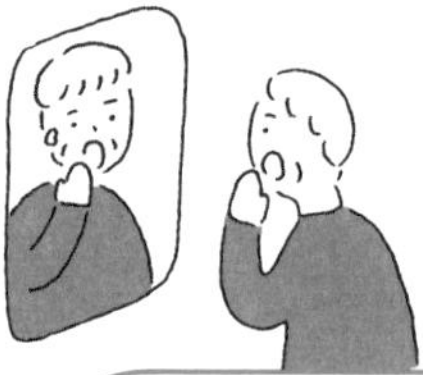

最終週

8/29→8/31

8月の振り返り

旬の野菜と海の幸で細胞レベルのリカバリーが急務

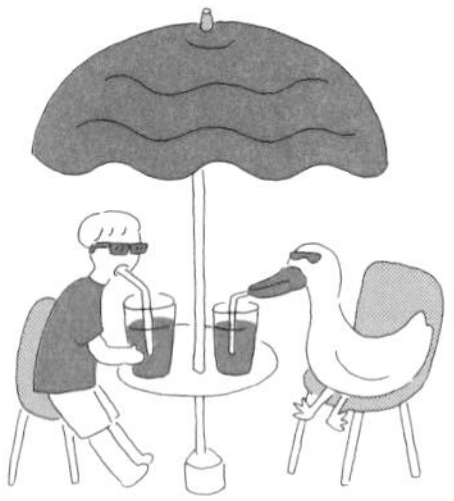

「もう限界！」と感じるほど異常な暑さが続き、やる気がでない人が多いことでしょう。そんなときは、1分でできる夏バテ解消ドリンクはいかがですか？　甘酒にお酢を混ぜたり、トマトジュースに甘酒をプラスしたりと簡単に栄養補給ができます。また、梅干し卵スープは、乱れがちな電解質を整えると同時に、ビタミンC以外の必要な栄養素を補えるので、夏の疲れが吹き飛びますよ。

そして、旬の野菜と海の幸は、この時期の不調対策にとりいれたいものばかりです。おいしく食べて食薬を実践してください。

ペルセウス座流星群を眺めたり、虫の音を聞いたりと今しかできないことを楽しめるように体調を整えたいですね。

◆夏のダメージ改善◆　カツオ、ミョウガ、トマト、アスパラガス、青魚

◆抗酸化作用◆　キウイ、ブルーベリー、バジル、ミョウガ、トマト

◆代謝アップ◆　イカなど海の幸全般

9月 夏から秋へ（長夏）

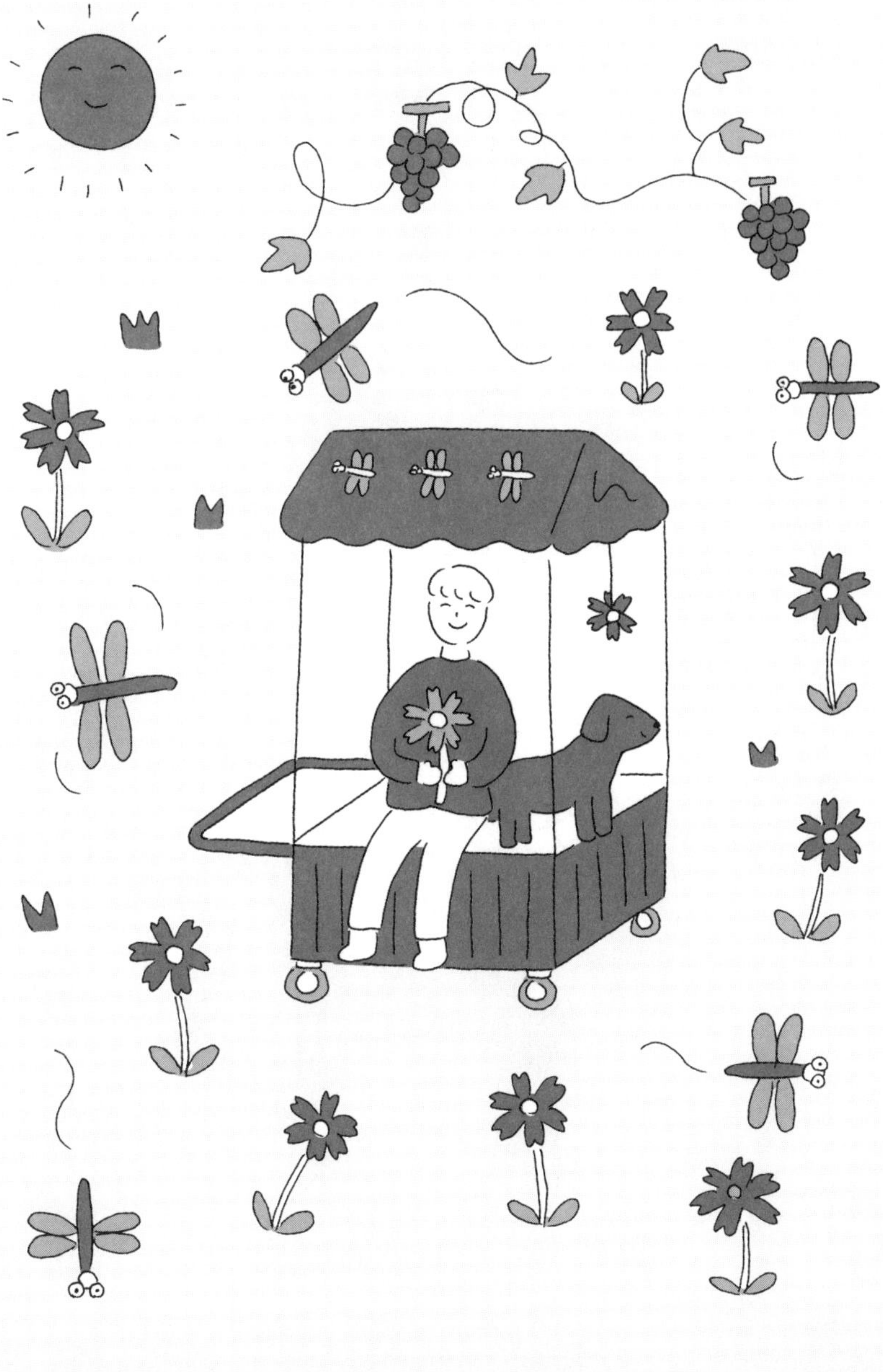

9月は、ひと足早い温活・腸活・のどを守って免疫アップ

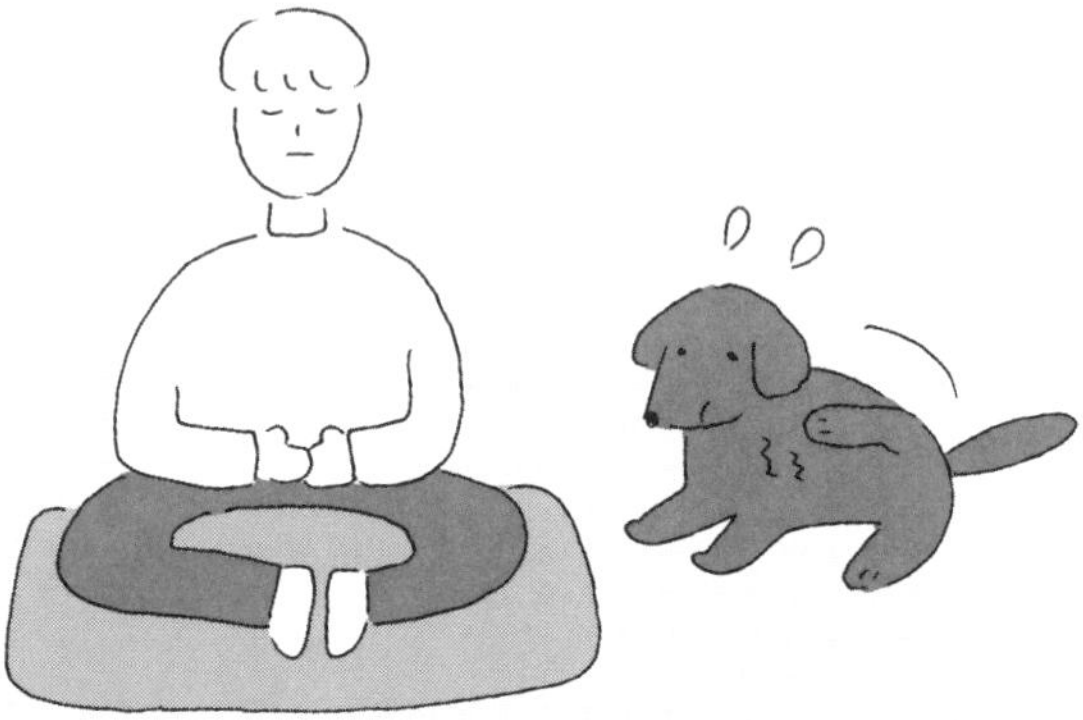

秋のアレルギー症状発生。
腸壁の強さが、
体の強さに直結！
季節の大きな区切り月は、
整腸食品で
適応力を身につける。

せき・くしゃみ・かゆみなどで
やる気が邪魔される今月は、
1週目　気圧の変化に対応
2週目　免疫を高める
3週目　アレルギー症状に備える
4週目　のどのダメージを緩和
についての食薬プログラムです。

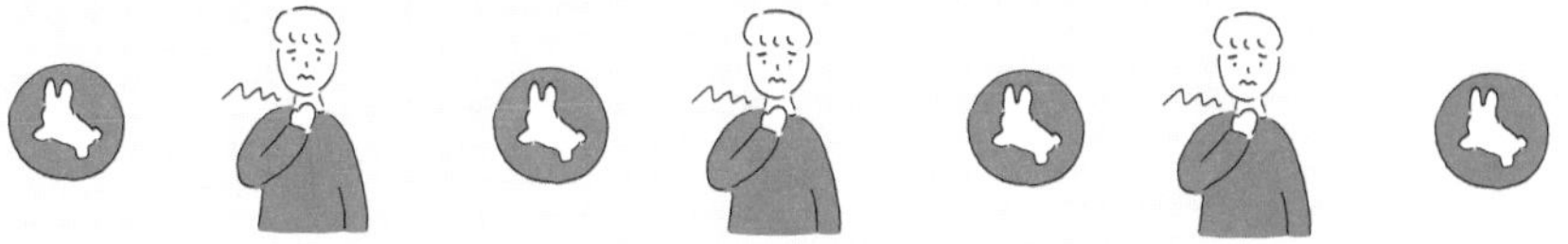

ダニ・ハウスダスト・花粉には 腸壁の強さが護衛力の強さ

耐えがたい暑さもだいたいお彼岸ぐらいまででしょう。漢方では1年を大きく2つに分けて考えますが、今月はその変わり目にあたります。秋分の日以降、暖かく活発な「陽」から涼しく静寂な「陰」へと移行するので、とくに体をいたわっていきたい時期です。

暑さもおさまりほっと一息つく間もなく乾燥していく空気の影響で、ダニや花粉のアレルギー症状があらわれ始めます。もともと鼻やのどの粘膜が弱い「肺気虚」という状態の人は、寒暖差や気圧差などの刺激に敏感に反応してアレルギー症状を起こします。また、ダニは高温多湿の気候を好むため5～6月に繁殖し、涼しくなって乾燥し始めると減っていきます。しかし、**繁殖が終わったあとのダニの死骸、抜け殻、フンがアレルギーの原因となるので、9～11月くらいにかけてダニアレルギーの人が増加**します。さらに、**ブタクサ・よもぎ、カナムグラなどの花粉**にアレルギーをもつ人は、今が一番つらい時期ですね。

この季節はアレルギー予防のために働く免疫細胞の7割以上が存在するといわれる腸の働きを整えましょう。毎年のこととあきらめずに、年間を通じて地道に発酵食品や食物繊維が多い整腸食品をとりいれることがおすすめです。

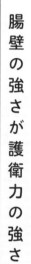

◆陰陽と自律神経の連動

漢方では、3月の春分の日と9月の秋分の日を境に「陰・陽」で季節を二分すると考えます。春分と秋分の日は、昼と夜の時間がほぼ同じ時間になり、その日を機にそれぞれ昼の長さが増えたり、夜の長さが増え始めます。

これに連動して自律神経も変化します。3月～9月の「陽」の時期には副交感神経が働きやすくなり、それ以外の「陰」の時期には交感神経が働きやすくなります。そのため、3月や9月の大きな変わり目には、自律神経の乱れによるさまざまな不調が起こりやすくなります。

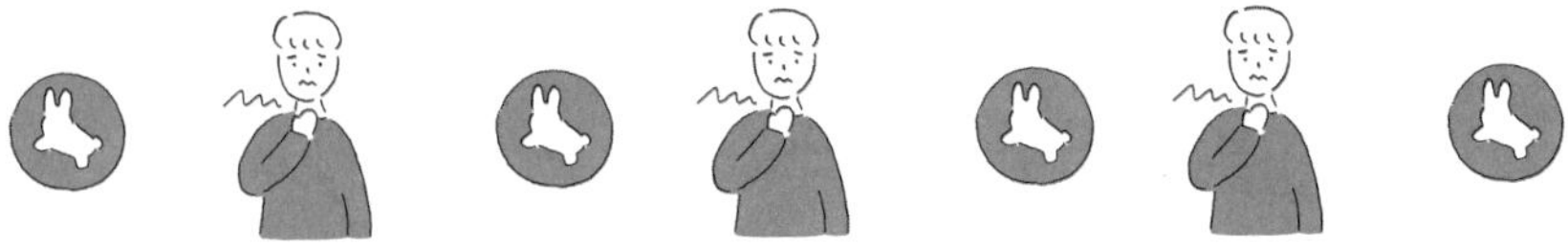

夏の不摂生が表面化
消化をサポートする食材で免疫力を高める

また、秋は食欲の季節といいますが、そういわれるのには理由があります。涼しくなると、体は体温を保つために食事を多めにとってエネルギーをつくりだそうとすることが1つ目の理由です。2つ目は、日照時間が少しずつ短くなることで、食欲をコントロールするセロトニンの分泌が減り食欲がでやすくなるからです。

体が元気なら問題ないのですが、夏に冷たいものをとる習慣がついて内臓が冷えていたり弱っていたりすると、消化吸収力が低下しています。そこに**過剰な食事をとると、胸やけや胃痛、胃が重くなる、ゲップが増えるなど、胃にダメージが加わります。**また、季節の変わり目の温度差や台風による気圧の変化、夏の疲れ、夏場の内臓の冷えなどの要因が重なって、免疫力が低下した「脾陽虚」の人は、胸やけや胃痛、下痢、咳き込むと止まらないなどの症状を感じやすくなります。

消化器官の疲労に加え、先月よりも**水分摂取量が減りやすいので便秘も心配な季節です。**腸を整える働きをする食品に加えて、温かくて消化にいい食材をとりいれていきましょう。体は自分で思っているよりも繊細です。9月は、寒くなる季節に向けてゆっくりリハビリする気持ちですごしたいですね。

◆セロトニン
空腹時に摂食中枢を抑制したり、食べすぎないように満腹中枢を刺激して食欲をコントロールしています。また、ドーパミンやノルアドレナリンなどの欲求を司るホルモンや、ストレス下におけるホルモンの分泌もセロトニンがコントロールしていて、これらのホルモンは食欲をアップさせます。そのため、セロトニンの分泌の低下は、過食や拒食などどちらかの症状につながることがあります。

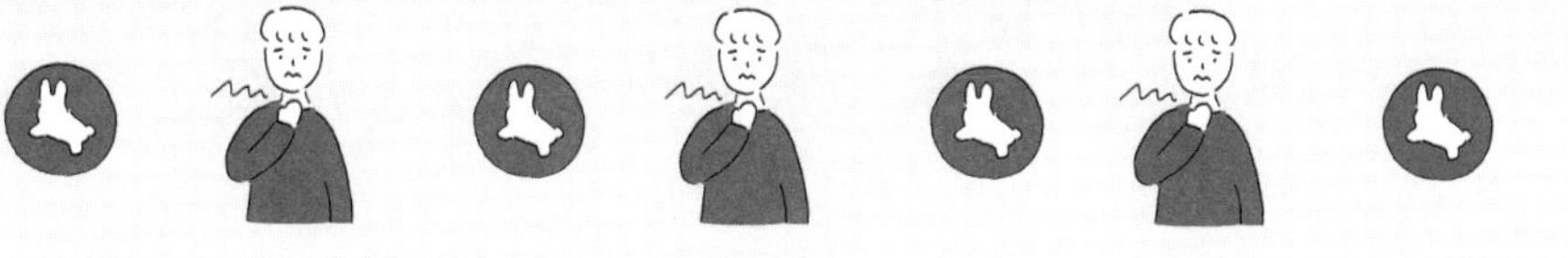

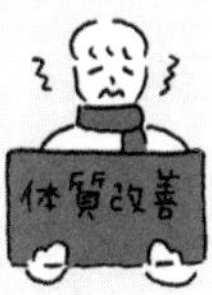

9月は体質改善要請発令！

腹痛・せき・秋のアレルギーには、腸のめぐりを強化

免疫が低下して生じるアレルギー体質は、生活習慣を変えてすぐ治るわけではないので、次のアレルギーのシーズンまで根気よく継続することが大切。結果が出ないと投げ出したら、そこで改善への道は閉ざされます。とはいえ、完璧な食事を毎日とるのは難しいですよね。そこで、**お腹の状態を便で確認して、自分の体と会話しながら食事を選んでいきましょう。**

黒い便、ねっとりした便器にはりつくような便、コロコロした便、細い便、下痢、便秘などは、腸内で善玉菌よりも悪玉菌が優位になっているので、整腸食品が必要です。腸内の善玉菌がつくる「短鎖脂肪酸」が腸の動きをうながし、腸の粘膜を強化することで便のトラブルが減ります。腸を整える発酵食品で、善玉菌の餌となる食物繊維をとって腸を動かし、腸内環境を整えましょう。その後押しをする気の働きの1つである「推動」（P40）を強くする**スパイスとハーブもおすすめ**です。悪玉菌を退治して、腸内で善玉菌がすごしやすい環境をつくります。

◆短鎖脂肪酸
腸内細菌が食物繊維を発酵するときにできるのが、乳酸、酪酸、酢酸、プロピオン酸などの短鎖脂肪酸です。短鎖脂肪酸は弱酸性なので、悪玉菌の増殖を抑えます。その結果、発がんの予防、腸の粘膜の生成や蠕動運動をうながす、ミネラルの吸収をうながす、痩せ体質へ改善、免疫向上などに働きます。

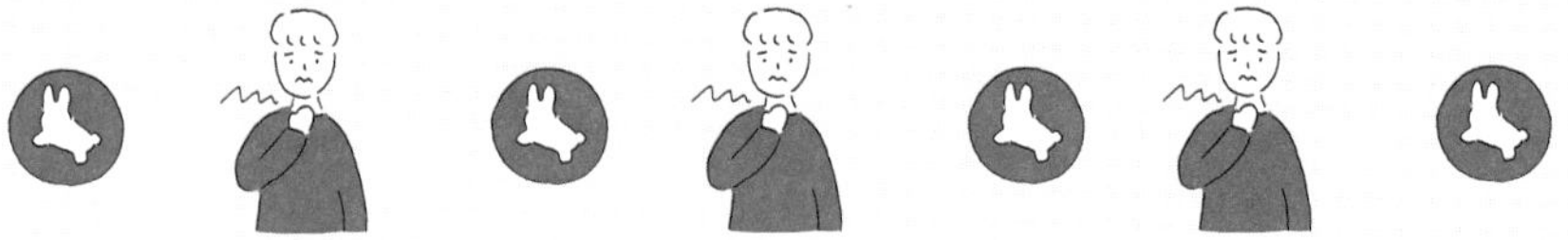

風邪とアレルギーを判別する方法

せきがでたり鼻がつまったりと風邪とアレルギーの症状はとても似ていますが、その見分け方はご存じでしょうか？　この時期どちらの症状なのかわからなくなることもあると思うので、チェック方法を紹介します。

□ **水のような鼻水がでる**
□ **目のかゆみや充血がある**
□ **涙目になることがある**
□ **のどの症状は、かゆみがあり痛みは少ない**
□ **1週間以上症状がでていて治りにくい**
□ **1日中同じようにつらいわけではなく、朝の症状がとくにひどい**
□ **体の痛みはあまり感じない**

3つ以上該当する場合には、秋のアレルギーの可能性があります。**アレルギーであれば、乾燥に気をつけてアレルゲンをとりこまないように注意しながら、腸のケアを怠らないようにしてみてください。**風邪の人は、アレルギー症状と勘違いしていつも通りすごさず、安静にして人にうつさないようにしましょう。

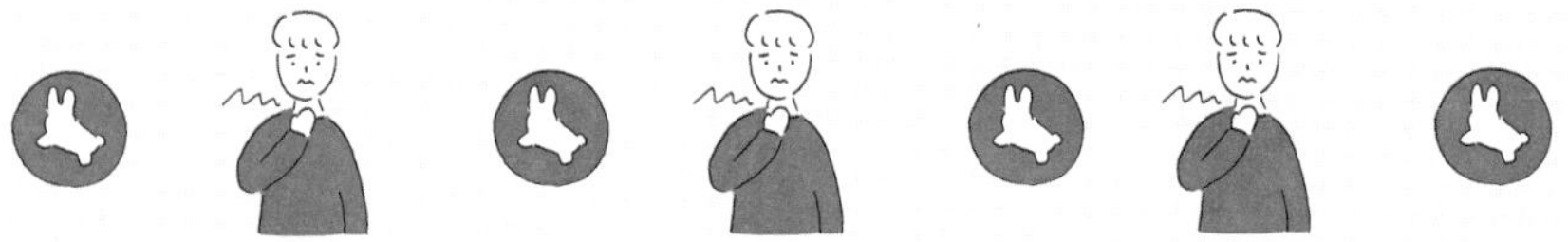

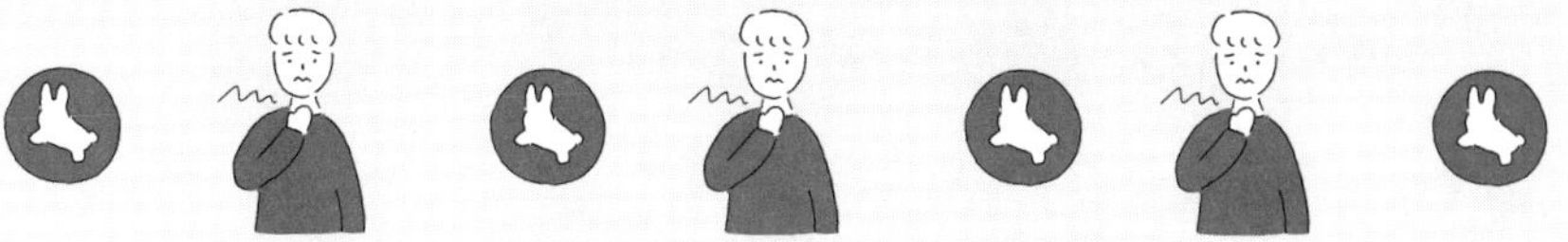

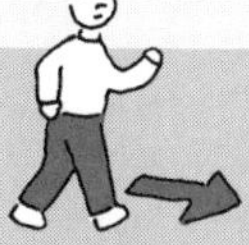

食薬がつづくポイント

腸内の状態は、アレルギーなど免疫の働き、お肌の状態、心の状態など、体と心の両方に影響していきます。麺類や菓子パンなどの小麦製品や砂糖がたっぷり入った飲み物や食べ物をとりすぎると、栄養の吸収を行う小腸にダメージを与えます。小腸にはフィルターがあり、必要な栄養だけを吸収する仕組みがありますが、このフィルターが小麦や砂糖によって壊れてしまいます。すると、本来体内に取り込むべきではないアレルゲンや未消化物、重金属などの有害物質、菌やウイルスなどを吸収し、体内で炎症を起こして不調の原因となります。これを「リーキーガット症候群」といいます。

でも、整腸食品などをとりいれると必ずいい方向へ変化します。

食薬に迷ったときには、ハーブティーやネバネバ系の食材、薬味やスパイスを使った腸にいい料理を食べましょう。おすすめは、抗菌作用の高いオレガノ、ショウガ、ニンニク、ワサビ、コショウ、唐辛子、コリアンダー、シナモン、クローブ、クミン、ターメリック、バジル、ローズマリー、タイム、サフランなどです。腸内細菌たちはどんな食事を欲しているのかを考えてチョイスしましょう。

◆ネバネバ系食材とは

ネバネバの食材には、粘性多糖類であるフコイダンやアルギン酸が含まれています。これらは、免疫を高める、糖の吸収を穏やかにし血糖値の急上昇を抑える、コレステロールの吸収を抑える、塩分を排泄する、腸の働きを整えるといった生活習慣病の改善に役立ちます。

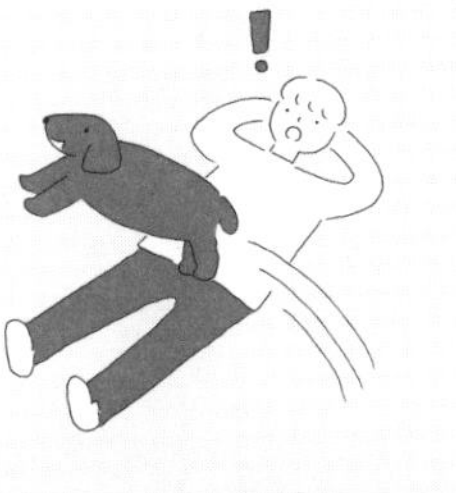

不要な水分をとりのぞけば、秋雨前線の気圧変化もへっちゃら

夏の疲れと低気圧の不調には
発酵調味料×消化補助食品

漢方で「痰湿」と呼ばれ、体にとって不要な水分がたまっている人は、秋雨前線がくる時期に不調がでやすいタイプです。ここ最近際立って、頭痛、むくみやすい、鼻炎がある、関節が痛くなるといった不調を感じる人は要注意。とくに湿度の高い時期には、水分をよりためこむ性質をもっています。そして、このように体に余分な水分がたまる状態を「痰湿困脾《たんしつこんぴ》」といいます。

秋雨前線の影響で気候がスッキリしないと、自律神経が乱れて体のなかもスッキリしません。そこで、今週は腸内の善玉菌にがんばってもらい、短鎖脂肪酸を増やしましょう。短鎖脂肪酸は、腸を動かし老廃物の排泄をうながすだけではなく、血流にのって全身に運ばれ、肝臓、腎臓、筋肉のエネルギー源になったり、免疫力の強化にもつながります。**夏の疲れで体が重だるいときには、自分に気合を入れるのではなく、腸内細菌に良質な餌をあげて代わりにがんばってもらいましょう。**

そんな9月1週目の食薬プログラムは、善玉菌を応援する整腸食品とともに余分な水分を排泄するカリウムの多い野菜をとりいれることです。また、夏に疲れてしまった胃腸の働きを休憩させてあげることも大切なので、消化を助けるジアスターゼやビタミンUを含む野菜もおすすめです。

今週のヘルスケア
［エアフラフープ］

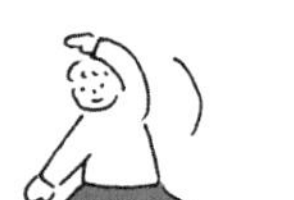

内臓を支えるお腹の筋肉や骨を整える運動です。
フラフープをしているつもりになって円を描くように腰を回すだけです。右回転、左回転ともに同じ回数行いましょう。歯を磨いている間などを使って、朝晩5分程度行うのがおすすめ。有酸素運動になることはもちろん、体幹を鍛えたり、骨盤のゆがみを整えることにもつながります。

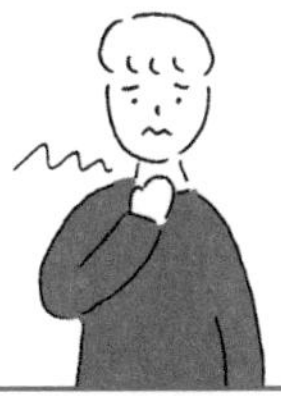

第1週目

9/1→9/7

◆今週の食べるとよい食材◆

カブ

カブには、消化を助けるジアスターゼという成分が含まれています。これは、**カブの皮に多く含まれているので、なるべく皮も一緒にいただきましょう。**

また、カブの葉も栄養価が高い食材です。抗酸化作用のあるβカロテンは、根の部分に比べると2800倍も含まれています。さらに、このβカロテンは茹でることで1・2倍にアップするので、スープや味噌汁に入れて食べるのがおすすめです。ほかにも余分な水分を排泄するカリウムや、ビタミンB群、ビタミンCなどの栄養が含まれています。

塩麹

もともと麹はお米からできていますが、塩麹に含まれるアミラーゼがそのお米のでんぷんを分解するため、**オリゴ糖が多く含まれます。**そのため、**腸内で善玉菌の餌となり腸内環境を整え、便秘・下痢の緩和に働きます。**

α-エチルグルコシドやコウジ酸などの美白、保湿に役立つ成分も含まれ、夏の紫外線ダメージにもおすすめ。さらに、夏のダルさを和らげるビタミンB群も豊富で、夏バテで胃腸が弱っている人の必需品です。

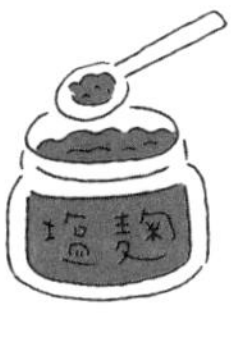

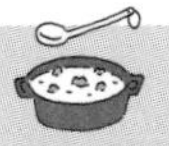

今週のスープ
カブと塩麹のスープ

食べやすく切ったカブの葉、カブ、キャベツ、千切りの生姜と手羽先を軽くオリーブオイルで炒めます。そこに水を適量加えて煮込みます。最後に塩麹で味を整えるのがおすすめです。

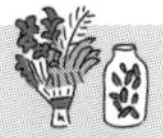

今週のハーブ&スパイス
ユズ

ユズは生のものでもいいですが、乾燥させたものがスパイスとして売られています。ユズの香り成分であるリモネンにはリラックス作用があります。漢方でも柑橘系の香りには気のめぐりを整えてストレスを緩和する作用があるとされています。

◆手作り塩麹と醤油麹

塩麹：1対1の乾燥米麹と水、米麹の量の30%の天然塩を混ぜて1日常温でおきます。1日1回混ぜて10日で完成。冷蔵保存します。

醤油麹：1対1の乾燥米麹と醤油を、ほぐしながら混ぜ合わせて1日常温で放置。翌日ひたひたになるまで醤油を足してさらに放置します。1日1回混ぜて10日で完成。冷蔵保存します。

◆カブの皮活用法

塩麹とゆずの皮と一緒に1晩置いて漬物にしたり、酢に漬けてピクルスにすると、皮のかたさが気になりません。

「スープ＆菌活＆腹巻」の三種の神器で免疫力の底上げ強化週間

腸冷えは夏の疲れを長引かせる原因
食べる整腸薬で解消

暑い日が続いてはいますが、台風やゲリラ豪雨などの影響で肌寒さを感じるタイミングも出てくる頃です。

みなさん、風邪を引いていないでしょうか？　この時期はとくに不調を感じやすいので、ここで現在の自分の体調をチェックしてみましょう。自分のお腹を触ってみてください。もし冷たければ、腸冷えを起こしています。腸を含めた内臓は、冷えると機能が低下し、胃の不調、便秘、下痢、感染症、アレルギー、疲労感などを感じさせます。冷たい飲食物や薄着など、気がつかないうちに体を冷やす行動を習慣化している可能性が高いので、一度自分の習慣を見直す必要があります。ただ、悪い習慣を正すことは、とても大変です。今後もお腹を触ることで自分の体と相談しながら、根気強く体調管理を続けていきましょう。

また、秋分の日あたりまで暑い気候は続きますが、涼しくなる季節に向かうので、今から腹巻などを使って温活をとりいれましょう。**少し早めに温活をスタートさせることが、季節の変わり目に体調を崩さない秘訣です。**

そこで、9月2週目の食薬プログラムは、腸壁を修復し、腸内環境を整える発酵食品を温かいスープにしてとるようにしましょう。

今週の美容ケア
［角質］

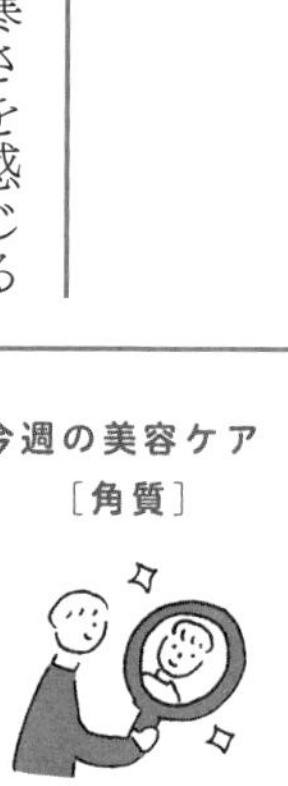

角質とは、肌の一番表面にある細胞で、外部の刺激から肌を守り、水分保持をする働きがあります。夏は、紫外線から守るために角質が厚くなったり、ターンオーバーが乱れてガサガサのお肌になったりします。

そこでおすすめなのがシュガースクラブです。お家にあるオイルと砂糖を1対1の割合で混ぜあわせます。オイルは、オリーブオイルやココナッツオイルが適しています。まずは、角質が厚くなりがち

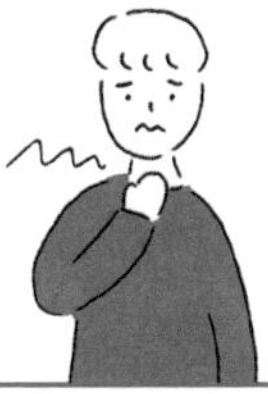

第2週目
9/8→9/14

◆今週の食べるとよい食材◆

納豆

大豆を発酵させたネバネバ食品なので、腸内環境を整えることに加えてタンパク質までとれる万能食材です。**納豆菌は、熱に強いのでスープにしても腸まで届き、小腸の免疫細胞を活性化させます。**さらに、口腔内の細菌叢にも影響するといわれ、歯周病にもいい影響をもたらします。納豆菌以外にもレバンやポリグルタミン酸という成分に免疫を強化する働きがあります。

ナットウキナーゼという酵素には、血液をサラサラにする働きがありますが、熱に弱い性質なので、この効果を得たいときはそのまま食べるのがおすすめです。

もずく

水溶性食物繊維の一種であるフコイダン、アルギン酸、βカロテンが代表的な栄養素です。食物繊維は腸内環境を整えたり、血糖値の急上昇を抑えたりします。**ネバネバ成分であるフコイダンは、胃腸の働きを助けることで免疫機能の強化が期待でき、ウイルスやアレルギー症状の緩和に役立ちます。**

アルギン酸は胃の壁に付着し、アルコールの吸収を緩やかにして二日酔い予防になったり、有害物質を排泄したりする効果があります。また、コレステロールの吸着や排泄を助け、生活習慣病の予防も期待できます。

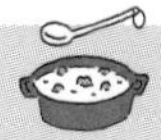

今週のスープ
納豆もずく酢スープ

もずく酢と塩昆布を水で煮込み、食べる直前に混ぜた納豆を入れて完成。腸にいいものをミックスした健康スープです。忙しい朝でも簡単につくることができて、ツルっと飲むことができます。

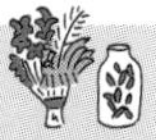

今週のハーブ&スパイス
山椒

山椒に含まれるサンショオールには、胃腸の働きをうながしたり、代謝を促進させる効果などが期待できます。夏の胃腸の不調には、山椒のちょい足しがおすすめです。納豆に山椒をかけると、くさみが少し抑えられて味がしまるので、試してみてください。

なかかと、ひじ、ひざにぬってマッサージしてみましょう。

布団干した？　食べすぎてない？
きれいな腸と布団でアレルゲン撃退

秋のアレルギーと感染症には
腸のお掃除食材＆食べるサプリで即バリア

やっと、夏の終わりであるお彼岸を迎えます。暑さのストレスが和らいで幾分すごしやすくなりますが、くしゃみや目のかゆみなどに悩まされる人が増えてくる時期です。9月は喘息やアレルギー性の鼻炎、アトピー性皮膚炎などを感じる人が多いといわれます。そして、このような症状があり、体のバリア機能が低下している体質を「肺気虚」と呼びます。

アレルギー症状の原因の1つにダニがあります。ダニは、高温多湿の環境でよく育つので、今までの季節は生きているダニに刺されてかゆみを感じていたかもしれません。しかし、**9月以降はダニの死骸や抜け殻、フンなど粒子が細かくて軽いものが増えるため、ちょっとした風で空気中を舞い、呼吸により体内に取り込まれてアレルギー源となります。**今の時期にのどや鼻にかゆみがあれば、ダニが増えやすい環境にある寝具をきれいにしてみてはいかがでしょうか。ダニは高温になると死滅するので、コインランドリーなどで乾燥機にかけるのがおすすめです。

9月3週目の食薬プログラムは、体のバリア機能を高め、これから増えるアレルギー症状や流行する風邪、インフルエンザなどの感染症に負けない体をつくることです。

今週の漢方薬
［麻子仁丸《ましにんがん》］

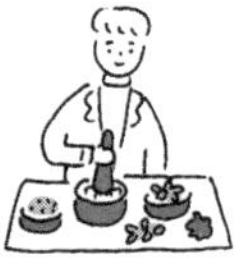

腸内をうるおし、腸管を刺激することで便通をうながす漢方薬です。

体力がなかったり、水分摂取量が少なかったり、便意を我慢するクセがあるとコロコロした便になってしまいます。便秘は、食事のバランスを整える、適度に運動する、頭のオンオフの切り替えをするなど生活習慣から治したいものです。ただ、どうしてもつらいときにはこの漢方がおすすめです。

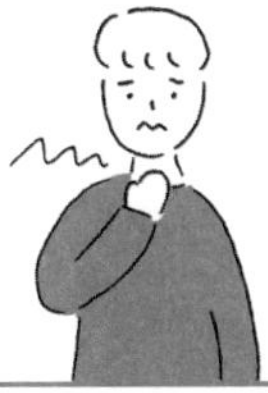

第3週目

9/15→9/21

◆今週の食べるとよい食材◆

こんにゃく

97%が水で、残りの主成分が**腸内環境を整えるグルコマンナン**です。肌の水分の保持をサポートして、バリア機能を高めるセラミドも含まれています。

グルコマンナンは、腸だけではなく、コレステロールや血糖値の数値を抑える働きがあるので生活習慣病で悩む人にはぜひ食べてほしい食材です。さらに、セラミドで肌のバリア機能が高まると**アトピー性皮膚炎や肌のかゆみの軽減にも**つながります。

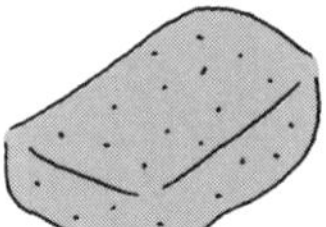

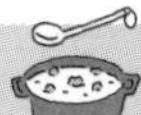

今週のスープ　米ぬかいり豚汁

こんにゃくをたっぷり入れた豚汁に味噌と同量の米ぬかを加えます。うま味が深まり栄養価もアップします。米ぬかは、煎りぬかであっても7〜8分乾煎りしてから保存しましょう。熱湯消毒済みの密閉容器で2週間保存可能です。

米ぬか

米ぬかは、玄米を白米に生成するときにとりのぞく胚芽と表皮の部分です。ビタミンB_1、ミネラル、食物繊維が豊富で、玄米がもつ栄養の9割が含まれるといわれます。疲れやすさを感じたときや便秘のときにおすすめで、一日大さじ2杯を目安にしてとりいれましょう。

アミノ酸が豊富なので、さまざまな料理にちょい足しすると、旨味を深めてくれます。納豆、サラダ、白和え、炒め物、味噌汁やスープ、ハンバーグのつなぎに使うなど比較的どんな料理とも相性がいいので、**食べるサプリ**と思って活用してみましょう。

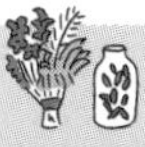

今週のハーブ&スパイス　七味唐辛子

スパイスが複数組み合わさった七味唐辛子は、胃腸の働きを整えてくれます。

米ぬかに七味唐辛子、カツオ節、じゃこ、ゴマなど好きな乾物を混ぜて保存すると腸内環境を整えるふりかけが完成します。そのまま、ごはんやサラダにかけて食べましょう。

◆ぬか漬けを食べよう!

米ぬかの活用法で忘れてはいけないのが、ぬか漬けです。ぬか漬けに含まれる乳酸菌は胃酸に負けず腸まで届き、腸内細菌の乱れを整えます。季節の変わり目で免疫力が低下しやすい時期には、ぬか漬けづくりにチャレンジしてみてください。

口呼吸は「体バテ」のもと
「肺」とバリア機能を高める

乾燥する季節、のどの不調には
ネバネバの白い根菜

ようやく夏にピリオドを打つ秋分がやってきました。これから日がゆっくりと短くなり冬へと向かい始めます。高い気温も湿度も落ち着き、すごしやすい季節なので、運動不足解消にウォーキングをかねてお散歩に出かける人も多いと思います。ただ、屋外ではブタクサ、よもぎ、カナムグラなどの花粉が拡散し、アレルギー症状の悪化が心配です。暑さで体力が消耗する夏が終わったと思えば、アレルギーでつらい季節がこのあと11月ぐらいまで続きます。

そして、アレルギーをもつ人に多いのが口呼吸です。**集中すると口が開けっ放しになっていたり、寝ている間に口を開けていて朝になるとのどがイガイガしたりす**ることはありませんか？　これから空気は乾燥していくので、のどにダメージを受けないように体をバリアする機能を高めたいですね。バリア機能が低下している状態を「肺《はい》気《き》虚《きょ》」といいますが、**秋の「肺気虚」は一度のどの調子を崩すと長引きます。**加湿器やマスクなどの対策はもちろん、適度な水分補給や腸内環境を整えるなど食薬で予防しましょう。

9月4週目の食薬プログラムは、バリア機能を高めるためにリーキーガット症候群の予防となるネバネバ食材と整腸食品で腸内から「肺」を強化します。

今週のアロマ
［フランキンセンス］

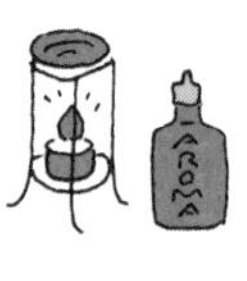

のどの保護に働きます。また、角質層の保湿力を高めて乾燥を防ぐので、秋の乾燥や夏の紫外線の影響で小ジワが目立ってきた人にもおすすめです。

洗面器に熱いお湯をはり、フランキンセンスとティートゥリーの精油を1滴ずつたらし、タオルを浸してしぼります。胸元にタオルを置き、蒸気を吸い込んで鼻とのどの粘膜をうるおしましょう。ティートゥリーには抗菌・抗ウイルス作用があり、のどのつら

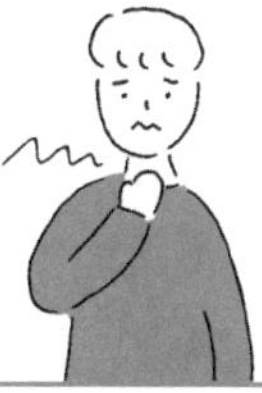

第4週目
9/22→9/28

◆今週の食べるとよい食材◆

サトイモ

サトイモのぬめり成分はガラクタンといい、腸の粘膜の保護、脳細胞の活性化、がん細胞増殖の抑制に働くといわれます。そのため、体の**バリア機能を強化して、集中力や認知機能の低下防止などにも役立ちます。**

糖質が多めのいも類のなかでも**カロリーや糖質量が低い**のが特徴です。サツマイモと比べるとカロリーと糖質が半分以下とヘルシーなことから、ダイエット中の人でもとりいれやすいイモ類です。

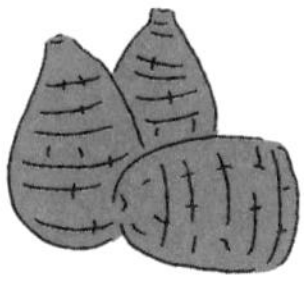

酒粕

酒粕は、レジスタントプロテインというタンパク質を含みます。これは、**腸まで届いて腸内環境を整えたり、余分に食べすぎた油をからめとって排泄する**ようにうながす効果が期待できる成分です。アレルギー症状はカテプシンBという酵素がもとになってつくられる免疫グロブリンによって起こります。酒粕にはカテプシンBの生成を阻害する物質が含まれるので、**アレルギー症状緩和**にも役立ちます。

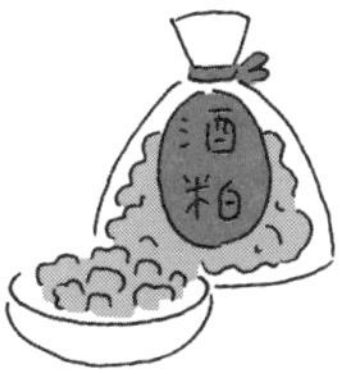

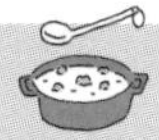

今週のスープ
酒粕とサトイモのポタージュ

サトイモ、タマネギ、ニンニクなどを適当な大きさに切り、水から煮込んでスープをつくります。材料がやわらかくなったら、ブレンダーでなめらかに仕上げ、味噌と酒粕で味を整えたら完成です。

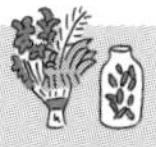

今週のハーブ&スパイス
カルダモン

カルダモンは、唾液や胃液の分泌をうながし、消化機能を助けます。せき、たんなど、のどに関する症状を抑えて風邪の引き始めにも最適です。酒粕とカルダモン、ショウガ、シナモンを使ってオリジナルの酒粕チャイをつくってみてはいかがでしょうか。

い症状を緩和して、バリア機能を高めます。

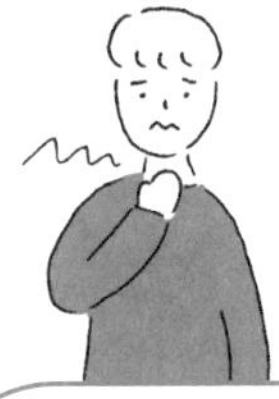

最終週

9/29→9/30

9月の振り返り

発酵調味料・ハーブ・スパイスで台所薬局の充実を

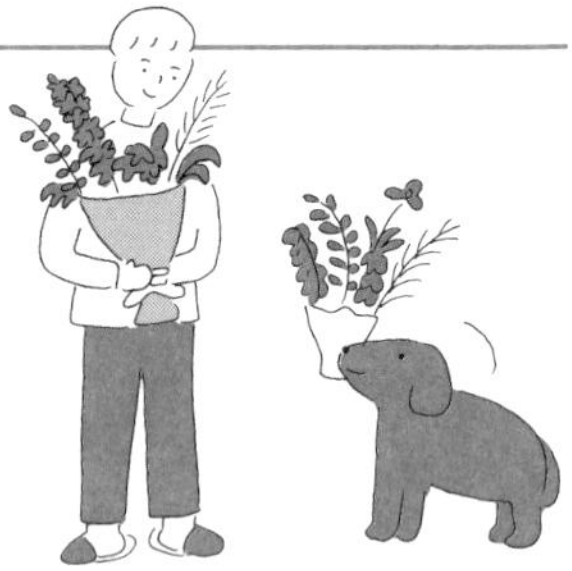

食欲の秋、読書の秋、スポーツの秋など好きなことを思いっきり楽しめるシーズンです。ただ、鼻がつまったり、せきが止まらなかったり、胃が痛かったり、便秘でつらかったりするとモチベーションが下がりますよね。

もし、不調を感じている場合には、その原因となるお腹の状態を今のうちに改善しましょう。その第一歩として、**ローズマリーとシナモン**を用意します。それぞれ**抗菌作用があり風邪対策にもなりますが、リーキーガット症候群の原因となるカンジダ菌の除菌にも役立ち、腸内環境を整えます。**

ローズマリーはお肉やお魚料理にあわせやすく、シナモンは飲み物にちょい足ししやすいので、とても使いやすいハーブです。あれもこれもというのが難しく感じる人は、この2種類をあなたの台所薬局に常備してみましょう。

◆腸にプラス◆　塩麹、納豆、もずく、こんにゃく、米ぬか、七味唐辛子、サトイモ、酒粕

◆消化にプラス◆　カブ、山椒

10月　秋

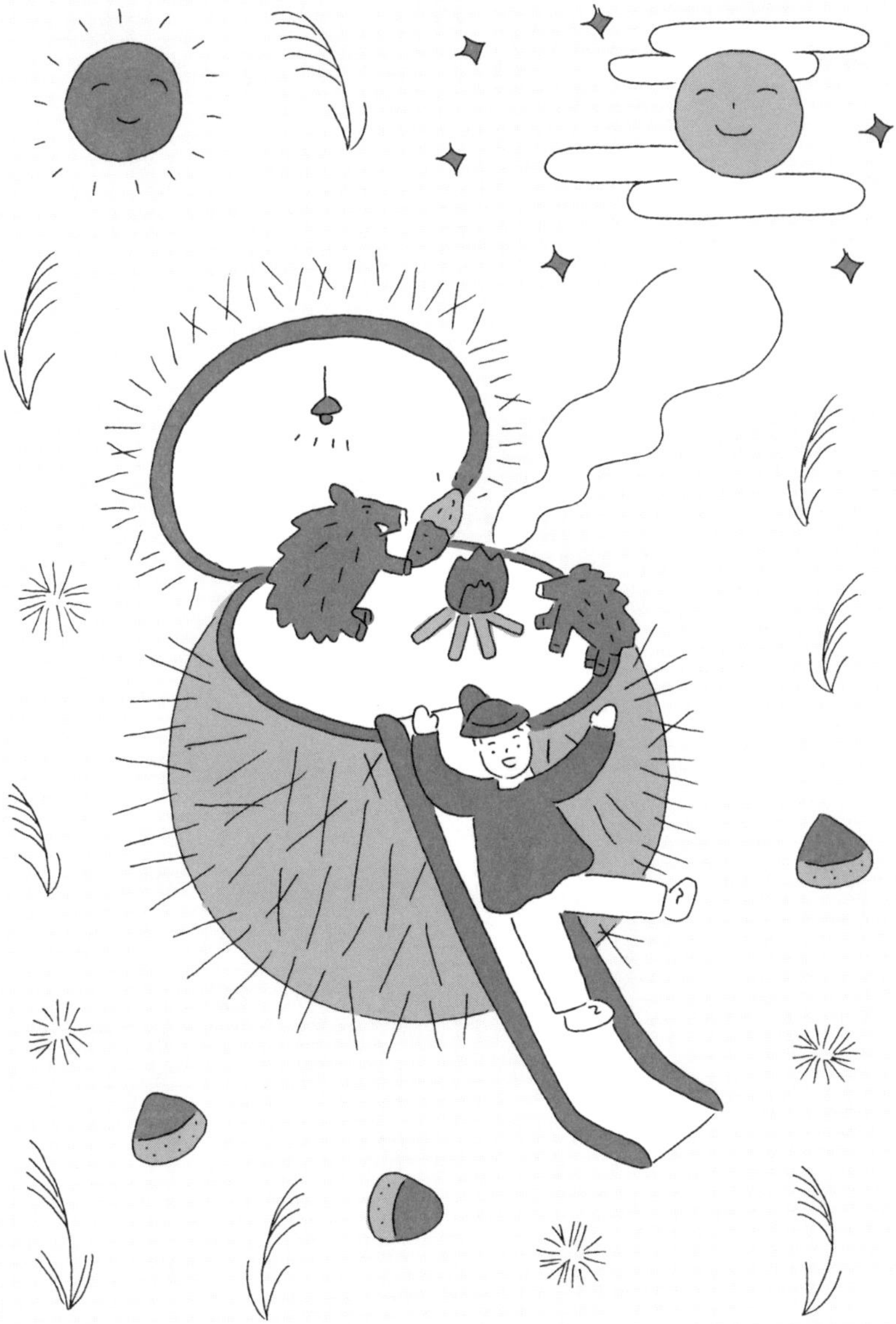

10月は、髪と肌のうるおいを体の芯からつくる

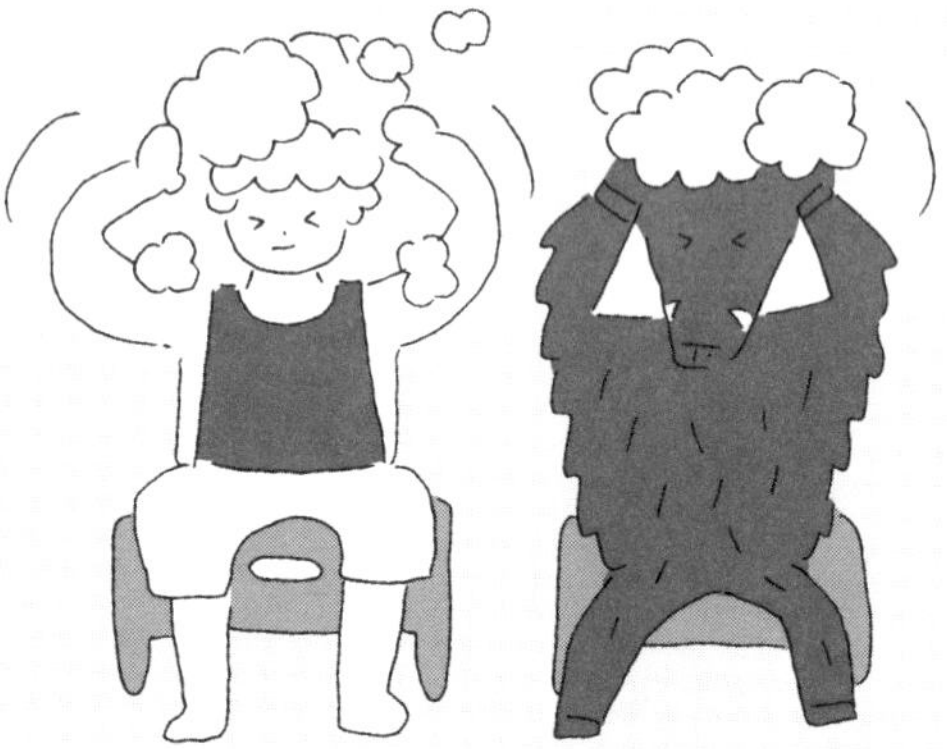

さわやかな風が肌と
髪の水分を奪う月。
うるおいを与えて
美容にいい食薬で
アンチエイジング

夏に受けた紫外線ダメージと
乾いた空気でカラカラ状態の今月は、
1週目　抜け毛対策
2週目　乾燥肌対策
3週目　脂漏性湿疹
4週目　エイジングケア
についての食薬プログラムです。

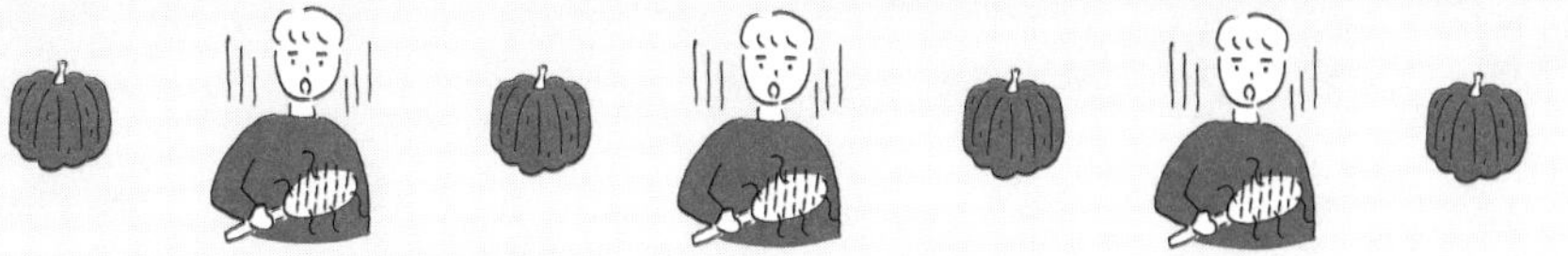

頭皮と肌へのダメージが表面化
抜け毛が通常の3倍に増える！

どこまでも澄み切った晴れた日が続き気持ちのいい季節です。夕方になると少し冷たい風を感じますね。睡眠の質を下げる暑さは遠のき、熟睡できる人も多いでしょう。よく眠った朝、枕元をチェックしてみてください。抜け毛が増えたと感じませんか？　また、お風呂場の排水口につまる毛の量が多くなっているかもしれません。漢方ではこのような状態を「肺腎陰虚《はいじんいんきょ》」といいます。

じつは、**9～10月は、一年のなかでも抜け毛がいつもの3倍くらいに増える時期で、頭皮の異常を感じやすいといわれています（遺伝的なものはのぞきます）**。朝晩の気温の変化が大きくなり自律神経やホルモンバランスが乱れやすくなるのに加え、夏に受けた頭皮や肌への影響が、9～10月にじわじわと表面化してくるのです。**頭皮にかかる夏のダメージは想像以上に深刻です。**紫外線による活性酸素の発生、夏バテによる不規則な食事、寝不足による成長ホルモン分泌の減少、冷房による頭皮の乾燥や血行不良による新陳代謝の低下、高温多湿により頭皮がむれ、皮脂分泌の増加や雑菌が繁殖するなど、頭皮にかかる負担の原因は際限がありません。とくに紫外線による活性酸素の発生によって、頭皮や肌のうるおいが低下することで、毛母細胞の老化につながり、抜け毛、薄毛、乾燥肌の原因となります。

◆毛母細胞
毛母細胞は、毛根にあり細胞分裂を繰り返すことで髪の毛が伸びます。そして、毛母細胞のなかには、毛細血管とつながり栄養をとり入れることで、毛母細胞に細胞分裂の指示を送りヘアサイクルを正常に保つ毛乳頭細胞があります。

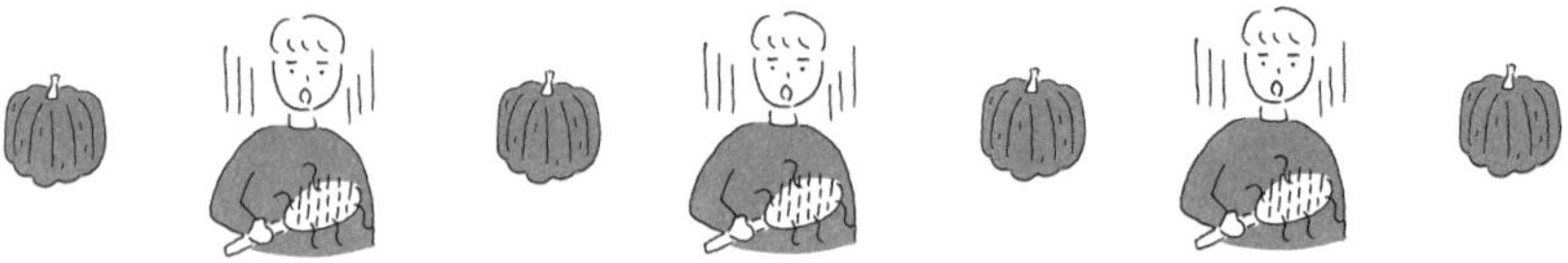

ターンオーバーには亜鉛などのミネラル豊富な食材を

夏の高温多湿な気候から、秋になるとカラッと乾燥した空気に変わるため頭皮は乾き、かゆみやフケという悩みも加わっていきます。とくに、湿度が40％を下回ると乾燥が加速していきます。これを「燥邪犯肺《そうじゃはんはい》」といいます。本来夏の間に頭皮や肌の紫外線対策を行うことが大切ですが、ついつい顔や体だけの日焼け対策になってしまいがちです。これからできる食薬で頭皮と肌をいたわる対策を体の内側からとっていきましょう。

また、肌は表皮の中で一番深い基底層から新しい皮膚細胞がつくられています。そして順々に一番表面の角質層まで成長し、最終的に古い角質が垢としてはがれ落ちます。このサイクルをターンオーバーといい、約6週間かけて行われます。この機能が正常に働くようにすることが美肌や美髪を保つためには必要です。そのためには、亜鉛などのミネラルを補う牡蛎やアサリなどの魚貝類、クルミやアーモンドなどのナッツ類がおすすめです。**ミネラルが不足していると、細胞のターンオーバーが乱れ水分の保持ができなくなり、頭皮と肌が乾燥してかゆみなどの症状が悪化していきます。**

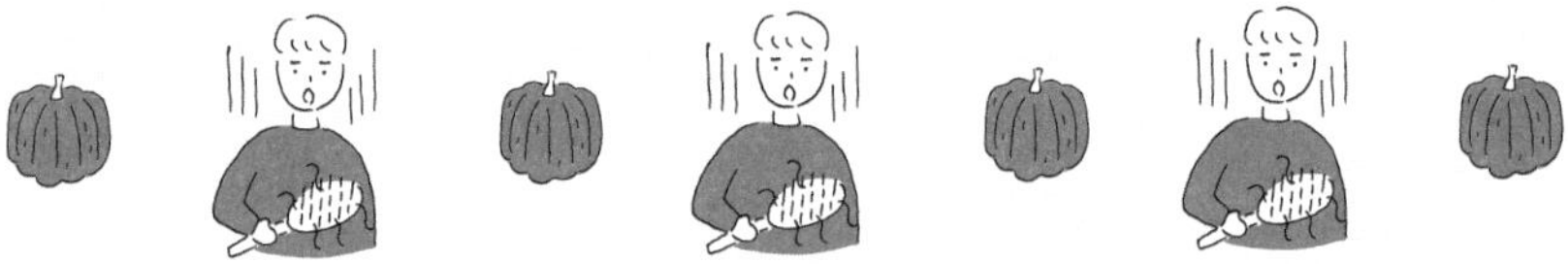

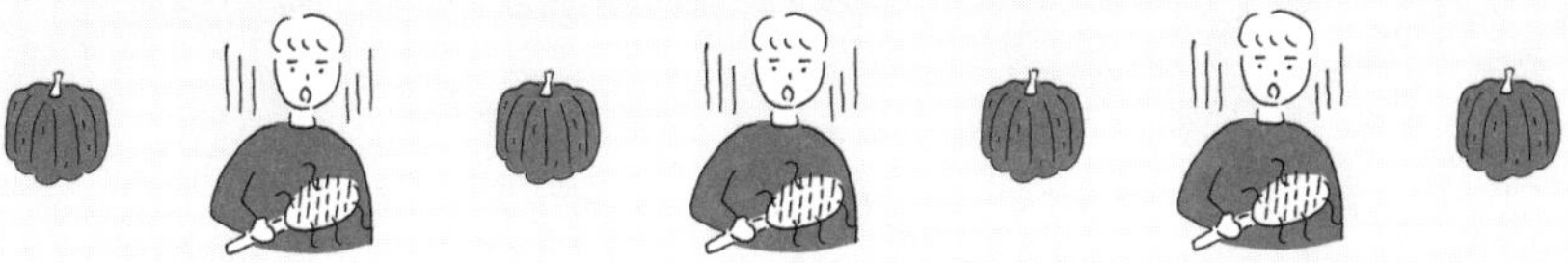

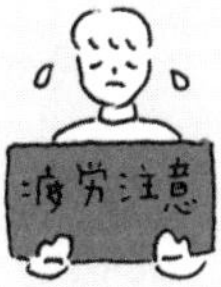

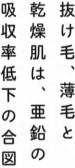

10月は疲労注意報発令！

抜け毛、薄毛と乾燥肌は、亜鉛の吸収率低下の合図

髪の毛や肌をつくるためにはミネラルが必要ですが、なかには体内吸収率が低いものもあります。ナトリウムなどは90％以上吸収されますが、亜鉛、マグネシウム、カルシウム、鉄など二価のミネラルの吸収率は25～35％と低くなっています。**とくに、皮膚や髪の毛などの新陳代謝に欠かせない亜鉛は、体内吸収率が高くありません。**亜鉛は、摂取すると胃酸によってイオン化されることで、腸から吸収されます。そのため、胃の調子が悪かったり、早食いしたり、胃薬の制酸剤を慢性的に飲んでいると、胃酸の量が減り亜鉛がイオン化されずに吸収率が下がります。また、腸内で善玉菌がつくる短鎖脂肪酸（P189）が亜鉛を体内にとり入れやすい形に変えてから吸収する仕組みがあります。そのときに偏食や抗生物質の長期間服用で腸内環境が乱れていると、短鎖脂肪酸が十分につくられずに亜鉛の吸収率が下がります。このように、ミネラルが多いものを食べても胃腸の状態によってその効果が半減するので、**胃腸を整えておくことは健康な髪と肌の基本です。**

◆亜鉛

亜鉛の働き
・脱毛を防ぐ
・皮膚や粘膜、傷などの修復
・アルコールの代謝
・抗酸化酵素SODの生成
・免疫反応の調整
・性ホルモンの分泌
・インスリンの合成
・味覚の維持

亜鉛を消耗すること
・アルコール
アルコール代謝などの解毒で大量に消耗されます。
・ストレス
ストレスを受けると肝臓でメタロチオネインという物質が合成され、大量の亜鉛が使われます。

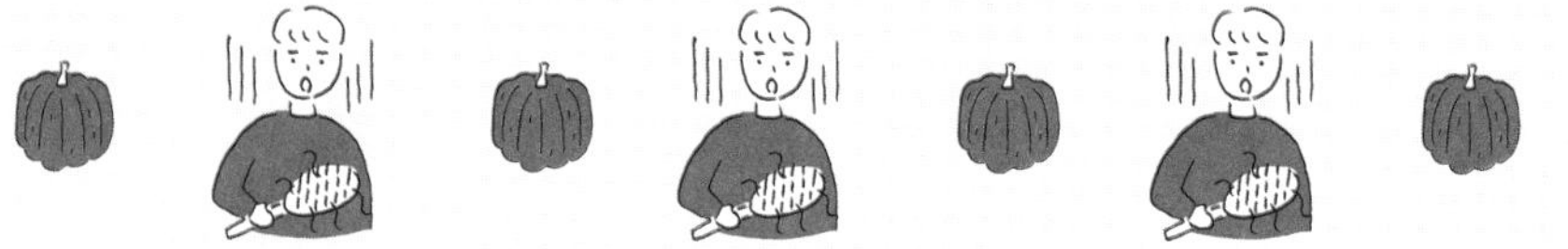

舌で胃腸の状態をチェック

胃腸に負担がかかっていないか舌苔を見てチェックしてみましょう。舌の上についている舌苔は他人と比較しづらいので、毎朝の身支度の際に自分の舌を鏡にうつして観察してください。過去の自分と比較して、変化を感じとるのもいいですね。

- □ **舌がむくんでいる**
- □ **舌苔が一部むけている**
- □ **舌苔が分厚い**
- □ **舌苔が黄色い**
- □ **舌炎や口内炎がある**

これらのどれかが該当するときには、消化器系に負担がかかっている可能性があります。**栄養を補うことを考えるよりも、まずは胃腸の調子を整えることから始めましょう。**とくに脂の多い肉類や揚げ物、ラーメンなど高脂肪食は胃腸に負担がかかりやすいので注意しましょう。

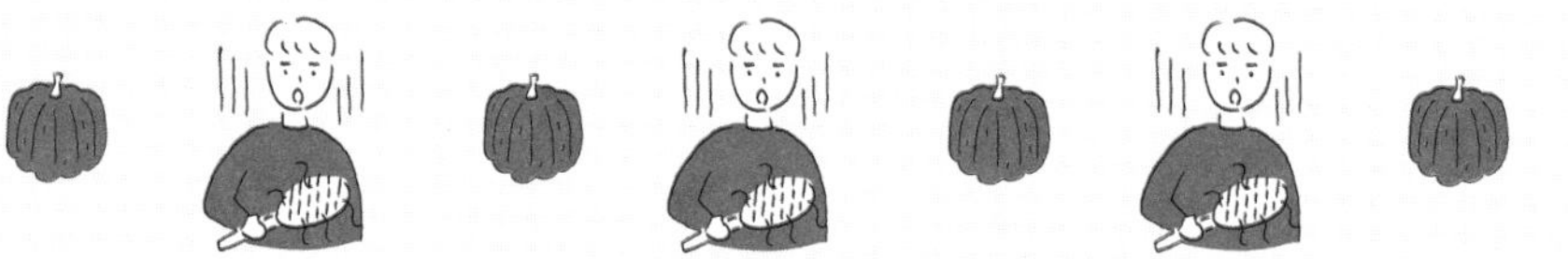

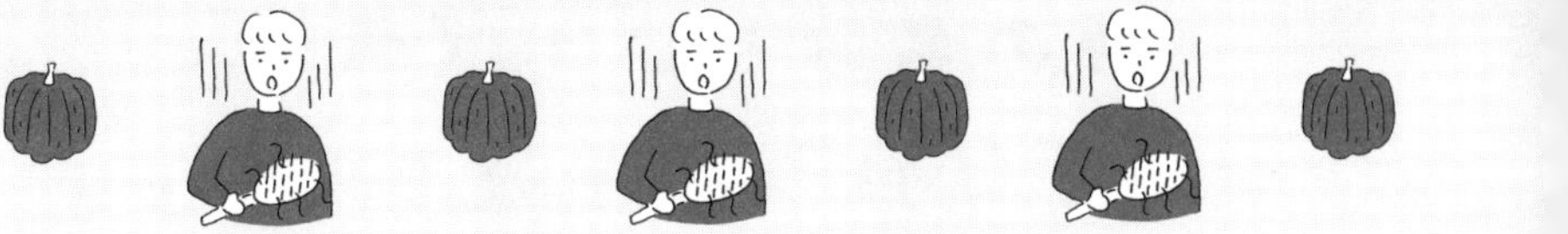

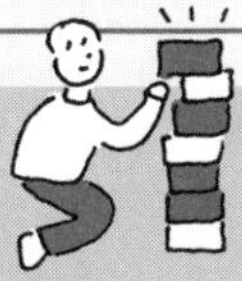

食薬がつづくポイント

ピーマン、パプリカ、キャベツ、ブロッコリー、カブ（葉も含みます）。今月は、この5つの野菜を覚えて、どれか1つは毎日必ずとるように心がけましょう。

これらの野菜は、ミネラルの吸収を促進するビタミンCを多く含む野菜です。ビタミンCは、美肌成分であるコラーゲンの生成をうながしたり、抗酸化作用の強い栄養素なので、頭皮やお肌の悩みがあるときにおすすめです。そして、5つとも共通して食物繊維が多く含まれるため腸内環境を整えてくれます。

今回紹介する食薬プログラムに加え、この5つの食材を意識的にとりいれるようにしてみましょう。基本的に動物性の食材にはミネラルが多く含まれるため、「動物性の食材」＋「5つの野菜」からどれかを選ぶ形にしてパターン化すると続けやすいはずです。動物性のタンパク質のなかでも、「お肉が胃に重いな」と感じる人は、消化補助食品であるキャベツやカブを一緒に食べるようにしてください。

◆ビタミンCの多い果物

代表的なものとして、キウイがあります。キウイにはアクチニジンという成分が含まれ、タンパク質の分解をうながしてくれます。これは温度が高いときに働くため、お肉の下味として漬けダレに使ったり、潰したキウイにオリゴ糖をプラスしてお湯で溶いてホットドリンクにするのがおすすめです。

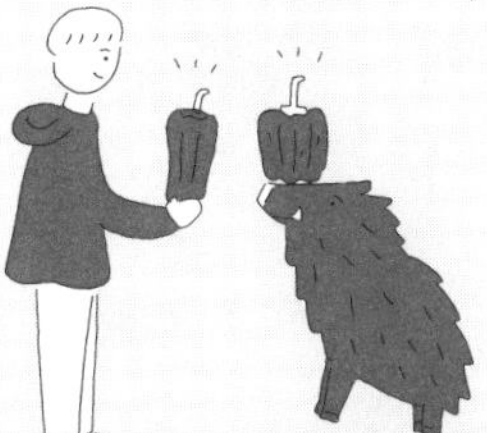

夏の名残といえば薄毛
髪の毛は食薬と呼吸で増やす

頭皮へのダメージは、ミネラルと食物繊維たっぷりの食材でフォロー

漢方で考えると、寒い時期の「陰」のシーズンが始まったところ。「陰」の時期は、活発にコミュニケーションをとって行動するのではなく、何かにコツコツ集中するのに向いています。新しい勉強、大掃除、ウォーキング、裁縫、読書などにチャレンジして、毎年この季節には「人生を豊かにする趣味を1つ手に入れる」という目標を立てるのはいかがでしょうか。

もう1つこの季節の特徴として、夏の紫外線や生活習慣の乱れからくるダメージが頭皮に反映され、いつもより抜け毛が増えることです。さらに乾燥した空気が後押しして、髪の毛がパサついてきます。これを「肺腎陰虚」といい、「肺」は肌の質、「腎」は髪の質、「陰虚」は、乾燥をあらわします。

そこで10月1週目の食薬プログラムは、体の内側から頭皮と毛髪を復活させましょう。**抗酸化作用の高いもので頭皮のダメージを軽減し、**「肺腎」に「陰」を充電できるミネラル豊富な食材をとりいれます。また、**薄毛の人は統計的に呼吸が浅く、口呼吸する人が多いことがわかっています。**呼吸が浅くなると血流が悪くなり、髪を育てる栄養が頭皮まで届かず、薄毛の原因になります。呼吸は、血行促進を自力でうながすことができる方法なので、腹式呼吸を意識してみてください。

今週のヘルスケア
［深呼吸］

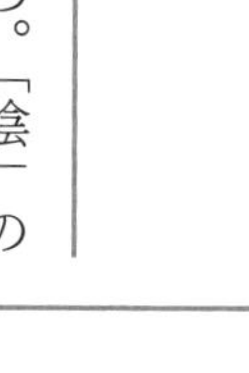

抜け毛・薄毛の原因の1つである血流悪化を改善するのが深呼吸です。深呼吸で血流をうながし、毛根まで栄養がいきわたるようにしましょう。

その呼吸方法は、腹式呼吸です。鼻から息を吐ききり、その後鼻から息を吸ってお腹をふくらませます。息を吸うときの倍の時間をかけて息を吐ききりお腹をへこませます。ストレスを感じたとき、仕事の休憩をするとき、寝る前などホッと一息つきたいタイ

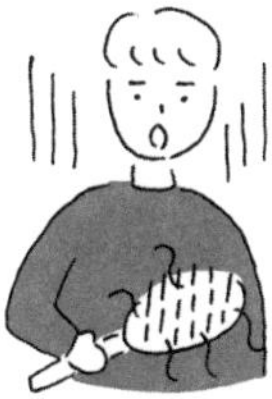

第1週目

10/1→10/7

◆今週の食べるとよい食材◆

切干大根

切干大根は、大根を干しただけのものですが、通常の大根のおよそ20倍の栄養が含まれています。鉄分は野菜の中でもトップクラスの含有量で、ミネラルと食物繊維も豊富です。

また、切干大根を水でもどすときにビタミンCやカリウム、旨味成分などを失いやすいので、戻したあとの水も一緒に料理に使いましょう。味噌汁やスープなどが手軽につくれます。

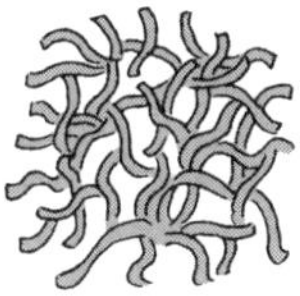

黒酢

普通の醸造酢でもよいですが、とくに黒酢がおすすめです。

毛髪を構成するケラチンは、アミノ酸でできていますが、黒酢は長期発酵されることで通常の醸造酢の10倍以上のアミノ酸が含まれています。また、必須アミノ酸の1つのアルギニンは、血行をうながす作用があり、育毛に効果があります。ほかにもイノシナールという成分が、育毛の調整に役立ち、抜け毛、頭皮湿疹、白髪などを予防します。中国の黒酢では、香醋が有名です。

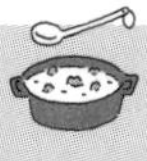

今週のスープ

もずくと切干大根の酸辣湯風

水で、もずく酢、切干大根、トマト、干しシイタケ、塩昆布、黒酢などを煮てスープをつくり、卵をまわし入れて、ふわふわになるように仕上げたら完成。最後にゴマ油やラー油をたらしてもおいしくいただけます。

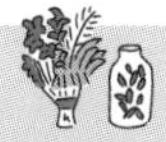

今週のハーブ&スパイス

パクチー

パクチーは重金属の排泄に役立つハーブです。

不要な重金属の排泄をうながすことで、リンパの流れと血流を整え、頭皮と毛根の状態が改善されて美髪が育ちます。酸辣湯風スープに添えてみるのもいいと思います。

ミングで取り組んでみましょう。

うるおった体は疲れにくい体！

体の外は、こまめな保湿、体のなかは、白濁コラーゲンスープのW対策

日によって気温のばらつきがありますが、冷え込む日も出てきましたね。空気の乾燥を感じるかもしれません。それとともに、のどや鼻の粘膜の乾燥、髪の毛のパサつき、目元やほうれい線などのシワが気になってきます。高温多湿の環境で自然とうるおっていた部分が、乾燥対策をしなければカサカサと乾き始めるので、加湿器、ヘアオイル、保湿クリームなどで細やかな対処が必要です。乾燥した空気と一緒に体も乾燥していくことを「燥邪犯肺《そうじゃはんはい》」と呼びます。季節的な特徴なので仕方ないですが、今年は事前に体の外となかから保湿しましょう。

お肌の新陳代謝を上げて乾燥対策をすることは、これから寒くなる時期に向けて体を温め、疲労がたまりにくい体をつくることにもつながります。乾きやすい季節だからこそ、周囲に差をつけて、いつもよりうるおってきめ細かいお肌としっとり指通りのいい髪を目指しましょう。**季候が安定し、生活習慣を改善した結果がでやすい時期なので、**モチベーションの維持がほかの季節よりも難しくないはずです。

そこで10月2週目の食薬プログラムは、体をうるおす食材代表のコラーゲンたっぷり白濁スープをとりいれることと腸を整えることで肌トラブルを予防します。

今週の美容ケア
［ヘアケア］

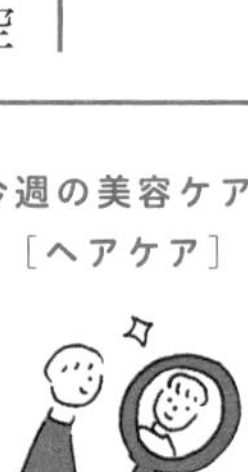

髪の毛のキューティクルを整えるためにブラッシングは大切ですが、静電気が起こり髪の毛がからまったり、切れたりすると逆効果です。

そこで、髪の毛の静電気を抑えてキューティクルを整える方法を紹介します。まず、100円ショップなどで木のくしを購入します。密閉できる保存袋に椿オイルやアルガンオイル、ホホバオイルなど好きなオイルとくしを入れて漬けます。1週間たったら保存袋から取りだし、キ

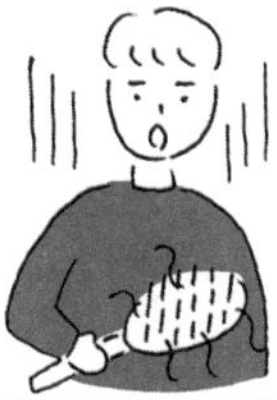

第2週目
10/8→10/14

◆今週の食べるとよい食材◆

鶏の手羽先

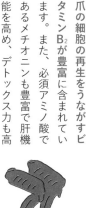

手羽先で出汁をとった白濁したスープといえば、コラーゲンたっぷりで体をうるおす料理の代表ですよね。鶏肉の特徴は、鼻やのどなどの粘膜の強化や、乾燥肌や眼精疲労の軽減が期待できるビタミンAが豊富なことです。さらに、**体をうるおす良質なタンパク質、皮膚や髪の毛、爪の細胞の再生をうながすビタミンB_2が豊富に含まれています。**また、必須アミノ酸であるメチオニンも豊富で肝機能を高め、デトックス力も高まります。

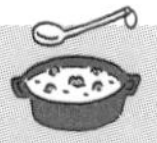

今週のスープ
もち麦入り参鶏湯風スープ

鶏の手羽先、もち麦、干しシイタケ、昆布、ゴボウ、ネギ、ショウガを、水から30分くらいコトコト煮込んだら完成です。

炊飯器にすべての材料と具材がかぶるぐらいの水を入れて炊飯スイッチを押すだけでもつくれます。

もち麦

秋になると腸も乾燥して便秘になりがちです。それによって乾燥やかゆみなどの肌トラブルを起こす場合もあります。そこで、食物繊維が多く腸の蠕動運動をうながし、腸内細菌叢を整えるもち麦がおすすめ。**ゴボウやサツマイモと比較しても圧倒的に多くの食物繊維が含まれます。**

また、もち麦に含まれる大麦β-グルカンには、血糖値の急上昇を長期的に抑えるセカンドミール効果も期待できるため、いつものお米に混ぜて炊くとダイエットのサポートに役立ちます。抵抗がなければ、もち麦100%で食べるのもおすすめです。

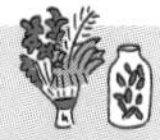

今週のハーブ&スパイス
クコの実

コジベリーという呼び名もあります。漢方では、「肝」の働きを支え、眼精疲労や頭痛、めまいなどに効果があるとされています。乾燥肌対策になるビタミンA、シミ、シワの予防になる抗酸化作用が高いビタミンCやルテイン、ゼアキサンチンなどが含まれます。

ッチンペーパーなどで軽くふき、乾かしたら完成です。髪の毛をとかすとつややかに仕上がります。

◆クコの実の活用法

スーパーフードとして知られていて、古くから歴史上の美女たちに食べられてきました。どう活用すればいいのかわからない人は、瓶に入れて酢で漬けてみましょう。クコの実がふやけてすぐに使うことができます。長期保存も可能です。

食卓が茶色っぽい色に偏ったときは、彩りにトッピングしてみても素敵ですね。意外に使い勝手がいいスパイスです。

濃厚スイーツは美容の大敵
乾燥に敏感な人は注意

うるおいを補給する最強食材×整腸最強食材でストップ乾燥！　ストップ湿疹！

秋は実りの季節で、おいしいものを次々と楽しめますね。つい食べすぎてしまうこともありますが、甘いものや濃厚で脂っこいものばかり食べていると、乾燥、かゆみ、湿疹などの肌トラブルの原因になります。とくに、夏の肌ダメージに加え、秋の乾燥、念入りな洗顔などにより乾いた肌を守るために皮脂分泌が増えるため、頭皮に湿疹ができて抜け毛の原因になる脂漏性湿疹がこの時期に増える傾向にあります。頭皮以外にも耳の後ろ、鼻の脇などにもでやすく、脂っこい食事や1つのものを継続して食べることで悪化します。肌や頭皮にトラブルがあるときには、体をうるおす食材をとりいれながら偏食に注意しましょう。

また、乾燥により体のうるおいが不足することを「陰虚」といい、バリア機能が低下し乾燥に反応しやすくなり、炎症を含む不調が起こりやすくなります。のどが乾燥するとのどの風邪に、肌が乾燥するとかゆみに、腸が乾燥すると便秘へと症状が発展し長期化しやすくなります。乾燥しやすい、のど、鼻、腸の粘膜が弱い、便秘になりやすい人は、体のうるおい不足を改善しなければ、さまざまな不調が頻発します。10月3週目の食薬プログラムは、先週に引き続き体をうるおす食材と免疫力を高めるために腸内を整える食材を合わせてとります。

今週の漢方薬
［温清飲《うんせいいん》］

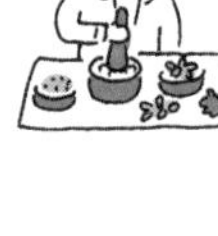

皮膚が乾燥してかゆみがあるときに使う漢方薬です。「四《し》物湯《もつとう》」という「血」を補うことで肌の乾燥を抑え、貧血、生理不順、動悸などの改善に働く漢方が含まれます。さらに、炎症やかゆみを抑え、イライラなどのストレスを緩和する「黄《おう》連解毒湯《れんげどくとう》」という漢方が合わさっています。皮膚病だけではなく、更年期障害、神経症、生理不順などに効能があります。

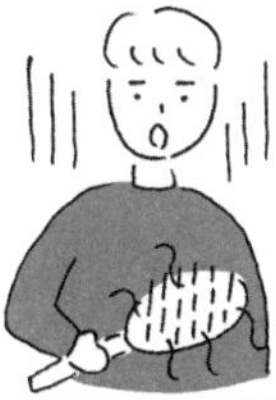

第3週目

10/15→10/21

◆今週の食べるとよい食材◆

ゴボウ

ゴボウは食物繊維が多いことは知られていますが、とくに不溶性の食物繊維のリグニンが特徴的で、腸の蠕動運動をうながして腸内環境を整えます。また、水溶性の食物繊維であるイヌリンを含むため、血糖値やコレステロール値の管理にも役立ちます。

また、ゴボウは皮をむいてアクを抜いて使う人が多いかもしれませんが、栄養的には両方ともしない方がいいでしょう。皮には抗酸化作用の高いクロロゲン酸が多く、さらにクロロゲン酸はアクとして水に流れでてしまいます。

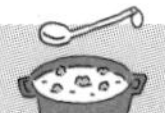

今週のスープ

牛スジとゴボウのスープ

牛スジを下茹でして水洗いし、一口大にカットします。炊飯器に牛スジ、ゴボウ、ショウガ、こんにゃく、みりん、醤油などを入れ、具材が浸る程度の水を加えて炊飯スイッチを押します。炊飯が終わってもお肉がかたい場合は、もう一度炊飯します。

牛スジ

牛スジは、牛のアキレス腱やネック、スネなどの脂肪分が少ないスジ肉です。とにかく体をうるおす栄養素とうま味が豊富です。ビタミンB群、鉄、マグネシウム、カルシウムなどのミネラル、ビタミンK、良質なタンパク質などがたっぷり含まれています。体のなかからうるおす最強のお肉です。肉質が固いので、手を出しにくいイメージが強いですが、一度試してみてください。圧力鍋がない人も、炊飯器で煮込むとやわらかく調理できます。

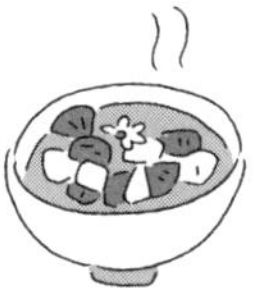

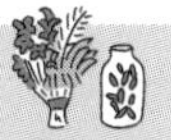

今週のハーブ&スパイス

フェヌグリーク

キャラメルのような香りで苦みを感じるスパイスです。胃腸の働きを改善する効果や、ジオスゲニンというホルモンを整える「補腎」の成分が含まれます。炎症を抑える作用もあるので、フェヌグリークを煎じたぬるま湯でうがいをすると、のどの痛みが軽減します。

◆牛スジのストックスープの作り方

牛スジを下茹でして水洗いし、キッチンバサミなどで一口大にカットします。これを炊飯器に入れ、ショウガ、酒、みりんと牛スジがかぶる程度の水を入れて炊飯スイッチをオンするだけ。完成したら小分けにして冷凍しておくと便利です。

◆フェヌグリーク活用法

フェヌグリークと牛スジのスープをご紹介します。一口大に切ったタマネギとニンニクをフェヌグリーク、クミン、ターメリックを加えて油で炒めます。具材がしんなりしたら牛スジのストックスープと合わせてできあがりです。

老け顔は体の不調の合図
秋の甘味でエイジングケア

UVA対策は忘れずに！「肺腎」を整えて老化予防

先月と比べると紫外線の量は減り、日が落ちるのが早くなってきました。暖かさよりも寒さの方を少し強く感じますが、エアコンの必要がない気候はすごしやすく、肌には負担が少ない時期のように感じます。

しかし、油断は禁物です。外気は乾燥し、日焼けやシミになるような紫外線UVBの影響は減りましたが、**シワ、たるみの原因になる紫外線UVA（P171）は、変わらず降り注いでいる**からです。小ジワ、お肌のたるみが気になる人は、今の時期でも紫外線対策をしましょう。

とくに、体の水分コントロールをしている「肺腎」の働きが弱っている体質の人は、老け顔に見られる傾向があります。「肺腎」の弱い人は、体温調節が苦手、汗をかきにくい、便秘気味、アレルギー体質、耳鼻科系が弱い、むくみやすい、夜型の生活スタイル、耳鳴りがする、膀胱炎になりやすいのが特徴です。思い当たる人は、秋冬のエイジングケアは怠らないようにしましょう。

そんな10月4週目の食薬プログラムは、「肺腎」を強くする抗酸化作用が高く、食物繊維を多く含む食材で補うことです。体の内側から食薬でエイジングケアをしていくことが、健康な体をつくることにもつながります。

今週のアロマ
［ゼラニウム］

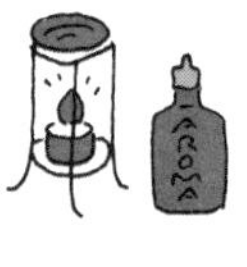

ゼラニウムは、脂質の分泌を調整する働きがあります。オイリー肌、乾燥肌、混合肌いずれの人でも安心して使用できます。また、生理前のイライラや不安感など、心の不調の緩和にも役立ちます。

肌の乾燥対策には、ローションにして使うのがおすすめです。グリセリン10mlに水90mlをスプレー容器に入れ、ベースをつくります。そこにゼラニウムと血行を促進するローズマリーを各3滴ずつ入れたら完成。自分の好き

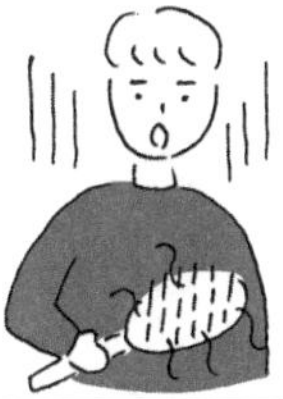

第4週目
10/22→10/28

◆今週の食べるとよい食材◆

黒豆

黒豆は「腎」の働きを強くする代表的な食材です。水分代謝を整えるカリウム、コラーゲンの生成をうながし美肌効果につながるイソフラボン、シミ・シワなど老化の対策に抗酸化作用のあるアントシアニン、アントシアニジンなどのポリフェノールが含まれています。

また、腸内環境を整え肌荒れやニキビなどの炎症を緩和する食物繊維やサポニンが豊富です。

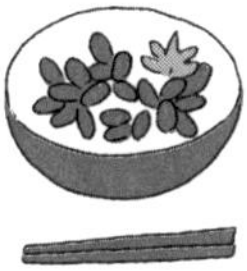

サツマイモ

エイジングケアに役立つ抗酸化作用の高いビタミンC、ビタミンE、βカロテン、**ヤラピンというポリフェノールが豊富に含まれます。**胃の粘膜を保護したり、腸の働きを整えたりする作用のある**ヤラピンは、皮に含まれているので皮ごと食べましょう。**

サツマイモの甘味である麦芽糖は、じっくり熱を通すことでつくられます。オーブンで焼いたり、蒸したりして調理すると電子レンジを使ったときの5倍程度麦芽糖が増えるようです。麦芽糖は腸を活発に動かしてくれるので、お腹を整えたい人はじっくり焼くのがおすすめ。

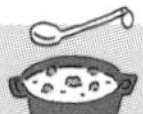

今週のスープ
サツマイモと黒豆の豆乳スープ

小さめにカットしたサツマイモと一口大に切ったタマネギと黒豆を水で煮込みます。火が通ったら、水と同量程度の豆乳を入れて、味噌で味つけをします。ひと煮立ちしたら完成です。

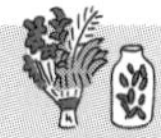

今週のハーブ&スパイス
リンデン

リンデンは、甘い香りのハーブティです。のどの風邪予防効果があるので、濃いめに淹れてうがいに使ってみましょう。

安眠効果もあるので、カモミールやレモンバームとブレンドして就寝前に飲んでみてください。

な精油をプラスして楽しんでもいいですね。すね、かかと、ひじなどカサカサしやすい部分にマッサージしながらぬりましょう。

◆サツマイモと黒豆

サツマイモと黒豆は、炊き込みごはんにしてもほくほくでおいしく仕上がる組み合わせです。他にも栗やサンマ、キノコ類など秋の味覚と一緒に炊くのもいいですね。

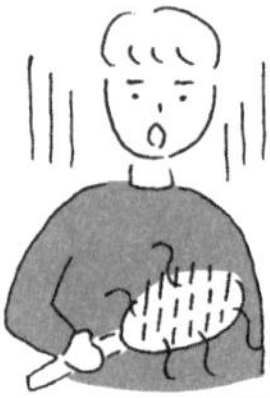

最終週

10/29→10/31

10月の振り返り

自分を大切にしている？ 答えは肌と髪の変化が教えてくれる

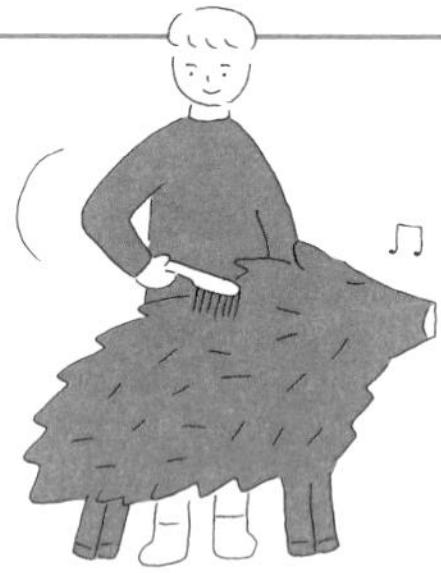

肌や髪の毛の状態が気になるときには、必ず体の中で何かしらの変化が起こっています。体が新陳代謝した結果つくりだされるのが、肌や髪の毛です。体をつくる材料や栄養を吸収する臓器に問題があれば、当然肌や髪の毛が乾燥したり、炎症が起きたりと状態が悪くなります。

乾燥や抜け毛などの変化はうれしくないものですが、負担が体にかかっていることを教えてくれる最もわかりやすい便利な合図でもあります。「嫌だなぁ」と思いながらすごすよりも、「自分をもっと大切にしないといけないなぁ」と考えながら食薬プログラムを実践してみるのはいかがでしょうか？

◆今月とりたい野菜◆　ピーマン、パプリカ、キャベツ、ブロッコリー、カブ

◆この時期に弱る「肺腎」にプラス◆　切干大根、黒酢、黒豆、サツマイモ、クコの実

◆体をうるおす◆　鶏の手羽先、もち麦、ゴボウ、牛スジ

11月　秋

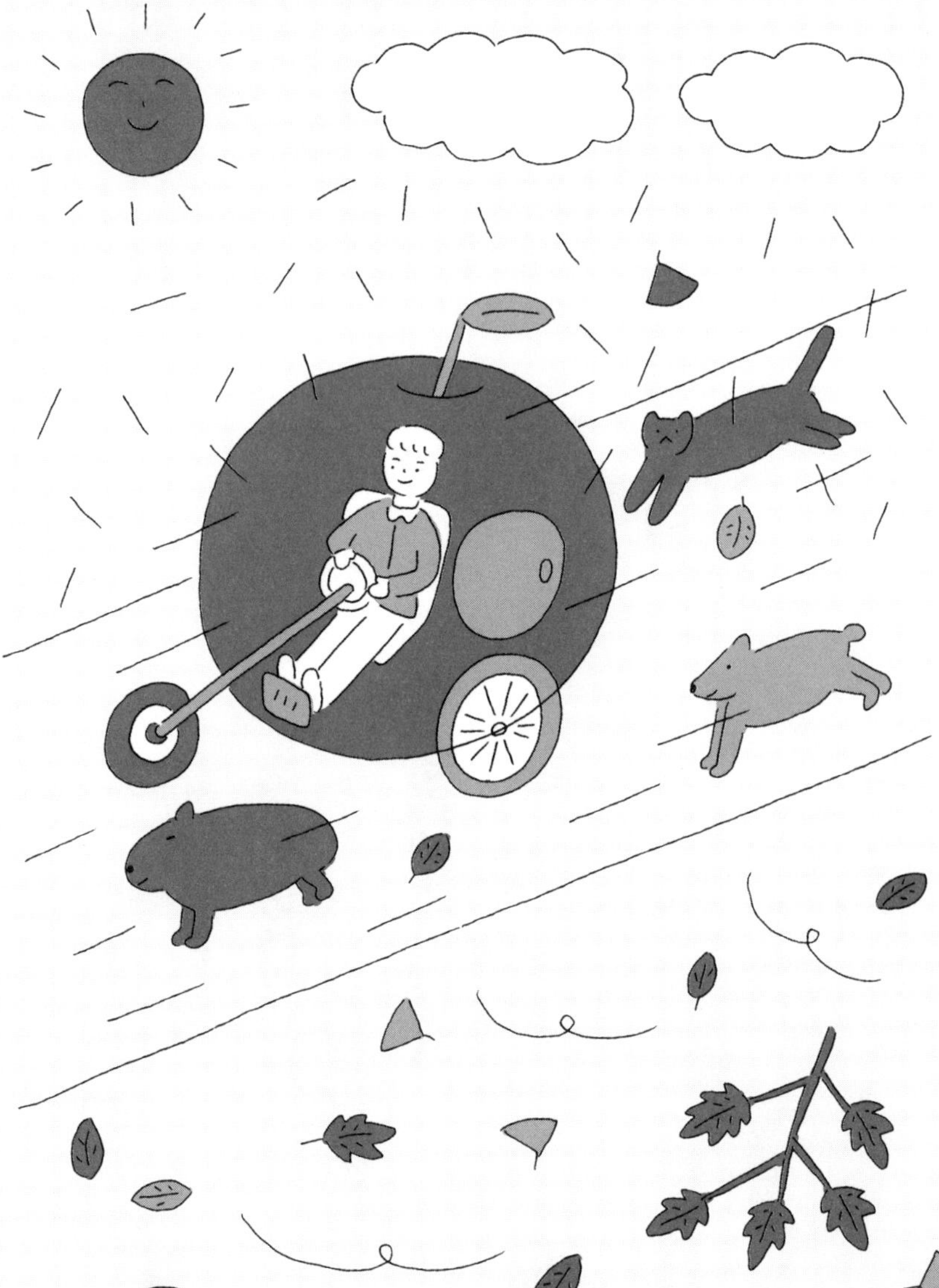

11月は、口と腸の細菌バランスを整える

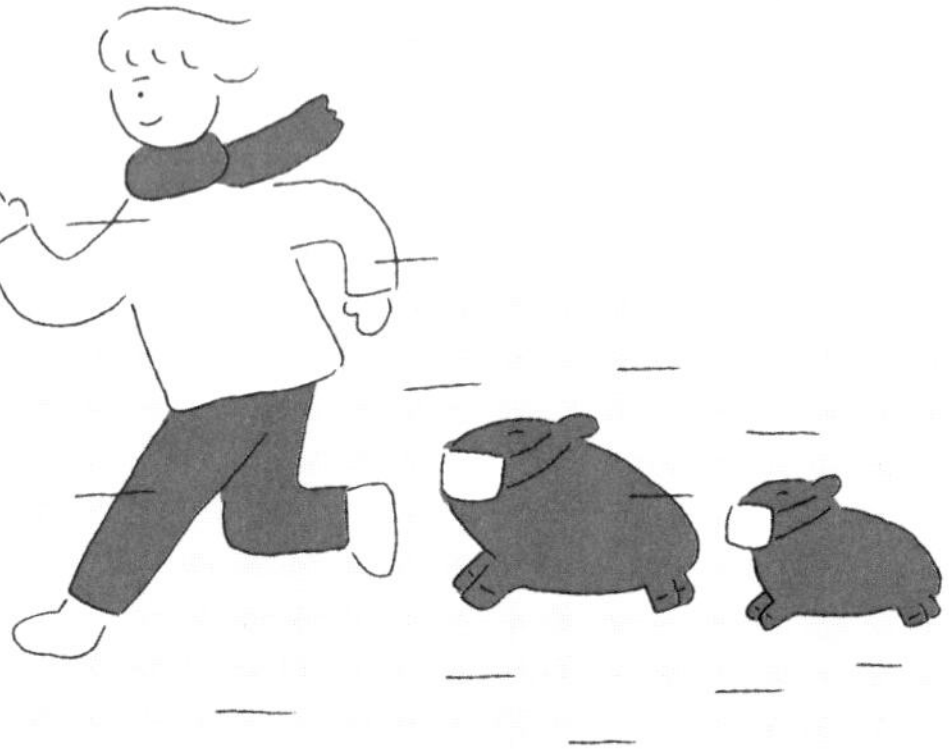

そろそろ感染症が
気になる月。
全身の善玉菌を育てて
体のバリア機能を
高めましょう。

風邪やウイルスへの
抵抗力を高めたい今月は、
1週目　免疫力強化
2週目　ストレス対策
3週目　腸と口腔内の悪玉菌を減らす
4週目　口腔内を清潔にする
の食薬プログラムを紹介します。

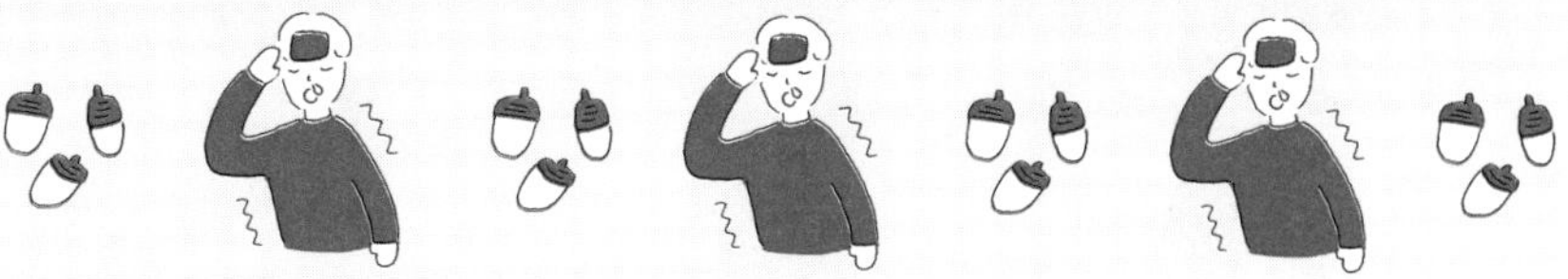

口と腸内の細菌叢は関連している
唾液分泌を増やして風邪予防

ぐっと湿度が下がり、風邪のシーズンが到来します。一般的にウイルスは、乾燥した環境で活発に動くので、ノロウイルス、RSウイルス、溶連菌、インフルエンザ、マイコプラズマなどの感染症が増え始めます。この冬はウイルスに負けない体をつくるため、体の中から免疫力を上げていきましょう。

この季節は、乾燥した空気でウイルスが飛散しやすいだけではなく、口腔内やのどの粘膜の唾液分泌量が減少します。**口腔内には、腸内と同じように細菌叢が存在します。**およそ700種類、1000億個以上もの細菌がいて、善玉菌、悪玉菌、日和見菌が存在しバランスをとっています。腸内と違って恐ろしいのは、細菌が口腔内から血管へ侵入できることです。腸内では、細菌が血管内に入ったとしても、肝臓で無毒化することができますが、口腔内にはそのシステムがありません。

そこで唾液の出番です。唾液は一日1～1・5L程度分泌され、自浄作用、抗菌作用、有害物質の排除・無毒化、粘膜保護・修復作用、消化を助けるなどの働きがあります。自浄作用のある**唾液の分泌が少ないと、口腔内の悪玉菌が増殖しやすくなりタンパク質を餌として増えつづけ、歯肉やのどの粘膜が荒れ、風邪やインフルエンザなどの感染症にかかりやすくなります。**

◆唾液に含まれる成分の働き

唾液は体のバリア機能を高めるためにとても大切です。唾液に含まれる成分ごとに効能をまとめました。

・IgA→細菌やウイルスの侵入を抑える
・メラトニン→睡眠の質を上げる
・ラクトフェリン→抗酸化作用がある
・重炭酸塩→口腔内を中性にして、虫歯の予防をする
・グロースファクター→細胞の活性化・ストレス耐性の強化・胃腸をサポート
・ムチン→のどの粘膜を保護する

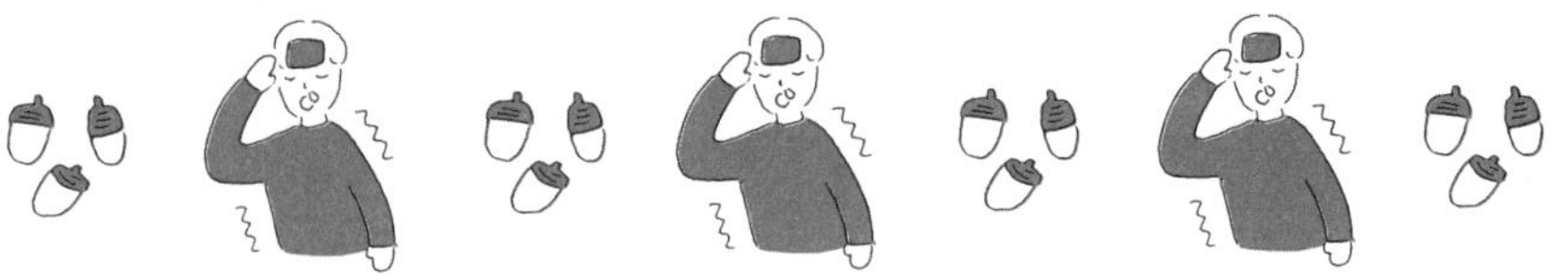

唾液の分泌をうながすこと、口腔内を清潔にして悪玉菌を増やす甘い食べ物をひかえること、抗菌作用のある飲み物をとりいれることが風邪予防につながります。

こうした、のどの粘膜の乾燥が起こりやすい状況を「肺腎陰虚」といいます。これからの風邪シーズンを乗り越えるためには、口腔内の細菌叢にも十分配慮する必要があります。

腸を整えるは、発酵食品と食物繊維に加えて深い呼吸が大事

また、免疫に関係する細胞のおよそ7割が存在するといわれる腸内環境を整えることも必須です。「発酵食品×食物繊維」で、「善玉菌×善玉菌の餌」を同時に摂取し、整腸作用を強化しましょう。この時期の食薬としてネギ類をとると、食物繊維に加えて免疫力をサポートするアリシンという栄養素を含むのでおすすめです。

さらに、猫背で**口呼吸になり、呼吸が浅い人は、自律神経が乱れやすくなったり血行が悪くなったりして酸素が全身に行き渡らず免疫力が低下**しやすくなります。この状態を「肺気虚」と呼び、このタイプの人には、鼻から息を吸い、その倍の時間をかけて息を吐ききる深呼吸がおすすめです（P208）。深い呼吸は、横隔膜を大きく動かすため、腸をはじめ内臓の動きにも刺激になります。

◆腸内環境を整える「腸もみ」

あお向けになり、両足を肩幅くらいに開いてひざを立てます。両手をお腹の上に乗せて、腹式呼吸を行いましょう。呼吸を続けながら、両手の指先を使って、おへそを中心に大きく「の」の字を描くように、優しく10回ほどさすります。最後に両手をグーにして、みぞおちからお腹の一番下に向かって動かし、優しく10回ほどマッサージしたら終了。食事、マッサージ、呼吸の3方向から腸を動かして免疫力を整えましょう。

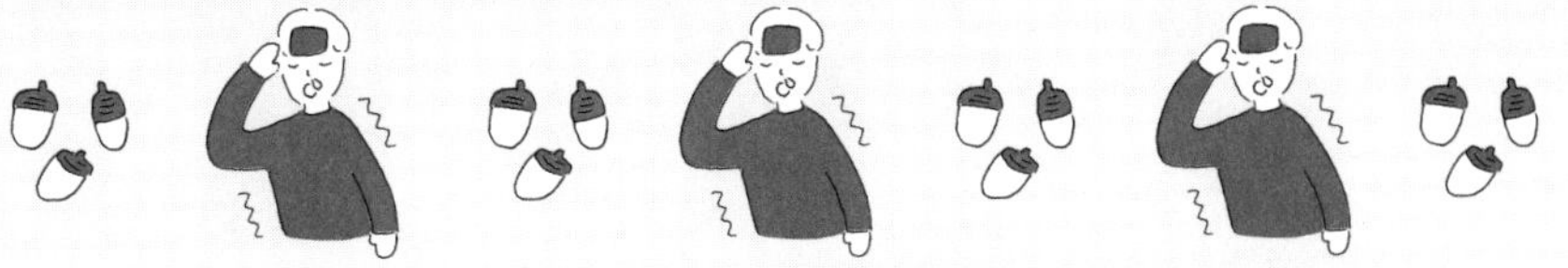

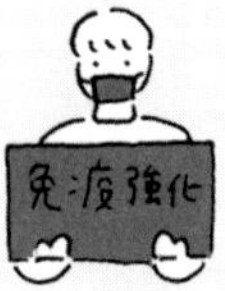

11月は免疫強化要請発令！

ウイルスや細菌に負けない、「防御」システムを強化

私たちの口から食道、胃、小腸、大腸、肛門までの消化器官は一本の管になっています。実際の消化器官は体の内側にありますが、食べ物やウイルスなど外部のものと直に接する消化管は、解剖学的に体の外にあると定義され、口から始まる消化器官の粘膜を通してウイルスや病原菌、有害物質が入り込みます。**そのため、これらの粘膜には有害物質を阻止する防御システムがあり、これを免疫機能と呼び、不要なものを排除して体に必要なものだけを吸収する働きをします。**

免疫力を整える「気」の「防御」の働きを強化するのが、ビタミンD、ビタミンA、ビタミンC、整腸食品です。ビタミンDは、抗菌ペプチドをつくりバリア機能を高める効果や、腸粘膜の結合を改善しリーキーガット症候群の予防につながります。ビタミンAもまた、バリア機能を高め、腸粘膜の結合を改善する働きをもちます。また、ビタミンCや整腸食品は、腸内で善玉菌を増やし防御システムを正常に保つ役割をします。

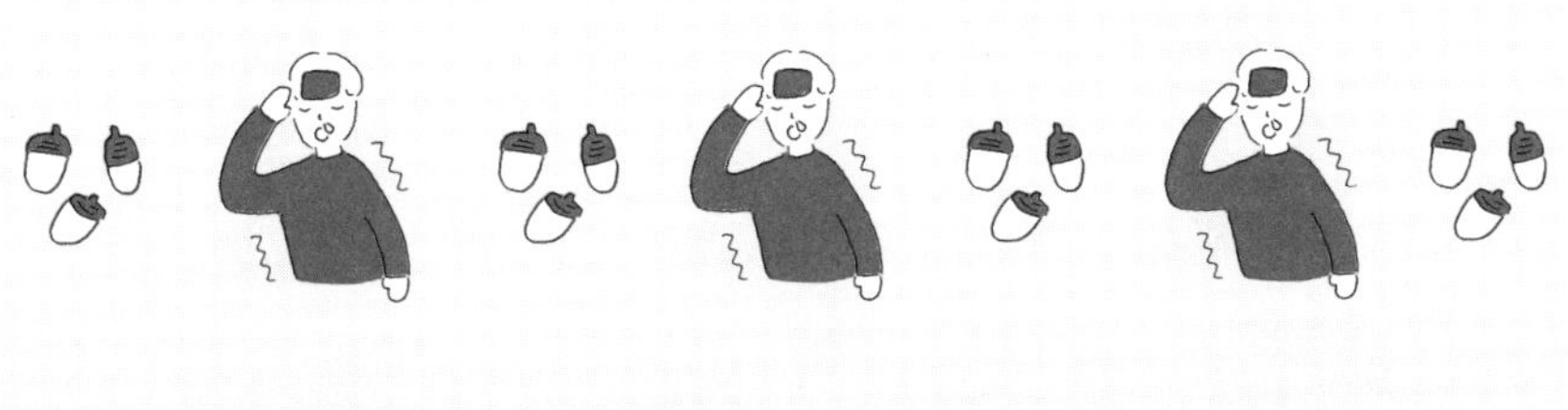

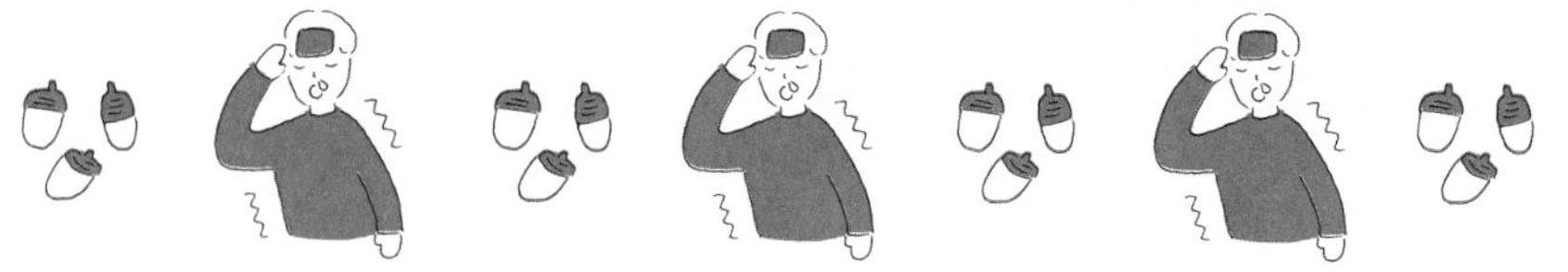

呼吸による免疫力チェック

気づかない間に呼吸が浅くなっていることはないでしょうか？　無意識にしている呼吸ですが、体に必要な「気」をつくるのは呼吸と食事です。気には「衛気」といって免疫力を守る働きがあります。休憩のタイミングなどで姿勢を正し、**息を吸うよりも吐ききることを意識して呼吸しましょう。**

- □ **猫背で姿勢が悪い**
- □ **息切れしやすい**
- □ **肩がこりやすい**
- □ **朝起きて頭がスッキリしない**
- □ **のどがかわきやすい**
- □ **声が小さくなった**
- □ **肩が前にでて胸を張っていない**
- □ **口呼吸をしている**
- □ **手足が冷たい**

浅い呼吸は全身に酸素がめぐらず、血流も低下し免疫力や代謝を低下させてしまいます。右記の項目に2つ以上該当する人は呼吸が浅いことにより免疫力が下がっている可能性があるので気をつけましょう。

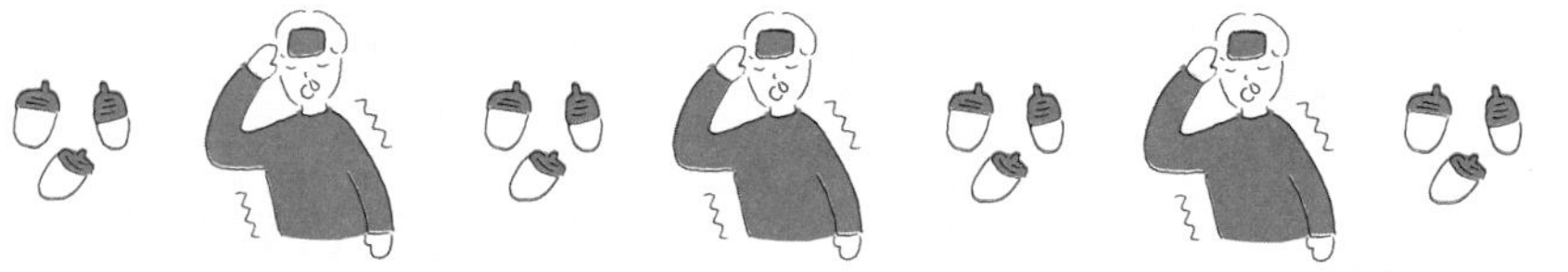

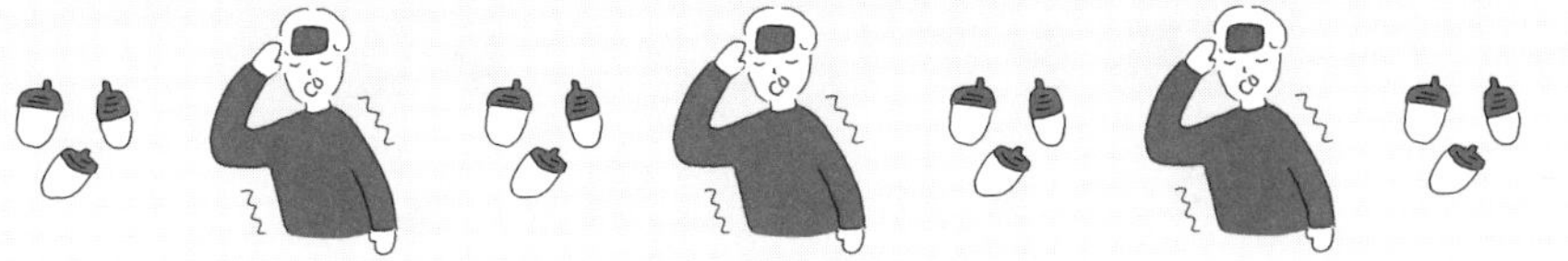

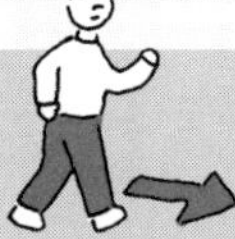

食薬がつづくポイント

ウイルスや細菌などの感染症から身を守るためには、免疫の働きを担う白血球をコントロールしている自律神経を整えることが、マストになります。とくにウイルスと戦う白血球の一つであるリンパ球は副交感神経に支配されているため、これを優位にしておくことが必要です。ですが、日頃から気が張っていたり、慌ただしくすごしていたり、夜更かししていると交感神経が優位になってしまいます。

そこで、副交感神経を優位にする簡単な方法を1つご紹介します。それは、**キノコ類、海藻、未精製穀物、山菜類など食物繊維をたくさん含んでいるものを食べるだけ**です。食物繊維は長い時間消化器官を動かします。

消化管を長時間働かせることは副交感神経を優位にするために有効です。さらに免疫機能の約7割を担う腸内環境を整えるためにも役立ちます。今月、何を食べたらいいのか迷ったときには、「**繊維が多そうなものを選ぶ**」と覚えておくのが便利ですね。

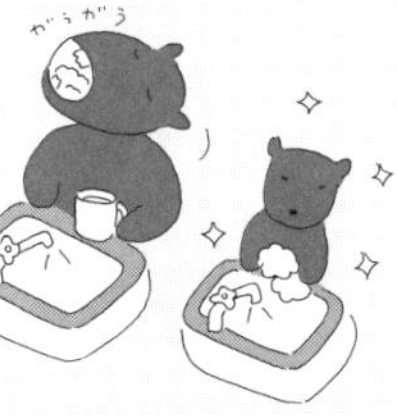

◆未精製穀物
穀物は、精製する段階で、ビタミンやミネラル、食物繊維などの栄養がとりのぞかれます。食物繊維がなくなることで血糖値の急上昇をおこしやすくなるので、精製されていない未精製穀物がおすすめです。玄米、オートミール、ワイルドライス、キヌアなどがあり、一般的にスーパーフードと呼ばれるものが多く含まれます。

姿勢を正して、食を正す
当たり前が健康の秘訣

「背筋がゆがんでるよ！」
姿勢のチェックと深い呼吸を意識する

日陰はひんやりと冷たい空気で立冬の訪れを実感する季節です。今週は姿勢に注意してみましょう。夜の冷え込みで背中が丸まっていませんか？ 体には、重力に負けずに姿勢を維持するための抗重力筋という筋肉があり、頭や腕など全身を支えています。**悪い姿勢がクセになると筋肉はその状態を記憶し、猫背や体のゆがみが定着し、肩こりや腰痛などを引き起こします。**また、自然と前のめりの姿勢になることも多いはずです。人の頭は、およそ4～6kg程度の重みがあり、前のめりになると首まわりの筋肉に負荷がかかり猫背が深刻化します。ほかにも反り腰が原因の猫背や、骨盤の後傾によって起こる猫背などさまざまなタイプがあります。いずれも呼吸が浅くなり横隔膜の動きが悪くなったり、胃と肺が圧迫されたり、腸の動きが停滞したり、その影響は内臓にまで及びます。

さらに猫背の人は、口呼吸になりやすい特徴も。乾燥した空気のなか、口呼吸をしていると口腔内が乾いて、細菌やウイルスに感染しやすくなります。このような状態を「肺陰虚」といいます。そこで、11月1週目の食薬プログラムは、細菌やウイルスから身を守る食材と腸から免疫を高める食材を選ぶことです。加えて、窓ガラスなどにうつる自分の姿をチェックして姿勢を正しましょう。

今週のヘルスケア
［猫背ケア］

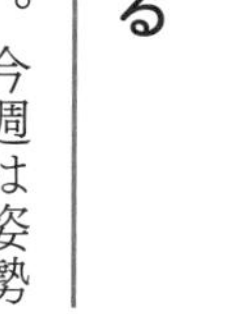

猫背は、肩こり、頭痛、眼精疲労、腰痛、冷え症、疲労感、内臓機能の低下などにつながります。そこで、ヨガやチベット体操で行われるテーブルポーズで猫背を改善しましょう。まずひざを立てて座り、お尻の後ろで手をつきます。このとき、指先はお尻側を向くように。おしりをもち上げて、両手両足で体を支えます。頭は後ろにたおしましょう。お腹とひざのラインをまっすぐにすると腹筋が鍛えられます。その

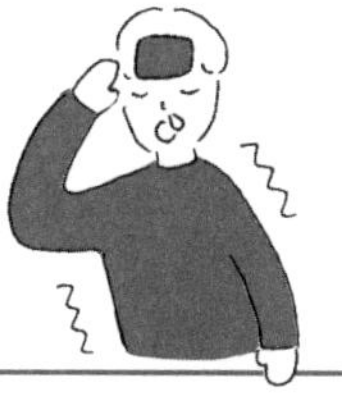

第1週目 11/1→11/7

◆今週の食べるとよい食材◆

らっきょう

抗菌作用や抗酸化作用の高い成分であるジアリルスルフィドやアリシンが含まれていることが特徴です。寒暖差が激しく体への負担が大きかったり、身のまわりに風邪を引いている人がいるときには、らっきょうをチョイスしましょう。

また、**食物繊維がゴボウと比べてもダントツに多く、整腸作用や脂肪吸収の抑制などにも働きます。**ただ、胃腸が弱っているときには、刺激になるので4つ程度にして加減しながら食べましょうね。

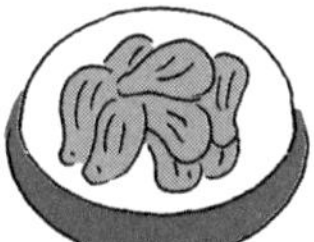

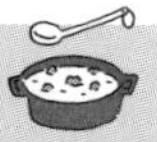

今週のスープ
豚肉とらっきょうのキムチ煮込み

豚肉とらっきょうとキムチを入れた煮込みスープをつくってみましょう。豚の栄養素であるビタミンB_1は、らっきょうとキムチに含まれるアリシンと合わさることで吸収率がアップします。

キムチ

白菜や大根などを唐辛子、ニンニク、魚介の塩辛などと一緒に発酵させたものがキムチです。乳酸菌が非常に多く含まれ整腸作用があります。さらに、抗菌作用の高いカプサイシンやアリシンを含むので体の防御機能を高めてくれます。

ただ、キムチには発酵させたものと、調味料で浅漬けにしただけのものと2種類あるので、発酵の方を選ぶように注意してください。**キムチの乳酸菌は、加熱して死んでしまっても、腸内で悪玉菌の排泄を助けて、腸内環境を整える力があります。**スープにしたり、そのまま食べたりとバリエーションを楽しんでみてくださいね。

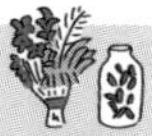

今週の
ハーブ＆スパイス
フレッシュディル

香り高く、料理と合わせやすいハーブで、葉だけではなく種も使えます。抗酸化作用や胃腸の働きを改善する働きがあります。

ほかにも母乳がよく出るようになったり、生理痛の緩和に働いたり、女性にうれしい効果が期待できます。

まま深い呼吸を5回繰り返します。

寝る前や起床後に行うなどとルールを決めておくと忘れずに取り組めますね。

◆キムチの野菜

白菜や大根などアブラナ科の野菜を漬けていることが多いので、イソチオシアネートという抗炎症・抗菌作用成分もとれます。

◆フレッシュディルの活用法

ディルは、サーモンと一緒に調理されることが多く、一度は見たことのある人も多いと思います。らっきょうをフレッシュディルと一緒に甘酢に漬けてみましょう。香りも見た目もよく、おしゃれに仕上がります。

唾液を増やして口腔内細菌＆腸を動かして腸内細菌を整えよう

昼

風邪予防＋腸と口腔内細菌を整えるには「菌活味噌汁」

夜の気温差はあるものの、穏やかで安定した気候ですよね。体調も比較的いい時期かと思いますが、慌ただしくて自分の時間があまりとれていない人は要注意です。物事が思うように運ばないとストレスがたまり、自律神経の一つである交感神経が優位になります。すると、自律神経に支配されている唾液腺の働きが低下して唾液の分泌量が減り、口のなかがかわくことで雑菌が増えやすくなります。**口腔内にも腸内にも細菌叢が存在しますが、どちらの細菌叢が乱れても免疫の低下を招きます。**また、口腔内の細菌は腸内細菌のバランスにも影響を与えるので、腸のバリア機能の低下にもつながり秋の不調の原因になります。この状態を「肺陰虚」と呼びます。

口腔内の状態が悪いと、「プロテアーゼ」という粘膜を破壊する酵素がつくられ、気道の粘膜を壊す細菌ができてきます。そのため、ウイルスが侵入しやすくなり、インフルエンザなどの感染症にかかりやすくなることも。この時期の**感染症対策には、うがい、手洗い、マスクに加え、口腔内を清潔に保ち、腸内環境を整えること**が大切です。そこで11月2週目の食薬プログラムでは、体をバリアすることに関わる腸内と口腔内のためにネギ類や発酵食品をとって細菌バランスを整えましょう。

今週の美容ケア
［フェイスライン］

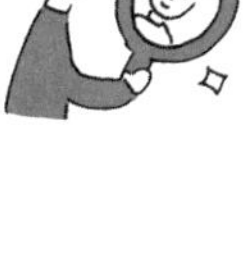

あごのラインの内側のくぼみ、下あごの中央のくぼみ、耳の付け根の下あたりを手でほぐします。そこには、唾液の分泌を行う顎下腺、舌下腺、耳下腺があります。抗菌作用を持つココナッツオイルを使って、お風呂でマッサージするのがベスト。体のにおいや炎症の予防にもなります。

また、常温の水にティースプーン1杯のココナッツオイルを混ぜてうがいをすると殺菌作用があるため、口腔内の細菌

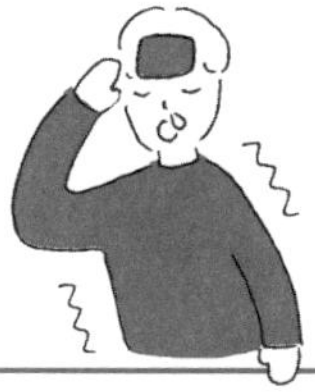

第2週目
11/8→11/14

◆今週の食べるとよい食材◆

ネギ

ネギといえば食後のにおいが気になる人も多いと思います。これは**強力な殺菌作用があるアリシンという栄養素の影響**です。風邪のときにネギを食べるといいとよく耳にしますが、それはこのアリシンのおかげで、体のバリア機能が高まるからです。

そして、この気になる食後のにおいを消すためには、リンゴ、梅干し、緑茶、パセリ、レモンなどを食べると効果的です。

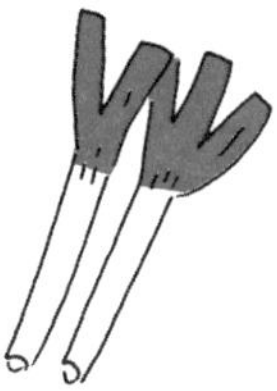

味噌

発酵調味料の代表といえば、味噌です。大豆を発酵させてつくる味噌には、タンパク質、イソフラボン、乳酸菌、ミネラル、ビタミンなどの栄養素が豊富です。**発酵食品なので、腸内環境が整いやすいこともあり、味噌汁を飲むとほっと気持ちが楽になります。**

また、腸の働きが整うと、副交感神経が優位になるので、唾液の分泌が増え免疫力を高めることにもつながります。

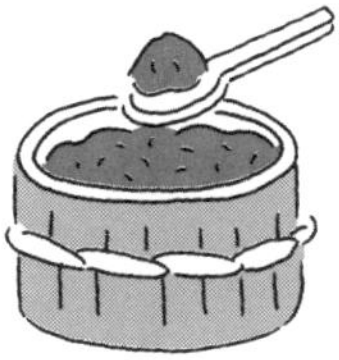

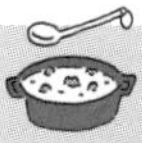

今週のスープ
ネギの味噌汁

ストレスを感じたり、風邪を引きそうなときは、ネギとわかめのお味噌汁がおすすめです。疲れているときには、簡単につくれるネギの味噌汁を用意して、とりあえず「のんびりする!」とパターン化するのもいいですね。

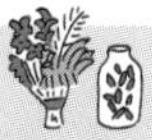

今週のハーブ&スパイス
チャイブ

ネギ属のチャイブは使いやすいハーブです。ネギと同様に、抗菌作用の高いアリシンが含まれます。

細ネギのような見た目ですが、味も香りもまろやかで和食だけではなくどんな料理とも相性がいいので、ぜひ試してみてください。

叢を整えられます。ココナッツオイルは、食べても体にぬっても、うがいしてもいいので常備しておくと便利ですね。

◆**チャイブの使い方**

形状が細長いので、ひものように結んで料理に添えてみるのもおしゃれです。お料理の彩りに使ってみるのもいいですよ。

腸と口の細菌は連動している
悪玉を増やす甘い誘惑に注意！

虫歯菌と歯周病菌は口の悪玉菌
殺菌作用のある食材で撃退

涼しい気候が食欲を誘い、秋の味覚がおいしく感じられる時期になりましたね。ただ、栄養バランスと食事の量には気をつけましょう。とくに、チョコレートや菓子パンなど加工された食品は注意です。食べすぎていると腸内環境が悪化し、体に「湿熱」という炎症が起きることが考えられます。

そして、甘いものを食べると虫歯菌が増えることは皆さんご存知かと思います。虫歯菌や歯周病菌は、口のなかの悪玉菌の代表です。さらに甘いものは、腸内の悪玉菌の餌にもなるので、口のなかと同様に悪影響を受けます。これにより腸内と口腔内の両方に存在する免疫成分のＩｇＡの減少につながります。逆に、腸内環境が整っていると免疫機能が向上するため、口腔内の免疫成分ＩｇＡの分泌も増加し外敵から身を守ってくれます。このように**腸と口腔内の細菌叢は連動していて、どちらかが乱れると免疫力低下の悪循環を招き、どちらかの調子がいいとお互いの免疫力が上がります。**

11月3週目の食薬プログラムは、腸内や口腔内で悪玉菌が増えるような甘いものをひかえて、感染症シーズンに備えましょう。さらに免疫力強化のために、抗菌作用と整腸作用のあるネギ類とキノコ類をとりいれてください。

今週の漢方薬
［麦門冬湯《ばくもんどうとう》］

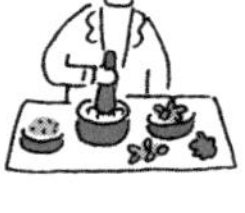

のどの乾燥からくる声のかれや、のどの痛みや乾いたせきなどの改善をうながす漢方薬です。効能には、からぜき、気管支炎、気管支喘息、咽頭炎、しわがれ声などがあります。

◆歯周病菌
歯周病菌は空気に弱いため、歯周ポケットに隠れています。免疫成分ＩｇＡは歯周ポケットで働くことができないので、歯周病が進行すると歯肉から全身の炎症につながり、糖尿病、心筋梗塞、動脈硬化、誤嚥性肺炎な

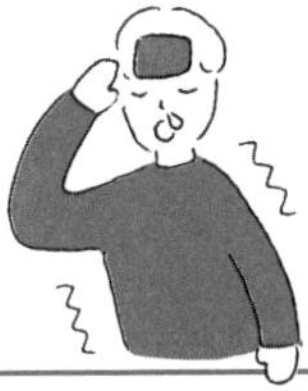

第3週目

11/15→11/21

◆今週の食べるとよい食材◆

ニンニク

ネギ属のニンニクにもアリシンが含まれるため、**強力な殺菌作用や抗ウイルス作用**があります。O-157菌までも殺す働きがあるといわれています。毛細血管を広げて冷えの改善をする作用もあります。

　また、茎の部分であるニンニクの芽は、ニンニク同様の栄養素をもちながらも葉酸、ビタミンC、βカロテンを多く含んでいます。

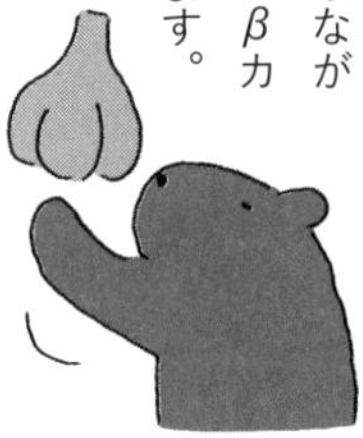

マイタケ

β-グルカンが含まれ、免疫機能を高めて、感染症から体を守る働きや抗がん作用があるといわれています。

　また、ビタミンDや亜鉛、ビタミンB群などのミネラル類も豊富です。**加熱してもその効果は変わりませんが、水溶性の栄養素もしっかりとるためにスープにして食べるのがおすすめです。**

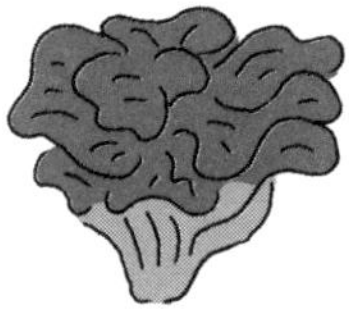

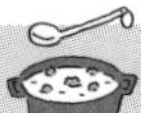

今週のスープ
マイタケとニンニクのスープ

　スライスしたニンニクをオリーブオイルでしっかり炒めます。そこにマイタケ、シイタケ、エリンギ、エノキなどお好みのキノコをたっぷり入れて軽く火を通します。そこに水を入れて煮込み、塩コショウで味を整えて完成です。

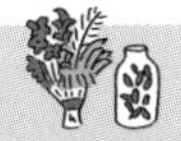

今週のハーブ&スパイス
オレガノ

　抗菌作用、抗ウイルス作用が強く、歯茎の痛み、口臭、風邪、水虫、カンジダ菌、ヘルペス、食中毒などの改善や予防のために使われます。ハーブの中でも抗酸化作用がダントツに多いといわれ、カルバクロール、チモール、ロズマリン酸などが含まれます。

どの病気の原因になります。

◆オレガノ活用法

　オレガノはスープにトッピングして日常的に使いましょう。フレッシュなものよりも乾燥している方が香り高いです。

睡眠中に風邪を引く人も
バリア機能強化と歯科検診で対策

心

きつい口臭は細菌増殖中のしるし！
病原菌の侵入を防ぐ抗菌&炎症抑制食材

地いい気候から一変して低気圧が訪れ、梅雨のような天気になるかもしれませんが、冬に向かって乾燥がひどくなっていく時期です。この季節に気にしてほしいのが、**口のなかの乾燥**です。冬でも就寝中は知らない間に汗をかき、水分が不足しがちになります。そのため、口呼吸の人は口のなかが乾燥し、朝は口腔内の細菌の量がグンと多くなります。とくにタンパク質分解酵素をもつ細菌は、インフルエンザなどのウイルスの侵入をゆるし、増殖を助ける酵素を分泌します。この状態を「陰虚内熱《いんきょないねつ》」といいます。**寝起きは、細菌を減らすためにも早めに口をゆすぐか歯を磨いて清潔にしましょう。**水分補給や食事は、歯磨き後にするのがおすすめです。口腔内を清潔に保つと、感染症の予防や悪化防止につながります。

水分補給は、寝る前と朝の歯磨き後の2回のタイミングで行うようにパターン化するのが乾燥を防ぐコツです。また、歯周病や虫歯がある場合には、免疫機能を低下させないためにも早めに治療しましょう。定期検診や歯のクリーニングを忘れていた人は、この時期にしておくと安心です。そこで、11月4週目の食薬プログラムは、口腔内でのバリア機能を強化します。抗菌作用のある食材とのどの炎症を抑える食材を合わせてとり、体に足りないバリア機能を補填していきましょう。

今週のアロマ
［ティートゥリー］

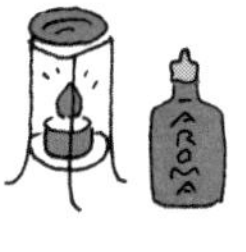

風邪を引きそうなときにぴったり。抗菌作用、抗炎症作用があります。同じく抗菌&抗炎症作用のあるラベンダーとブレンドして使います。マグカップに熱湯を注ぎティートゥリーとラベンダーを1滴ずつたらします。マグカップに鼻を近づけて、湯気と香りを吸いこみ粘膜をうるおしましょう。

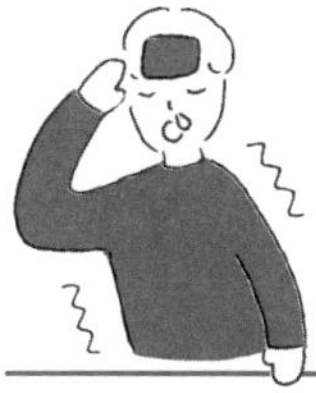

第4週目
11/22→11/28

◆今週の食べるとよい食材◆

ショウガ

ショウガは抗菌作用、抗酸化作用が非常に高く胃腸の働きをサポートしてくれます。また、有効成分のジンゲロールの一部は加熱するとショウガオールに変化します。

のどがイガイガして風邪を引きそうなときには、ジンゲロールの成分をとります。加熱した生姜のショウガオールは、血流を改善して体を温める働きがあるので、冷えが気になるときに食べて使い分けてみましょう。また、皮の部分に有効成分が多いので皮ごと使うのがおすすめです。

レンコン

レンコンは、**のどの症状を抑える有名な食薬**です。成分としては、のどの腫れやせきにも役立つ、炎症を抑えるタンニンという成分が含まれています。消化器系の働きの改善や止血作用にも効果があります。

そのほかにも、抗酸化作用が高いポリフェノールやビタミンCが豊富に含まれます。

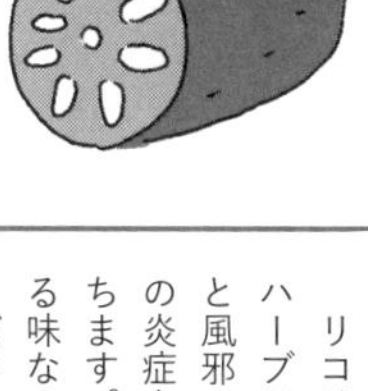

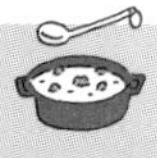

今週のスープ
レンコンのポタージュ

みじん切りにしたタマネギとショウガ、すりおろしたレンコン、ひき肉を入れて水から煮込みます。具材が煮えたら、仕上げに味噌と塩コショウと豆乳で味を整えて完成です。

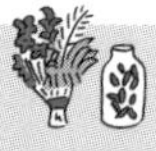

今週のハーブ&スパイス
リコリス

漢方では甘草と呼ばれ、漢方薬全体の7～8割に配合されるメジャーな生薬です。グリチルリチンという炎症を抑える成分が主成分のため、アレルギーやせき止めの医薬品にも配合されています。砂糖の数十倍もの甘味があり、甘味料としても使われます。

◆リコリスのお茶

リコリスとシナモンでハーブティーにして飲むと風邪の初期症状やのどの炎症を抑えるのに役立ちます。甘くてホッとする味なので、ぜひお試しください!

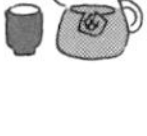

◆白湯にしよう!

水分補給するときは、温かいお湯にすると内臓の働きが活発になったり、リラックス作用が期待できたり、冷え改善や睡眠の質の向上につながります。まずは1週間試してみてください。

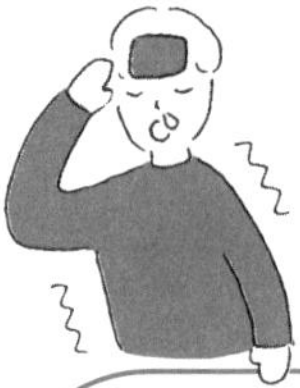

最終週

11/29→11/30

11月の振り返り

風邪予防は、食薬と腸もみとオーラルケア

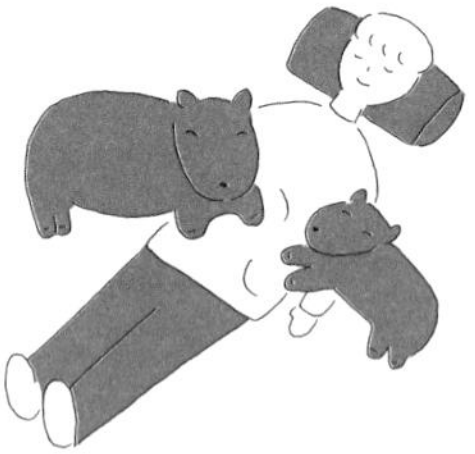

もし最近「口臭が気になる！」と感じていたらバリア機能が低下しているかもしれません。口腔内細菌のバランスを乱す甘いあめ、お菓子やジュース、甘い栄養ドリンク、消化に負担のかかる高脂肪食品のとりすぎには要注意です。さらに、水分摂取量、食物繊維、発酵食品の不足による腸内環境の乱れにも気を配りましょう。

腸の状態は、指でチェックできます。**指で少し強めにお腹をさわって、かたいと感じるときには、自律神経の1つである交感神経が優位になり、腸の動きが悪くなっています。**リンパの滞りが起こって、老廃物を体にためこみやすくなっていることが予測できます。改善するには、食事の見直しも大事ですが、「腸もみ」（P220）を一緒に行うこともおすすめです。

◆免疫力アップ◆　らっきょう、ネギ、ニンニク、マイタケ、ショウガ、レンコン

◆腸にプラス◆　キムチ、味噌、らっきょう、レンコン、マイタケ

12月 秋から冬へ

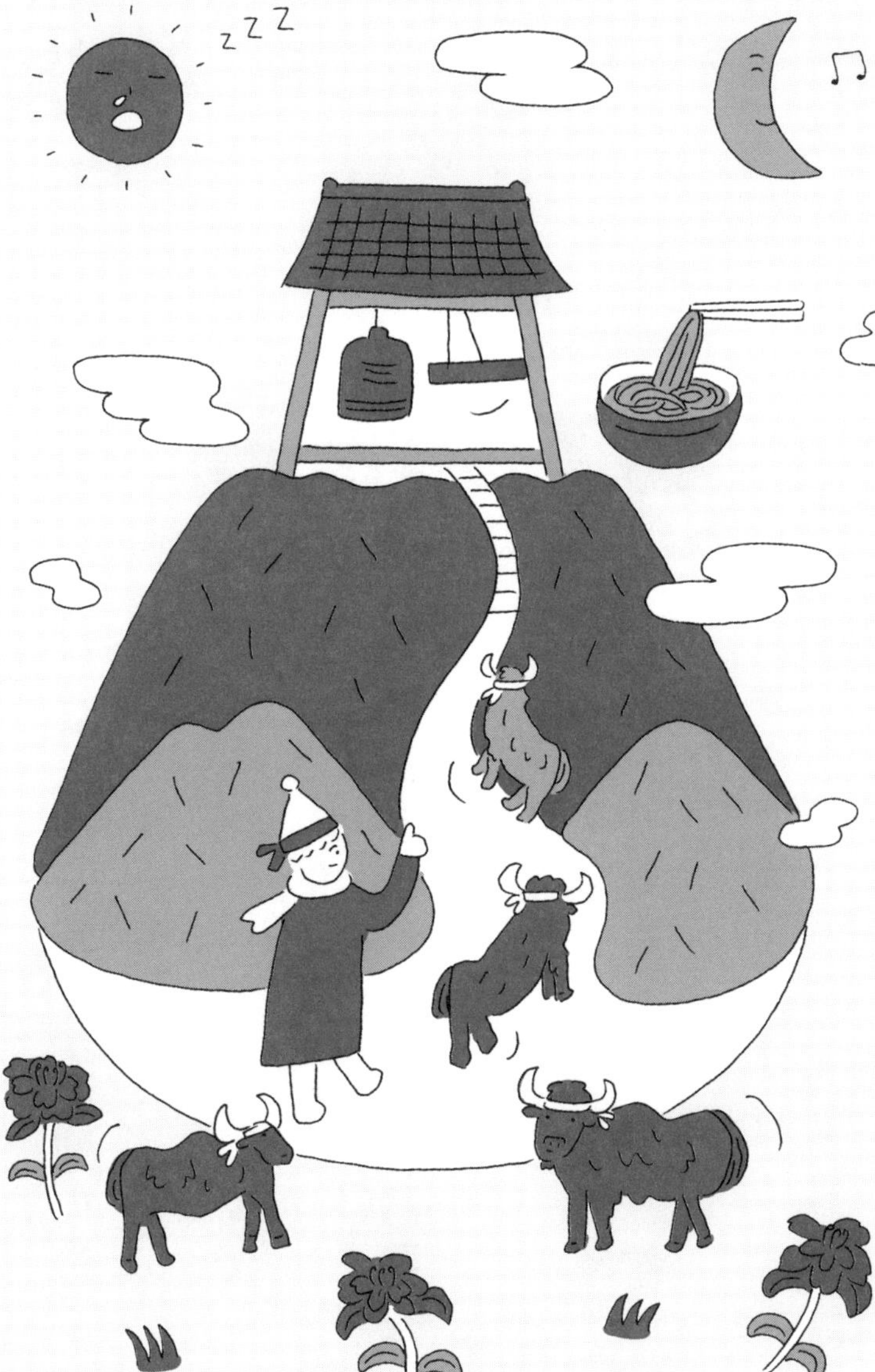

12月は、食べて動いて、熱をつくって万病のもとを撃退

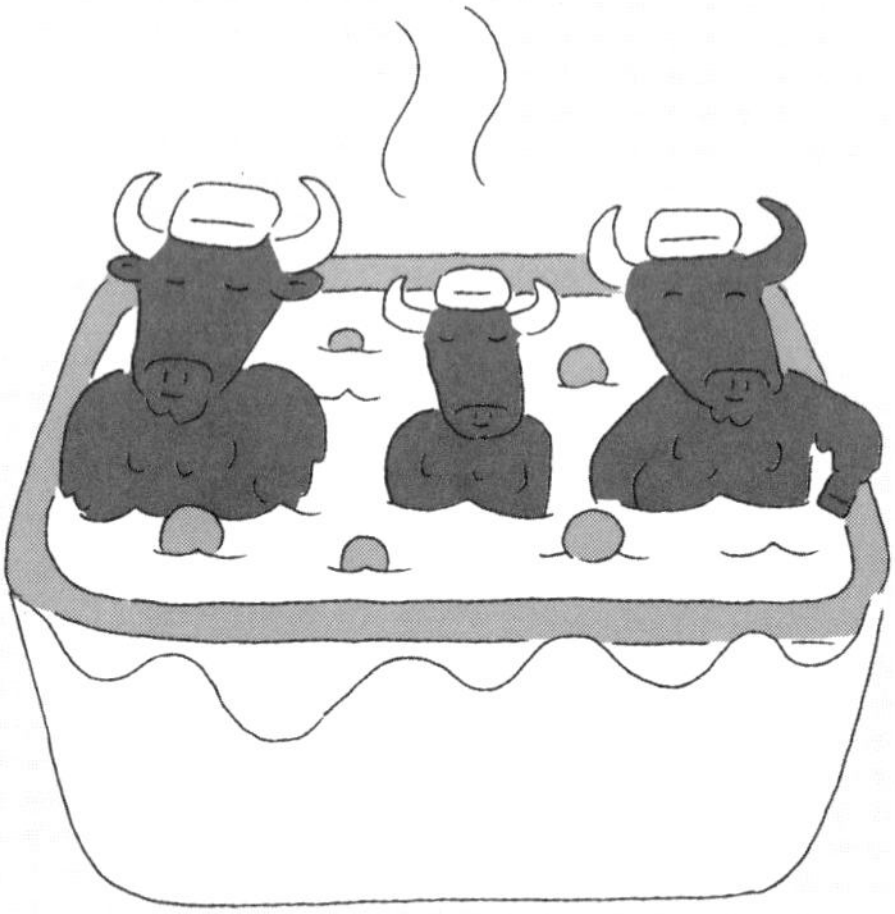

体の冷えが深刻な月。
スパイスと
代謝に必要な食材で
めぐりを整えて
冷えとむくみの改善を。

本格的な寒さをむかえ、
なんとなくの不調に悩む今月は、
1週目　筋肉をキープして温める
2週目　冷え症対策
3週目　むくみ改善
4週目　免疫力を高める
についての食薬プログラムです。

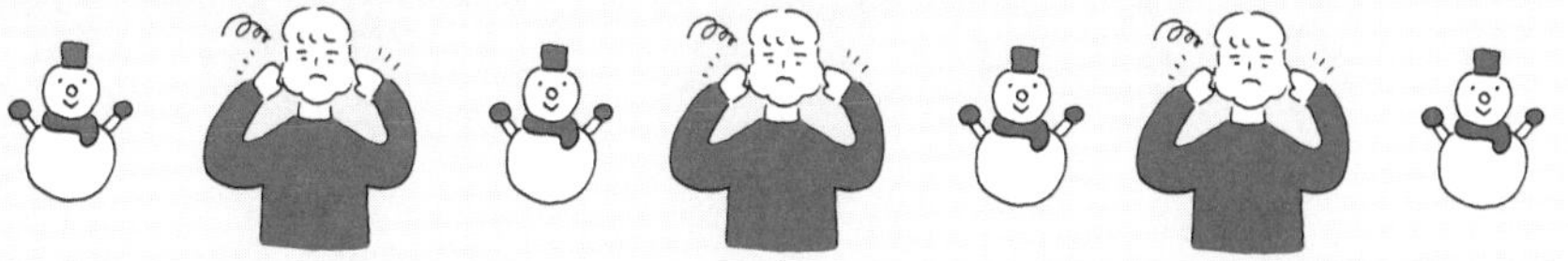

寝つきが悪い、朝起きられないのは、寒い冬の特徴

先月に引き続き、空気が乾燥して風邪を引きやすいシーズンです。一年で最も日照時間が短い冬至の頃には、本格的な寒さを感じるでしょう。

もともと冷え症の人を漢方では「腎陽虚」といい、まだ寒さに体が慣れない時期は、冷えに敏感になりやすく、むくみや胃もたれ、自律神経の乱れ、ホルモンの乱れなどの不調が増えます。この傾向がある人に多いのが睡眠障害です。

体の中心部の体温のことを深部体温といい、1日のうちに1度程度変動します。一番高くなるのが夜で、深部体温が下がり始めるタイミングで眠気を感じ、さらに朝に向かって徐々に下がっていきます。しかし、もともと体が冷えていると体温がグッと下がるタイミングがないので、睡眠の質が下がります。手足の末端から放熱することで深部体温を下げるので、良質な睡眠には芯から体が温まっていることに加えて、放熱がスムーズにできるように手足の末端まで血行がいいことが必要です。

そのため、睡眠前の入浴は非常に大切です。体を芯から温め、血行を末端まで改善し、副交感神経を優位にして睡眠に必要な条件を揃えてくれます。寒くなり始めた今月は、就寝前に40度程度の熱すぎないお湯にゆっくりつかるようにしましょう。

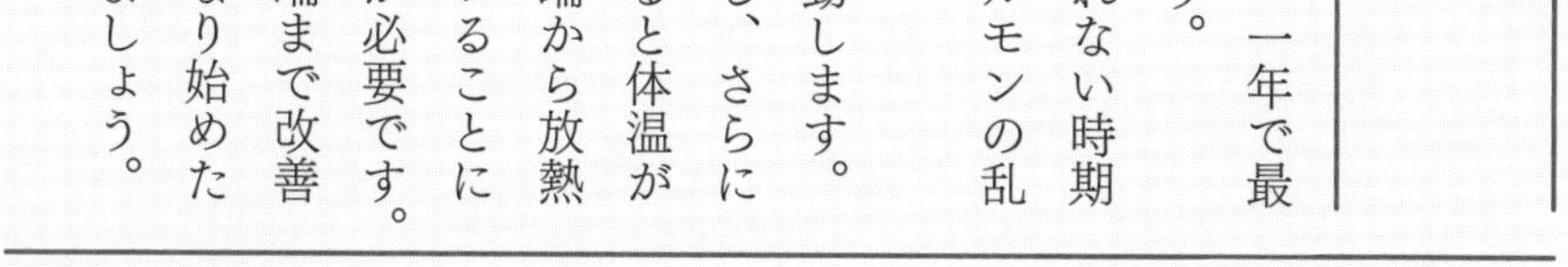

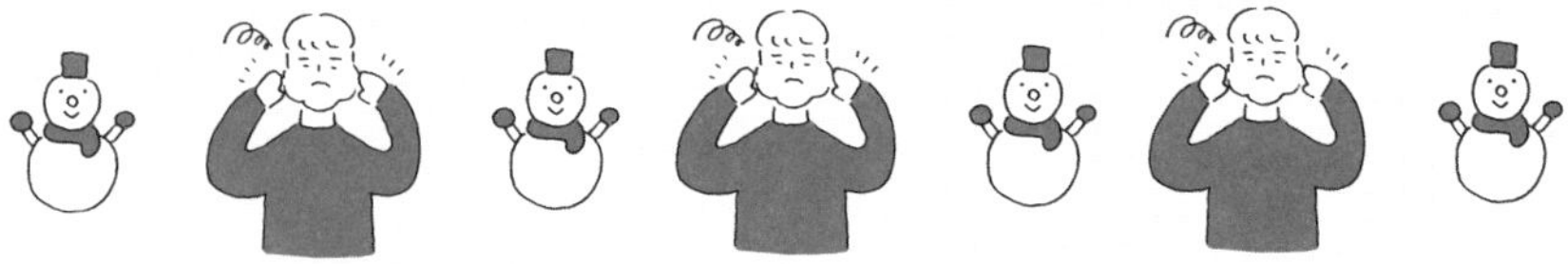

ゆっくりと病気の種を増やす
ゴースト血管をスパイスで復活させる

冷えの原因の一つとして血行不良があります。血液が流れる体中の血管の9割以上は毛細血管で、全身に必要な栄養素と酸素をめぐらせ、不要な老廃物や二酸化炭素を回収します。血流がつまって流れが悪くなった毛細血管のことをゴースト血管と呼び、じわじわと不調の種を増やします。手足が氷のように冷たくなっている人は、ゴースト血管化している可能性があります。必要な物の供給、不要な物の回収が十分にできず、シミ、シワ、薄毛など美容に関する問題や高血圧、肝機能障害、腎障害、骨粗鬆症、認知症などさまざまな病気に発展します。

このゴースト血管を再生するのが、シナモン、ルイボスティー、ヒハツなどのスパイスです。毎日とり入れるなら、シナモンが使いやすいでしょう。シナモンパウダーを2～3ふり（0・6g）程度、好きなホットドリンクに入れてみましょう。ただし、1日に10g以上摂取するととりすぎなので注意しましょう。

さらに、栄養の吸収率をアップさせて代謝を上げるため、30回以上噛むことを目安にしっかり咀嚼することも重要です。噛む回数を増やして食べることは体を温めることにつながります。また、冷えを撃退するためのエネルギーをつくるビタミンB群をとることも忘れないようにしましょう。

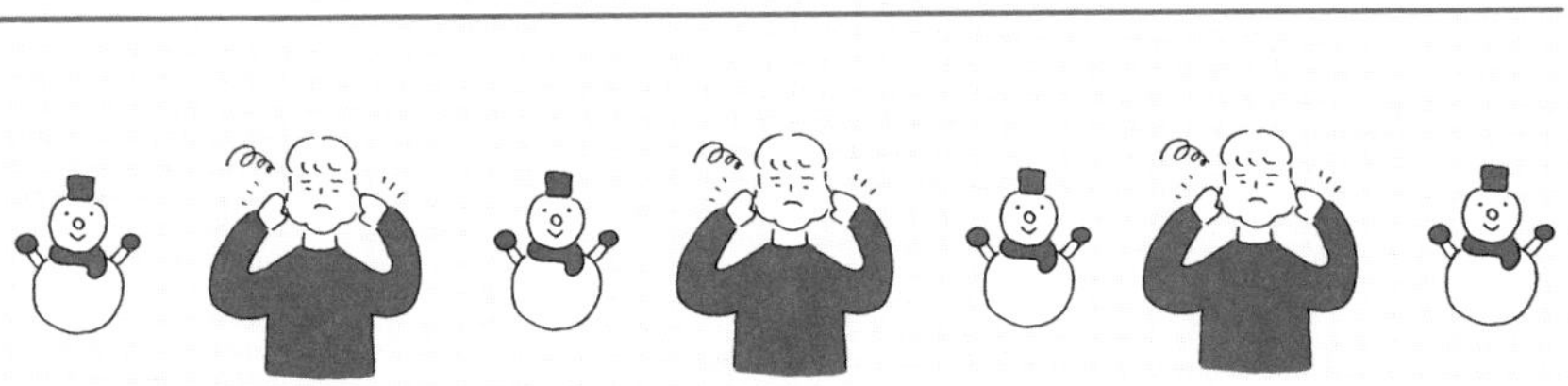

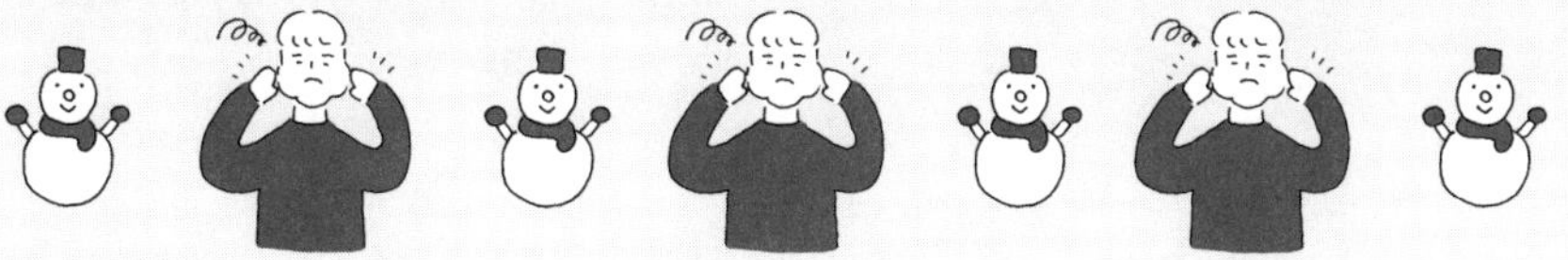

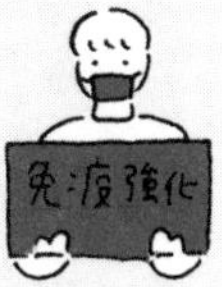

12月は免疫強化要請発令！

冷えは、老廃物蓄積と免疫力低下の根源！代謝を上げて温活

平熱が36度以下の人は、低体温といわれ、体の冷えでむくみやすくなるタイプです。**低体温だと、冷えた内臓の働きが悪く、基礎代謝量がおよそ15%程度低下します。**さらに、血流や腸の動きが悪くなり、老廃物を排泄する力や免疫力の低下につながります。低体温と冷えは別の症状ですが、体のなかでは同じ現象が起きます。冷えは感じないけれど低体温だったり、低体温ではないけれど冷えを慢性的に感じている人は、どちらも**老廃物の排泄が悪くなり、むくみやすくなります。**

そこで、〝温活〟をとりいれて、気の働きの「温煦《おんく》」（P40）を強化して体のなかから改善しましょう。それにはまず、栄養をしっかり吸収できる体をつくることが必要です。年末でごちそうを食べる機会が増える12月は、まず最初に冷たい飲み物をひかえて温かいスープなど消化を助ける食材をとりいれましょう。そして次の段階では、代謝を上げるためのビタミンB群、タンパク質、ミネラルなどの栄養素を意識すると効率よく温めることができます。

◆温活法

おすすめ温活法を5つ紹介します。

①寝る前に肩甲骨と股関節まわりのストレッチ

②手と足の指先のマッサージ

③カイロをお腹にはる

④シナモンを飲み物にプラスする

⑤深呼吸をする

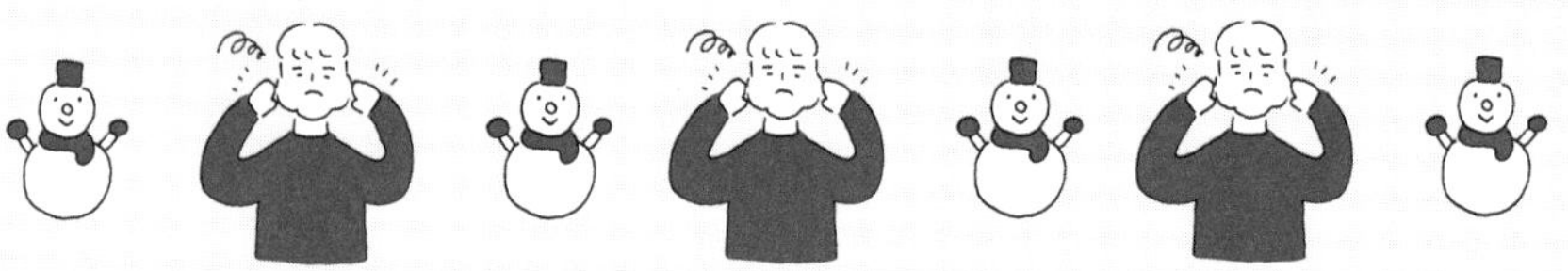

爪の状態で健康チェック

爪の異常は体からのメッセージであることが考えられます。放置せずに原因を追究してみましょう。

◆**二枚爪、割れやすい**…貧血気味で冷えを感じやすい、乾燥しやすい、タンパク質が不足しているなど、偏食気味の人に多い爪です。

◆**白っぽい**…貧血気味で冷えを感じやすい状態です。肝臓や腎臓に疾患があるかもしれません。

◆**縦の線が入る**…よく見られるものですが、乾燥、ストレス、睡眠不足、加齢によって増えます。外部からの圧迫や、遺伝が原因の場合もあります。

◆**横の線がある**…爪まわりの湿疹などの肌荒れの影響だったり、栄養状態が悪かったり、糖尿病、低カルシウム血症のサインかもしれません。

◆**薄く反っている（スプーンネイル）**…鉄分が少ない（鉄欠乏性貧血）、甲状腺に異常がある、ビタミン欠乏症、慢性胃腸炎の影響で起こることがあります。

◆**ドングリのようにふくらんでいる**…甲状腺や心臓に異常があるかもしれません。

◆**白くにごっている、厚みがある**…足の爪にできることが多く、水虫の可能性があります。

◆**緑色**…ネイルなどで不衛生な状態になり緑膿菌に感染している場合があります。

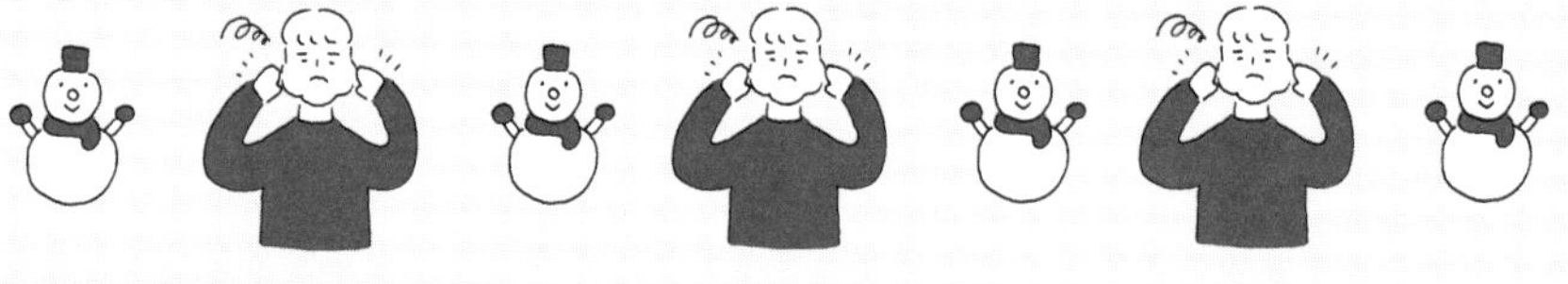

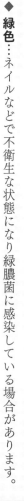

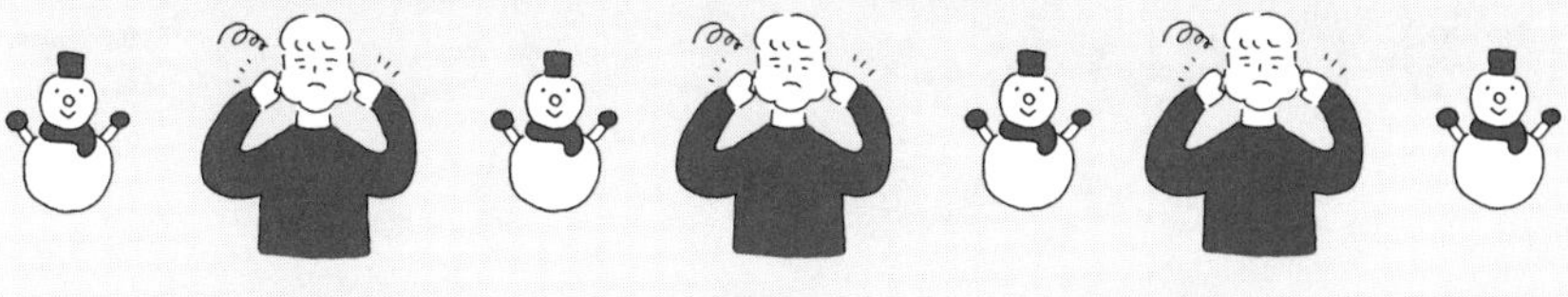

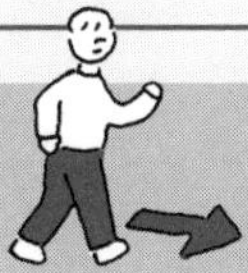

食薬がつづくポイント

「習慣を変える」と言葉にするのは簡単ですが、実行するのは本当に大変なことですよね。失敗を繰り返しながら習慣が定着するまで1か月はかかるものと考えましょう。

この時期は、ついつい不摂生をしてしまうことも多いですが、そんなときは、3日間かけて食事や睡眠で体を調整し、その都度もとの状態に戻すように心がけてみてください。

食べすぎてカロリーと糖質を過剰に摂取した場合、余分なものは脂肪として体に蓄えられますが、それには1～2日程度の時間がかかるといわれます。そのため、2日続けての暴飲暴食は確実に脂肪を蓄積させます。

少しでも蓄積させないために、とりすぎてしまった分のカロリーを3日かけて減らすようにしましょう。例えば、摂取カロリーがいつもより1000kcalオーバーした場合、1日あたり通常より300～400kcal減らすことで調整していきます。

そして、不摂生で疲れてしまった胃腸や肝臓のために抗炎症食材、整腸食品をとるとリセットできます。

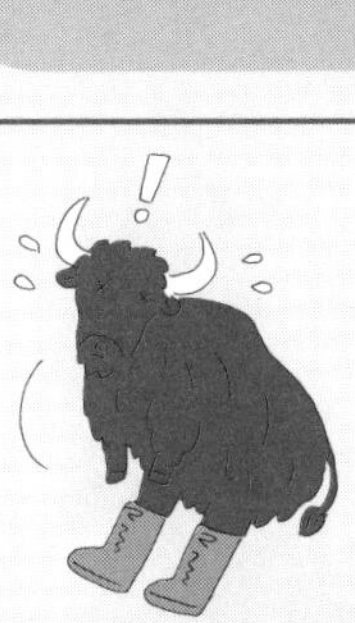

運動していない人は、せめて食薬で寒さの本番をむかえよう

トイレで10回スクワット、つま先立ち、筋トレとスパイスを冬の習慣に

年末に向けて気温や気圧の変化を何度か繰り返し、1週間ずつ寒さが増していく時期です。冬の寒さが苦手で、すぐ風邪を引いたり、体が温まるまで時間がかかったりする冷え症で悩む人は、今から少しずつ対策をとっていきましょうね。

年末で忙しない12月は、寒さから体を動かす気分になれなかったり、時間がとれずエクササイズができなかったりと運動不足になりがちです。振り返ってみるとどうでしょうか、最近体を動かせていますか？　**本来一年のうちで一番寒い冬は、体を温めるために基礎代謝が高くなるのですが、運動量が減り、筋肉が落ちてしまうと基礎代謝は上がりません。**この状態を「脾腎陽虚《ひじんようきょ》」といい、体が底冷えして胃腸の働きまで弱っていきます。年末になるにつれて気温は下がっていき、それにともなって体を動かす機会が減ります。寒さの本番はこれからです。今のうちから本格的な寒さに負けない体をつくる準備をしておきましょう。

そこで、12月1週目の食薬プログラムは、筋力をキープしながら、体を温める食材を活用することです。そして、生活のなかに運動をとりいれてみましょう。例えば、歯磨きや家事をしながらつま先立ちですごす、トイレに行ったら10回スクワットする、朝起きるときに10回腹筋するなど、自分のルールを決めてみるのもいいですね。

今週のヘルスケア ［むくみ］

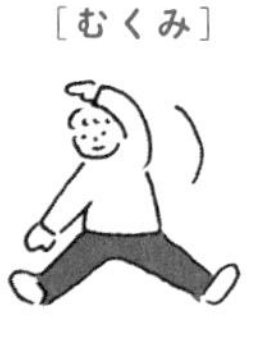

冷えると脚は必然的にむくみます。そこで寝る前に簡単にできて、すぐ楽になるむくみ対策を紹介します。壁に足をむけてあお向けで寝ます。そのまま、壁にぴったりお尻がくっつく位置に移動して、上半身に対して直角になるように脚をまっすぐ上げます。その際、脚は壁によりかかる状態で大丈夫です。5分ぐらいたったら元に戻しましょう。

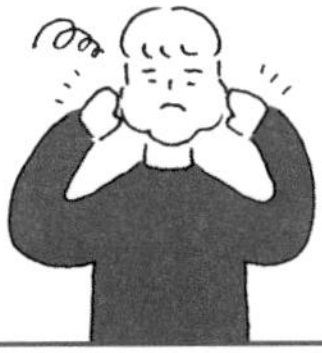

第1週目 12/1→12/7

◆今週の食べるとよい食材◆

カレーパウダー

カレーパウダーは**漢方薬でも使われる生薬がたっぷり入っています。**胃薬、せき止め、肝臓の働きを整える、冷えを改善する、ストレスを軽減する、炎症を抑える、抗菌作用があるなど期待できる効能もたくさんあります。

スープや炒め物などにどんどんプラスしていきましょう。残り物にはカレーパウダーをかけて、カレー風味にしてみるのもいいですね。

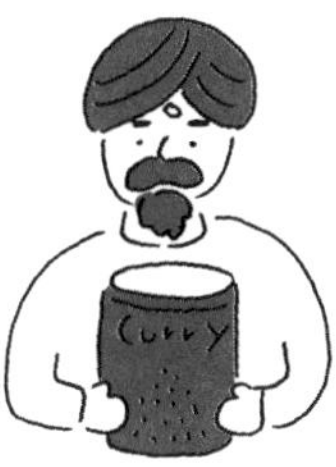

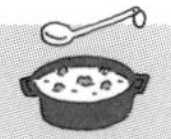

今週のスープ
カレー風 ニラの味噌汁

冷え症を改善したい人は、朝カレー習慣がおすすめです。いつもの味噌汁にティースプーン1杯分のカレーパウダーを入れるだけです。具材にニラなどネギ属のものを入れると風邪予防にもなります。

ニラ

ネギ属の植物なので、アリシンが含まれ抗菌作用が高く、免疫力を高める効果があります。そして、アリシンは、ビタミンB_1の吸収を高めて代謝を上げる働きをもつため、**冷え改善や疲労予防にもおすすめ**です。

また、βカロテンの含有量は野菜のなかでもトップクラスで、抗酸化作用やのど、鼻、目、胃、腸など**粘膜全般の強化**にも働きます。

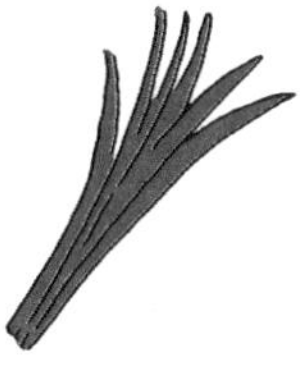

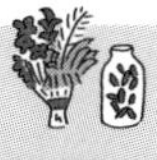

今週のハーブ&スパイス
ブラックペッパー

ブラックペッパーに含まれるピペリンには、消化の働きを助けたり、炎症を抑えたり、痛みを緩和する作用があります。また、血行促進、エネルギー代謝アップ、のどや鼻の不調を和らげるなど冬特有の悩みにもぴったりの効果が期待できます。

◆カレーパウダーの選び方

カレーパウダーとガラムマサラは、市販されているものによってスパイスの配合が違います。自分好みのメーカーを探してみるのも楽しいですよ。

◆ブラックペッパー活用法

どの家庭にも比較的置いてある王道スパイスですよね。炒め物、味噌汁、お鍋、お茶、ごはんなどさまざまなものにちょい足ししても違和感のないスパイスなので、ぜひ活用してください。

また、冬は日照時間が短くなることで分泌量が減るセロトニンやエンドルフィンを増やし、落ち込んだ気持ちをスッキリさせる働きもあります。

冷えを悪化させない！
体の外と内から温め作戦

朝

冷え体質が、不調の連鎖を招く
保温性の高い優秀シールド食材で温める

朝の布団の温もりからなかなか抜け出せない時期がやってきました。手足が冷える日も増え、外出時にはマフラーやひざかけが欲しくなると思います。とくに手首や足首、首などは冷えやすいので、防寒をしっかりしてお出かけしましょう。漢方では、**冷えに弱い体質のことを「脾腎陽虚《ひじんようきょ》」と呼び、お腹から手先まで冷えやすく体温が低めで、必要以上に疲れをためこみやすい特徴があります。**さらに、トイレが近い、膀胱炎になりやすい、耳鳴りを感じやすい、午前中は頭と体が働かないなどの不調を感じやすいタイプです。このような人は、老化しやすいという特徴もあります。とくに寒い冬は「脾腎陽虚」が悪化しやすい時期なので、これらの不調を感じる人が増えます。冬至からあと2か月はつづく本格的な寒い季節を元気にすごせるように、体の内側と外側からケアしていきましょう。

そこで、12月2週目の食薬プログラムは、体を芯から温め「脾腎陽虚」を改善する食材をとることです。また、年末年始に豪華な食事やお酒を飲む機会が増える人も多いですよね。アルコールによるダメージを軽減し、クリスマスに向けてエイジングケアをしながら、風邪予防も同時にかなえる抗菌、抗酸化、抗糖化、抗炎症などの効果があるバリア機能が備わった食材をとりましょう。

今週の美容ケア
［全身浴］

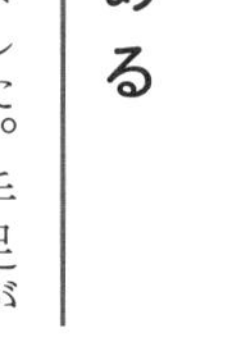

全身浴は、肩までお湯につかるので、半身浴よりも水圧が心臓にかかり、血行が促進されてむくみが改善しやすくなります。

まず脱水症状を起こさないようにコップ1杯の水分補給をします。40度～42度の湯船に肩までつかる→シャンプー→湯船につかる→トリートメント→湯船につかるを繰り返すだけです。湯船につかる時間は1回につき3分程度。出たり入ったりすることで、心臓への負担を軽減し

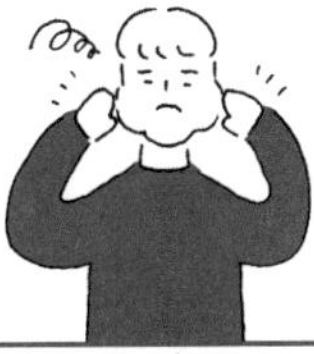

第2週目

12/8→12/14

◆今週の食べるとよい食材◆

オリーブオイル

体を内側から温めるには、保温性の高いオリーブオイルがおすすめです。**スープや普段の温かい飲み物に少しだけ加えると体を温めてくれます。**強い抗酸化作用をもつため加熱しても酸化しにくい油なので、加熱用にぴったりです。ちなみに加熱せずにサラダやカルパッチョに使う油はオメガ3脂肪酸のアマニ油がおすすめです。

また、口臭や口内炎が気になるときにオリーブオイルでうがいをすると細菌の増殖を抑えられるのでお試しください。

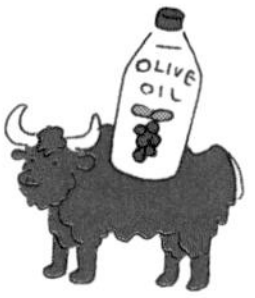

ブロッコリースプラウト

活性酸素の除去、免疫力の強化、抗菌作用などの効果があるスルフォラファンという成分が多く含まれます。この成分により、二日酔いの予防、風邪予防、エイジングケアが同時に期待できます。**有効成分を体内に吸収しやすくするには、加熱せずに細かく刻んで食べましょう。**比較的どんなものとも相性がいいので、お豆腐や納豆、お浸しやサラダなどに刻んだブロッコリースプラウトをトッピングするのがおすすめです。

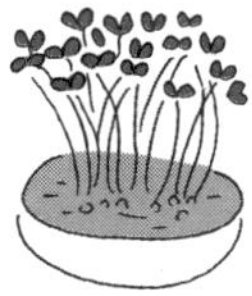

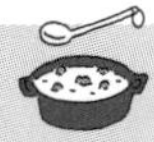

今週のスープ

カボチャとタマネギの豆乳スープ

血流改善、抗酸化作用、抗糖化作用があるカボチャやタマネギを使います。材料は一口大に切り、水で煮込みます。仕上げに豆乳を加え味を整えます。オリーブオイルをまわしかけ、刻んだブロッコリースプラウトをかけたら完成です。

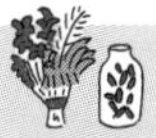

今週のハーブ&スパイス

五香粉

花椒・シナモン・クローブのスパイスにフェンネル・スターアニス・陳皮の中から2種類合わせて計5種類のスパイスをほぼ同量ずつ配合したものです。新陳代謝を上げたり、血行を促進したり、抗菌作用があったりと漢方薬によく使われる生薬が多く含まれています。

ながら、むくみの改善へつなげます。ただし、心臓の弱い人や体調の悪い人はひかえましょう。

◆五香粉の使い方

スープに入れても炒め物や肉料理の下味に使っても合います。独特の香りで、どんな料理も中華風や台湾風にアレンジでき、おいしさをワンランク上げてくれます。

何事もためこむことはNG！流れのいい日々を目指して

血流の悪化は全身の不調の種 ビタミンEを含む魚卵で改善

西高東低の気圧配置という言葉がお天気予報から聞こえてくる頃です。冬の始まりと今年の終わりが見えてきました。そして、寒さから無意識に体に力が入ったり、大掃除で体が冷えたり、冷えから全身縮こまり猫背になったりと、とにかく血流が滞り、めぐりを悪くする条件がそろってしまう時期です。

ここで、血流について自分でチェックできる簡単な方法をお教えします。鏡で舌を見てください。舌の裏側の静脈がはっきり2、3ミリ青く見えませんか？ ここは、体全体の血流が悪いとはっきりと浮かび上がる部分です。毎日、チェックして自分のめぐりを確認してみましょう。**はっきり静脈が確認できる人は、冷えて血行やリンパのめぐりが悪くなったり、老廃物を円滑に排泄できずむくみが悪化したり、腸の動きが悪くなり毒素がたまっているかもしれません。**さらに悪化すると、疲労感を覚えやすくなったり、ひどい頭痛や生理痛を感じたりと、全身におよぶ症状がでる「脾腎陽虚」の状態に陥ります。冬の寒さを強く感じている人は、こういった症状を経験したことがあるのではないでしょうか。

そこで、12月3週目の食薬プログラムは、血流を促進するビタミンEと代謝を上げるビタミンB群を多く含む魚卵や丸ごと食べられるお魚がおすすめです。

今週の漢方薬
［八味地黄丸《はちみじおうがん》］

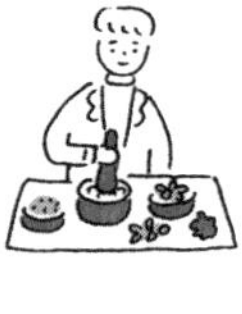

体を温めて水分代謝をあげ、体力をつける漢方薬です。寒くなるとトイレが近くなったり、耳鳴り、腰痛を感じる人にも役立ちます。効能としては、下肢痛、腰痛、しびれ、高齢者のかすみ目、かゆみ、排尿困難、残尿感、頻尿、むくみ、軽い尿もれの改善です。さらに、高血圧にともなう肩こり、頭重、耳鳴りなどの随伴症状に役立ちます。

第3週目

12/15→12/21

◆今週の食べるとよい食材◆

たらこ

血行を促進するビタミンE、疲労回復や冷えの改善にも役立つビタミンB群が多く含まれます。また、冬に不足しがちなビタミンDも豊富です。ちょうどこのぐらいの時期に、生たらこがスーパーに出まわり始めるので、秋田県では、たらこの炒り煮をよく食べています。ごはんにのせるだけではなく、煮物や和え物、スープなどいろいろと使い勝手のいい食材です。冬に必要な栄養素が手軽に補充できるので、とりいれてみてくださいね。酒粕とたらこを混ぜて1週間程度漬けこむだけでも、おいしいごはんのおともになります。

ほうれん草

緑黄色野菜の王様とも呼ばれるほど栄養素が豊富です。抗酸化作用の高いβカロテン、ビタミンC、ビタミンEを豊富に含みます。鉄分、鉄分の吸収率を上げるビタミンCと葉酸を含むため、貧血傾向が原因で起こる、冷えや疲労感、むくみにも効果が期待できます。

目の健康を保つルテインが多く含まれるため、眼精疲労の改善にも役立ちます。

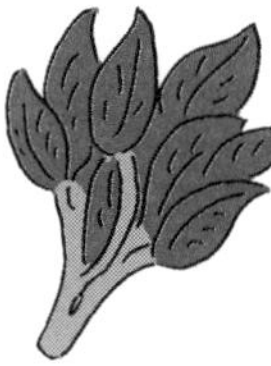

今週のスープ
ほうれん草と大根のたらこスープ

胃を休ませるスープです。大根は拍子木切りにし、たらこは薄皮をとりのぞき、ざく切りにしたほうれん草、マイタケ、千切りのショウガを加え水で煮込みます。醤油で味を整え、最後にネギをちらしたら完成です。

今週のハーブ&スパイス
唐辛子

カプサイシンが含まれ、体を温める効果があります。唐辛子を使って自家製辛子明太子づくりはいかがですか？辛子明太子は発酵食品なので、整腸作用も期待できます。一味唐辛子、昆布、カツオ節、酒、甘酒などでたらこを漬けてつくってみましょう。

冷えた空気「寒邪」を吹き飛ばし年末年始を楽しもう

栄養価の高い旬の食材で免疫力を高め、代謝を上げる

年で最も日照時間の短い冬至をむかえ、寒さ対策が一層必要になります。冬はどうしても防寒対策などで黒系の服が増えがちになりますが、インナーは好きな色、柄、モコモコした素材などお気に入りのものを探してみてください。自分のテンションが上がるような重ね着やルームウェアをそろえて、「温活」をワクワクするイベントにしちゃいましょう。

体が慢性的に冷えてしまうと、交感神経が優位になり、血管が収縮して血流が悪くなることでむくみやすくなったり、胃腸の働きが低下することで疲れを感じやすくなったり、免疫の働きをする白血球の働きに影響を与えたりしてしまいます。せっかく、年末年始のお休みを楽しんでいるのにオフの時間は、胃もたれ、足のむくみ、肌荒れ、免疫の低下で、風邪を引いてしまってはもったいないですよね。冬は、寒いので「気」を消耗する時期です。そのため、もともと疲れやすく冷えやすく風邪を引きやすいタイプの人は、冷えた空気である「寒邪」に大きく影響されやすくなります。

そこで、12月4週目の食薬プログラムは、栄養価が高い旬の食材で「寒邪」に負けないよう代謝を上げ、年末年始に備えた食事をとることです。

今週のアロマ
［ジュニパーベリー］

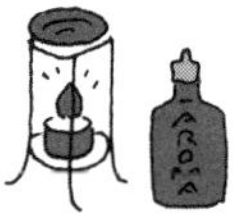

血流やリンパのめぐりをよくして、足のむくみやだるさを改善するために役立ちます。また、腰痛や肩こり、筋肉のこわばりの緩和にも。マッサージオイルをたっぷり手にとり、ジュニパーベリーの精油を一滴たらし、足や腰など気になるところをマッサージしましょう。

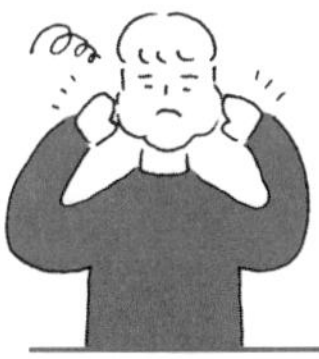

第4週目

12/22→12/28

◆今週の食べるとよい食材◆

セリ

セリは、七草がゆにも使われている食材です。**年末年始に不足しがちな食物繊維をとりながら、食べ疲れた胃腸の働きを助ける働きがあります。**1月7日に食べるだけではなく、今から年末年始を元気にすごすためにとりいれましょう。

セリの香り成分には、血行促進、解毒作用、リラックス作用があります。また、葉酸の量が非常に多く、鉄、ビタミンCも含むため貧血気味の人にもおすすめ。ちなみに、きりたんぽ鍋には、セリの根を入れます。

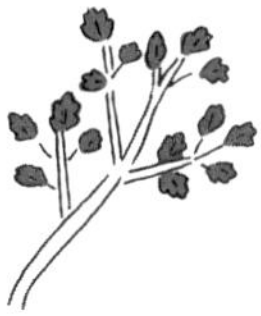

白子

この時期になると、白子はスーパーでよく見かけますよね。お鍋の具材として食べる人も多いと思います。たら、鮭、フグの白子などが売られていますが、いずれも栄養が豊富です。**冬に不足しがちで免疫のサポートに役立つビタミンDが非常に多く含まれます。**ほかにもタンパク質、ビタミンE、ビタミンB群、ミネラルなどの栄養素がバランスよく含まれているので、代謝を上げて血行を促進し、体を温めてくれます。ただ、プリン体が多く含まれるので、尿酸値が高めの人は食べすぎには注意しましょう。

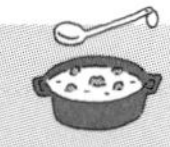

今週のスープ
セリと白子の味噌汁

白子の味噌汁は北海道や青森などで食べられています。

まず、セリの味噌汁をつくり、洗って一口大にきった白子をいれて、サッと火を通したら完成です。白子に加熱しすぎるとクリーミー感がなくなるので、鍋に入れてから1分くらいで火を止めましょう。

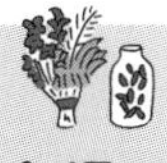

今週の ハーブ&スパイス
クリスマススパイス

シナモン・ナツメグ・クローブ・オールスパイス・カルダモンのスパイスがブレンドされています。シンプルにピュアココアにクリスマススパイスをブレンドしてオリゴ糖を加えて飲んでみましょう。体の芯から温め、血行を促進し、胃腸の働きを整えてくれます。

◆白子の下ごしらえ

白子は、塩をまぶし少し放置して、水洗いをしてぬめりをとり、熱湯で1分下茹でします。さらにスジや血管をとりのぞき、よく洗って水分をふきとったら完了です。まだくさみが気になる人は、お酒に漬けておくのもおすすめです。

◆クリスマススパイスとは?

中世期は、中国、インド、エジプト、ペルシャなどから長い船旅をへてヨーロッパに集まったスパイスは、クリスマスなどのお祝いのときにしか食べられない貴重品でした。ケーキなど甘いものに入れることが多いですが、ハーブティーや肉料理に使うのもおすすめです。

最終週

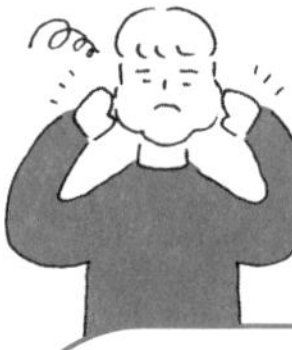

12/29→12/31

12月の振り返り

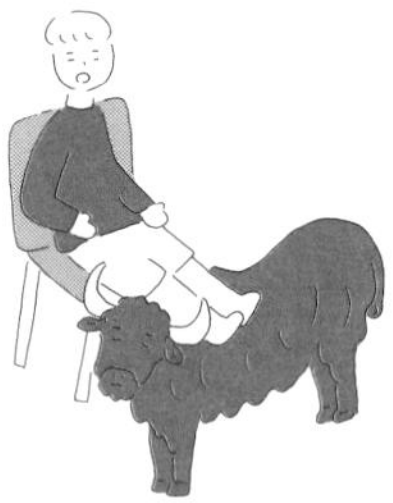

「自分を大切にする」その瞬間から年を重ねるたびに元気になる

12月後半には冬至があり本格的な冷えを感じる月です。寒いからと布団から出られなくなるのではなく、体を動かしてエネルギーをつくるようにしましょう。12月1週目で紹介したように、大きな筋肉を刺激するスクワットをすると、血流や代謝の改善につながり、むくみが軽減します。両足を大きく開いてワイドスクワットを行うと老廃物が滞りやすい鼠径部のストレッチにもなります。

今年はどんな一年でしたか？　今年感じた不調を覚えておくと、来年の同じタイミングで事前に対策をとることができます。つまり、**今年の不調は、来年なくすことができるということ！**　こうやって毎年、自分の弱点を少しずつ減らしながら、年齢を重ねるとともに元気な体をつくっていきましょう。

◆体を温める◆　カレーパウダー、オリーブオイル、たらこ、ほうれん草

◆免疫力を高める◆　ニラ、ブロッコリースプラウト、セリ、白子

おわりに

元気があれば何でもできる

「元気」なことは当たり前だと感じていませんか？

私たちは、楽しいこと、やらなければならないこと、憂鬱なことなどに思考のピントが合っているので、健康について考えるタイミングがなかなかありません。ですが、不調を感じたときは、体にピントが合い、健康であることのありがたみを感じます。忙しい毎日でつい忘れがちですが、元気を維持することは、とても大切なことであり、難しいことでもあります。

まずは、毎日おいしくごはんを食べられること、好きな人たちとコミュニケーションがとれることに改めて感謝したいですね。

「元気があれば何でもできる！」と私は思っているのですが、みなさんはいかがでしょうか？

元気というのは何よりも大事なことで、元気であればどんな思いや願いも実現できる可能性を持っています。しかし、少しずつ元気が減っていくと、その可能性も一緒に減ってしまいます。

私たちには、たくさんの欲望があります。「あれをしてみたい」「こうだったらいいのに」「あれを食べたい」「あそこに行ってみたい」「あれを見てみたい」。こんな風に毎日思えることが、「生きること」です。人生という限られた時間のなかで1つでも多くの願いを実現することができたら、とっても幸せですよね。

体の元気がなくなれば、欲望はあるけれど体が思い通りに動かずに悔しい思いをすることがあるかもしれません。心の元気がなくなれば、欲望がなくなり生きている意味を失うことがあるかもしれません。

体と心が元気であることがとても大事です。

とはいえ、ずっと元気でいることは難しく、病気したり老化したときにどのような対策をとるか、どう向き合うか、どう次に生かすかが大切になってきます。

始まりがあれば、終わりもあります。

人生の最期を迎えるとき、周囲の必死のサポートを必要として、つらい思いをすることもあるでしょう。

そうならないためにも最期までできるだけ長く、自分の体と心をコントロールし続けるためには、元気が必要です。

病気をしたり、何かつらいことがあっても、元気になることをあきらめては絶対にダメです。今よりも明日、明日より来年と、少しずつでも元気な自分に向かって生活を積み重ねてください。

皆さんの元気を充電したり、元気のキャパを広げるためのサポートができたら嬉しいと思いながらこの本を綴ってきました。数千年も前から変わらず伝わる漢方の考え方と、最新医学から導き出した12か月分の理論は、体の基礎知識が中心となります。基礎知識があれば、何か起きたときに、多くの選択肢からよりよいものを選ぶことができます。そのため、健康になりたいと思っているときには寄り添い、生活習慣が乱れているときには適度な危機感を抱いてもらえるものになるはずです。ただ、あれをしてはいけない、これをしなければ健康になれないと強制する本ではありません。毎週の提案をヒントに、ご自身の生活に合わせてアレンジしてみてください。

近年の予防医療の分野では、新しい理論がどんどん出てきています。画期的な新しい情報も次々と発表されるはずです。1つのことに固執せず、それぞれの情報を比較し、自分にあったものを活用しましょう。

この本を通じて、よりよい明日、未来をつくるお手伝いができましたら幸いです。

2021年　4月　　大久保愛

参考文献

◆『体が若くなる技術』(太田成男　サンマーク出版)

◆『脳が若返る最高の睡眠』(加藤俊徳　小学館)

◆『人生100年、長すぎるけどどうせなら健康に生きたい。病気にならない100の方法』(藤田紘一郎　光文社)

◆『自己治癒力を高める医療 実践編：バイオロジカル検査でわかるあなたの「治る力」』(小西康弘　創元社)

◆『天気が悪いとカラダもココロも絶不調 低気圧女子の処方せん』(小越久美 (著)、小林弘幸 (監修)　セブン＆アイ出版)

◆『安保徹の食べる免疫力—美・医・食同源 病気にならない最新の食事セラピー』(安保徹　世界文化社)

◆『1週間に1つずつ　心がバテない食薬習慣』(大久保愛　ディスカヴァー・トゥエンティワン)

◆『細胞から若返る！　テロメア・エフェクト　健康長寿のための最強プログラム』(エリザベス・ブラックバーン (著)、エリッサ・エペル (著)、森内薫 (訳)　NHK出版)

◆『LIFE SPAN　老いなき世界』(デビッド・A・シンクレア (著)、マシュー・D・ラプラント (著)、梶山 あゆみ (翻訳)　東洋経済新報社)

◆『細胞が自分を食べる　オートファジーの謎』(水島昇　PHP研究所)

◆『免疫革命』(安保徹　講談社)

◆『順天堂醫事雑誌60 (1) , 25-34, 2014』(順天堂医学会)

◆『免疫力を高める生活』(西原克成　サンマーク出版)

◆『女性の「なんとなく不調」に効く食薬事典』(大久保愛　KADOKAWA)

◆『食薬ごはん便利帖』(大久保愛　世界文化社)

◆『ミトコンドリア腸健康法』(長沼敬憲 (著)、ハンカチーフ・ブックス (編集)　日貿出版社)

1週間に1つずつ
体がバテない食薬習慣

発行日　2021年　4月20日　第1刷
　　　　2024年　8月　1日　第6刷

Author　大久保愛
Illustrator　米村知倫
Book Designer　鈴木千佳子

Publication　株式会社ディスカヴァー・トゥエンティワン
〒102-0093　東京都千代田区平河町2-16-1 平河町森タワー11F
TEL　03-3237-8321（代表）　03-3237-8345（営業）　FAX　03-3237-8323　http://www.d21.co.jp

Publisher　谷口奈緒美
Editor　大山聡子　小石亜季

◆ Distribution Company
飯田智樹　蛯原昇　古矢薫　佐藤昌幸　青木翔平　磯部隆　井筒浩　北野風生　副島杏南　廣内悠理
松ノ下直輝　三輪真也　八木眸　山田諭志　小山怜那　千葉潤子　町田加奈子

◆ Online Store & Rights Company
庄司知世　杉田彰子　阿知波淳平　大﨑双葉　近江花渚　滝口景太郎　田山礼真　徳間凜太郎　古川菜津子
鈴木雄大　高原未来子　藤井多穂子　厚見アレックス太郎　金野美穂　陳玟萱　松浦麻恵

◆ Product Management Company
大山聡子　大竹朝子　藤田浩芳　三谷祐一　千葉正幸　中島俊平　青木涼馬　伊東佑真　榎本明日香
大田原恵美　小石亜季　舘瑞恵　西川なつか　野﨑竜海　野中保奈美　野村美空　橋本莉奈　林秀樹　原典宏
星野悠果　牧野類　村尾純司　元木優子　安永姫菜　浅野目七重　神日登美　小林亜由美　波塚みなみ　林佳菜

◆ Digital Solution & Production Company
大星多聞　小野航平　馮東平　森谷真一　宇賀神実　津野主揮　林秀規　斎藤悠人　福田章平

◆ Headquarters
川島理　小関勝則　田中亜紀　山中麻吏　井上竜之介　奥田千晶　小田木もも　佐藤淳基　福永友紀　俵敬子
池田望　石橋佐知子　伊藤香　伊藤由美　鈴木洋子　藤井かおり　丸山香織

Proofreader　株式会社鷗来堂
DTP　株式会社RUHIA
Printing　シナノ印刷株式会社

ISBN978-4-7993-2731-9　

最後までお読みいただき、ありがとうございます。
本書を通して、何か発見はありましたか？
ぜひ、感想をお聞かせください。

いただいた感想は、著者と編集者が拝読します。

また、ご感想をくださった方には、お得な特典をお届けします。